主　审　胡　豫
主　编　周芙玲　李登举　梅　恒
副主编　方　峻　常　伟　张利玲　吴辉菁

血液肿瘤
精准诊疗
及方案解读

XUEYE ZHONGLIU

JINGZHUN ZHENLIAO

JI FANGAN JIEDU

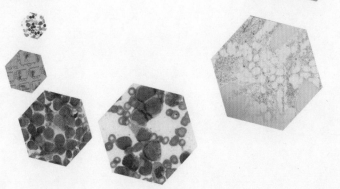

长江出版传媒
Changjiang Publishing & Media

湖北科学技术出版社
HUBEI SCIENCE & TECHNOLOGY PRESS

图书在版编目(CIP)数据

血液肿瘤精准诊疗及方案解读/周芙玲等主编. —武汉:湖北科学技术出版社,2021.9
ISBN 978-7-5706-0111-0

Ⅰ.①血… Ⅱ.①周… Ⅲ.①造血系统－肿瘤－诊疗 Ⅳ.①R733

中国版本图书馆 CIP 数据核字(2020)第 193576 号

策　　划:冯友仁
责任编辑:李　青　程玉珊　　　　　　　　　　　　　　　封面设计:喻　杨

出版发行:湖北科学技术出版社　　　　　　　　　　　　电话:027－87679447
地　　址:武汉市雄楚大街 268 号　　　　　　　　　　　邮编:430070
　　　　　(湖北出版文化城 B 座 13—14 层)
网　　址:http://www.hbstp.com.cn

印　　刷:武汉精一佳印刷有限公司　　　　　　　　　　邮编:430300

889×1194　　　　　　　1/16　　　　　16.25 印张　　　　　　　400 千字
2021 年 9 月第 1 版　　　　　　　　　　　　　　　2021 年 9 月第 1 次印刷
　　　　　　　　　　　　　　　　　　　　　　　　　定价:150.00 元

序　言

近十多年以来，随着科学技术的进步，医学发展相当迅速，许多疾病的分类、命名、概念及诊断治疗都已发生了深刻的变化。血液学是现代医学科学的重要组成部分，它的发展不仅大大提高了临床血液疾病的诊断和治疗水平，而且有力地推动了基础医学和相关学科的发展，如细胞生物学、分子生物学、细胞遗传学、基础和临床免疫学、肿瘤学和干细胞，以及组织工程学的研究和发展。而随着对疾病认识的增加，新的诊疗技术在临床的充分应用，以及对新药的开发，使得血液系统肿瘤精准诊疗得到充足的发展，个体化治疗普遍实施。在全世界范围内，每年有关血液学肿瘤诊断和治疗的新技术、新方法不断涌现，使临床血液学工作者时刻面临着知识更新的挑战。周芙玲教授组织编著的这本《血液肿瘤精准诊疗及方案解读》为读者提供了一部既有理论知识、学科前沿，又有实用价值和方便查找的参考用书，可满足血液学临床工作者在教学、临床和科研工作中的需要。

湖北省临床肿瘤学会血液肿瘤专委会于 2019 年 4 月在武汉成立，一年多来学会在学术交流、人才培养、科普和推广血液肿瘤规范化诊疗等方面做了大量工作，成绩斐然。《血液肿瘤精准诊疗及方案解读》是以该专委会专家为核心参加编写，编者均具有丰富的血液肿瘤实际经验。恰逢新冠肺炎疫情期间，编者除了积极投入抗疫战斗，在休息之余对该书稿进行精雕细琢，在精准的前提下把近年来血液病学诊断和治疗方面的最新进展进行详尽描述，同时也将编者在血液病精准诊疗方面的理解及临床经验融入其中，力求使本书的内容科学性与实用性完美结合。

可以说，此书涵盖了血液肿瘤方面的最新内容，代表了国内在血液肿瘤方面的较高水平。也希望通过本书的出版，达到与同道们进行切磋交流的目的，推动区域性乃至全国性的血液肿瘤学发展。

中国医师协会肿瘤多学科诊疗专业委员会副主任委员兼总干事

湖北省临床肿瘤学会理事长

武汉大学人民医院肿瘤中心主任兼肿瘤学教研室主任

2021 年 5 月于武汉

目　　录

第一章 白 血 病

第一节 急性髓系白血病

一、概述

急性髓系白血病（acute myeloid leukemia，AML）是造血系统恶性肿瘤的一种，异质性强，其特点是外周血、骨髓或者其他组织中髓系原始细胞异常克隆性增殖，确诊平均年龄约为 67 岁。

急性髓系白血病初诊患者入院评估包括：

（1）病史和体检。

（2）血液检查。全血细胞计数、外周血涂片、生化、凝血常规。

（3）骨髓穿刺细胞学和骨髓组织病理活检、免疫组化检查。

（4）细胞遗传学、分子突变［*KIT*、*FLT3*（*ITD* 和 *TKD*）、*NPM1*、*CEBPA*、*IDH1*、*IDH2*、*TP53* 和其他突变］。依据细胞遗传学异常进行白血病风险分层以评估预后（表 1-1-1）。有潜在造血干细胞移植可行性、不抗拒移植的患者需要做 HLA 配型；怀疑脑出血患者需行颅脑 CT 平扫；怀疑白血病性脑膜炎患者，行脑脊液检查；临床怀疑有结外病变，行 PET-CT；若存在症状性中枢侵犯，行腰椎穿刺。对于有心脏疾患病史，或存在症状性心脏病，或计划使用心脏毒性药物，或准备胸部放射的患者，需要进行心脏功能评估。

表 1-1-1　急性髓性白血病（不包括急性早幼粒细胞白血病）的欧洲白血病风险分层

预后等级	细胞遗传学异常
预后良好	t（8；21）（q22；q22.1）；*RUNX1-RUNX1T1*；inv（16）（p13.1q22）或 t（16；16）（p13.1；q22）；*CBFB-MYH11* *NPM1* 突变不伴 *FLT3-ITD* 突变或伴 *FLT3-ITD* 低等位基因比率 *CEBPA* 双等位基因突变
预后中等	*NPM1* 突变伴 *FLT3-ITD* 高等位基因比率；野生型 *NPM1* 突变不伴 *FLT3-ITD* 突变或伴 *FLT3-ITD* 低等位基因比率 不伴 *FLT3-ITD* 突变 t（9；11）（p21.3；q23.3）；*MLLT3-KMT2A* 不能归为预后良好或不良的细胞遗传学异常

预后等级	细胞遗传学异常
预后不良	t（6；9）（p23；q34.1）；*DEK-NUP214* t（v；11q23.3）；*KMT2A* 重排 t（9；22）（q34.1；q11.2）；*BCR-ABL1* inv（3）（q21.3q26.2）or t（3；3）（q21.3；q26.2）；*GATA2*，*MECOM*（*EVI1*） −5 或 del（5q）；−7；−17/abn（17p） 复杂核型，单体核型 野生型 *NPM1* 突变伴 *FLT3-ITD* 高等位基因比率 *RUNX1* 突变 *ASXL1* 突变 *TP53* 突变

注释：

（1）无论 *FLT3* 等位基因比率如何，患者都应考虑进行骨髓移植，尽管最近的研究表明，具有 *NPM1* 突变和 *FLT3-ITD* 低等位基因比率的 AML 也可能有更好的预后，患者不应常规地被分配到异基因 HSCT。*FLT3* 等位基因的比率尚未被普遍使用，如果不可测得，则 *FLT3* 突变的存在应被认为是高度危险的，除非它与 *NPM1* 突变同时发生，在这种情况下它是中危的。随着数据的涌现，这个衡量标准将会演变。

（2）*FLT3-ITD* 等位基因比率的半定量评估（使用 DNA 片段分析）确定为 "*FLT3-ITD*" 曲线下面积除以曲线 "*FLT3-*野生型" 下面积的比率。

（3）复杂核型的定义：有 3 个或更多无关染色体异常，但不包括以下 WHO 定义的重现性易位或倒位：即 t（8；21），inv（16），或 t（16；16），t（9；11），t（v；11）（v；q23.3），t（6；9），inv（3），或 t（3；3）；AML 伴 *BCR-ABL1*。

（4）单体核型定义：1 条常染色体单体（不包括 X 或 Y 丢失）+≥1 个结构性异常，如缺失、重复、倒位、易位，但不包括核心结合因子 AML，即 t（8；21）；t（15；17）；inv（16）。

（5）*TP53* 突变与具有复杂和单体核型的 AML 显著相关。

二、病因病理

病因尚不完全清楚。

1. 生物因素

主要是病毒感染和免疫功能异常。病毒感染机体后，作为内源性病毒整合并潜伏在宿主细胞内，在某些理化因素作用下，即被激活表达而诱发白血病，或作为外源性病毒由外界以横向方式传播感染，直接致病。部分免疫功能异常者，如某些自身免疫性疾病患者，白血病危险度会增加。

2. 物理因素

包括 X 射线、γ 射线等电离辐射。研究表明，大面积和大剂量照射可使骨髓抑制和机体免疫力下降，DNA 突变、断裂和重组，导致白血病发生。

3. 化学因素

多年接触苯及含有苯的有机溶剂与白血病发生有关。乙双吗啉和乙亚胺的衍生物，具有极强的致染色体畸变和致白血病作用。抗肿瘤药物中烷化剂和拓扑异构酶Ⅱ抑制剂有致白血病的作用。

4. 遗传因素

家族性白血病约占白血病的 0.7%。在家族性单卵孪生子中，如果一个人患有白血病，另一个人的发病概率为 1/5，比双卵孪生者高 12 倍。

5. 其他血液病

某些血液病最终可能转化为白血病，如骨髓增生异常综合征（MDS）、淋巴瘤、多发性骨髓瘤、阵发性睡眠性血红蛋白尿症（PNH）等。

白血病的发生可能是多步骤的，目前认为至少有两类因素共同参与发病，即所谓的"二次打击"学说。其一，各种原因所致的造血细胞内一些基因的决定性突变（如 *ras*、*myc* 等基因突变），激活某种信号通路，导致克隆性异常造血细胞生成，此类细胞获得增殖和（或）生存优势、多有凋亡受阻；其二，一些遗传学改变（如形成 *PML/RARA* 等融合基因）可能会涉及某些转录因子导致造血细胞分化阻滞或分化紊乱。

三、临床表现

急性髓系白血病起病急缓不一，临床主要表现为贫血、发热、出血、肝脾淋巴结肿大等。贫血程度不一，继发于 MDS 患者贫血常常较重；虽然白血病本身可以发热，但高热往往提示有继发感染。感染可发生在各部位，以口腔炎、牙龈炎、咽峡炎最常见，可发生溃疡或坏死；肺部感染、肛周炎、肛周脓肿亦常见，严重时可有血流感染。最常见的致病菌为革兰阴性杆菌，长期应用抗生素及粒细胞缺乏者可出现真菌感染，因患者伴有免疫功能缺陷，可发生病毒感染，偶见耶氏肺孢子虫肺炎。出血可发生在全身各部位，眼底出血可致视力障碍，颅内出血时会发生头痛、呕吐、瞳孔大小不对称，甚至昏迷、死亡。急性早幼粒细胞白血病（APL）易并发凝血异常而出现全身广泛性出血。

淋巴结和肝脾肿大是白血病细胞增殖浸润的表现，部分患者常有胸骨下段局部压痛，也可出现关节、骨骼疼痛，尤以儿童多见。发生骨髓坏死时，可引起骨骼剧痛。部分 AML 可伴粒细胞肉瘤，或称绿色瘤，常累及骨膜，以眼眶部位最常见，可引起眼球突出、复视或失明。白血病细胞浸润可使牙龈增生、肿胀；皮肤可出现蓝灰色斑丘疹，局部皮肤隆起、变硬，呈紫蓝色结节。常见于 M_4 和 M_5 亚型。中枢神经系统是白血病最常见的髓外浸润部位，也是白血病复发的根源。中枢神经系统白血病轻者表现为头痛、头晕，重者有呕吐、颈项强直，甚至抽搐、昏迷。睾丸受累时多为一侧睾丸无痛性肿大，另一侧虽无肿大，但在活检时往往也发现有白血病细胞浸润。

四、诊断

临床上 AML 的分型主要有两大标准，一个是 FAB 分型标准，临床重要性逐渐下降，见表 1-1-2、图 1-1-1～图 1-1-4。FAB 标准将原始细胞≥30％作为急性白血病的诊断标准，按照细胞形态和细胞化学染色将 AML 分为 M0～M7 型。另一诊断分型标准是较新的 WHO 标准，见表 1-1-3、表 1-1-4、图 1-1-5～图 1-1-7。WHO 将原始细胞≥20％作为急性白血病的诊断标准。将 AML 和 ALL 的细胞形态学、免疫学、细胞遗传学、分子生物学特征纳入，形成了 MICM 分型。WHO（2016）分类方案中对诊断 AML 时原始细胞计数标准进行了明确，原始细胞百分比是指原始细胞占所有骨髓有核细胞的百分比。

表 1-1-2　AML 的 FAB 分型

分型	中文名	骨髓特点
M_0	急性粒细胞白血病微分化型	原始细胞＞30％，无嗜天青颗粒及 Auer 小体，MPO 及苏丹黑 B 阳性细胞＜3％，CD33 及 CD13 阳性，淋巴抗原及血小板抗原阴性
M_1	急性粒细胞白血病未分化型	原粒细胞占非红系有核细胞（NEC）＞90％，其中 MPO 阳性细胞＞3％
M_2	急性粒细胞白血病部分分化型	原粒细胞占 NEC 30％～89％，其他粒细胞≥10％，单核细胞＜20％
M_3	急性早幼粒细胞白血病（APL）	早幼粒细胞占 NEC≥30％
M_4	急性粒细胞-单核细胞白血病	原始细胞占 NEC≥30％，各阶段粒细胞≥20％，各阶段单核细胞≥20％
M_5	急性单核细胞白血病	原始细胞占 NEC≥30％，各阶段粒细胞≥20％，各阶段单核细胞≥20％
M_6	急性红白血病	有核红细胞≥50％，原始细胞占 NEC≥30％
M_7	急性巨核细胞白血病	原始巨核细胞≥30％，血小板抗原阳性，血小板过氧化物酶阳性

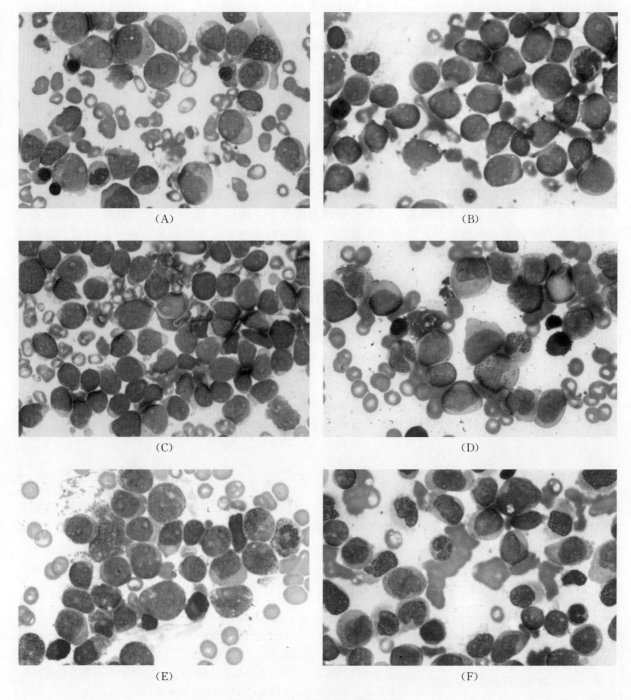

图 1-1-1　AML 非特定型骨髓涂片

（A）AML 伴成熟型。原始粒细胞<90%，胞质量少、蓝色，染色质细颗粒状，部分可见 Auer 小体，早幼粒及以下阶段>10%，幼红显著减少，巨核受抑。（B）AML 不伴成熟型。原始细胞≥90%，胞质量少、蓝色，染色质均匀细致如"一层薄纱"，可见 Auer 小体，偶见少量成熟中性粒细胞呈白血病裂孔现象，红系、巨核受抑制。（C）AML 微分化型。原始细胞系列特征不明显，胞质量少，淡蓝色，无颗粒及 Auer 小体，染色质较疏松，核仁明显，一个或多个。（D）急性粒单核细胞白血病。原始粒细胞、原始单核细胞、幼稚单核细胞均可见，>20%，Auer 小体可见，浆细胞常易见。（E）（F）急性原始单核细胞/单核细胞白血病。原始幼稚单核细胞大于 20%。图 E 原始单核细胞>80%，原始单核细胞胞体偏大，胞质丰富，常可见内外胞质，核不规则，染色质疏松，多可见 1 个大核仁，可见细长的 Auer 小体。图（F）幼稚单核细胞占优势，归为急性单核细胞白血病。

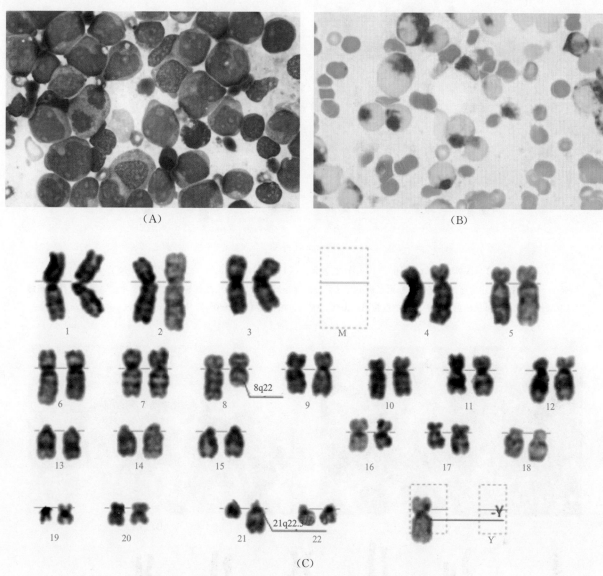

（A） （B）

（C）

图 1-1-2 AML 伴 t（8；21）（q22；q22.1）；RUNX1-RUNX1T1

（A）骨髓涂片示原始细胞伴成熟倾向，胞体较大，胞质丰富，核凹陷易见，在核凹陷处可见橘红色颗粒，可见 Auer 小体，称"朝阳红细胞"。（B）DCE 染色示原始粒细胞核凹陷处呈强阳性改变。（C）骨髓细胞 G 带核型 45，X，－Y，t（8；21）（q22；q22.3）。

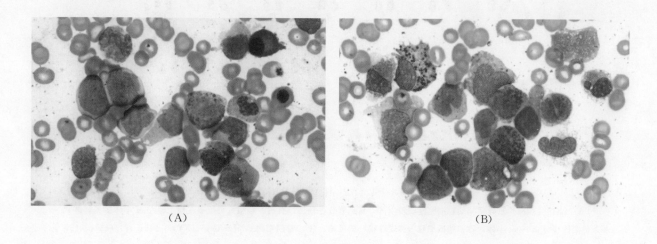

（A） （B）

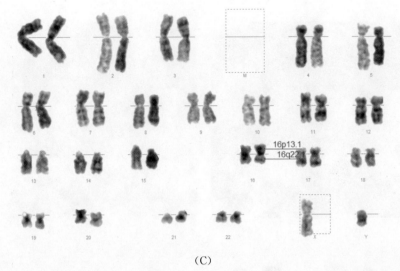

(C)

图 1-1-3　AML 伴 inv（16）（p13.1q22）或 t（16；16）（p13.1；q22）；CBFB-MYH11

（A）（B）骨髓涂片示原始粒细胞和原始单核细胞异常增生（＞20％），常伴嗜酸性粒细胞增高（＞5％），嗜酸性粒细胞常见双染性颗粒，即可见橘色颗粒和蓝黑色颗粒同时出现。（C）骨髓细胞 G 带核型 46，XY，inv（16）（p13.1q22）。

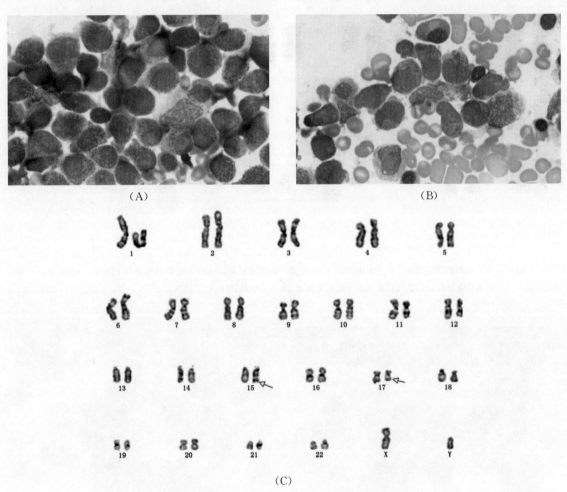

图 1-1-4　APL 伴 PML-RARA

（A）（B）骨髓涂片示异常早幼粒细胞胞质较丰富，易见紫红色颗粒，有的颗粒粗大可覆盖在核上，Auer 小体多见，并易见多条呈柴棒样分布 Auer 小体，称"柴捆细胞"，"蝴蝶状"核可见。（C）骨髓细胞 G 带核型 46，XY，t（15；17）（q24；q421）。

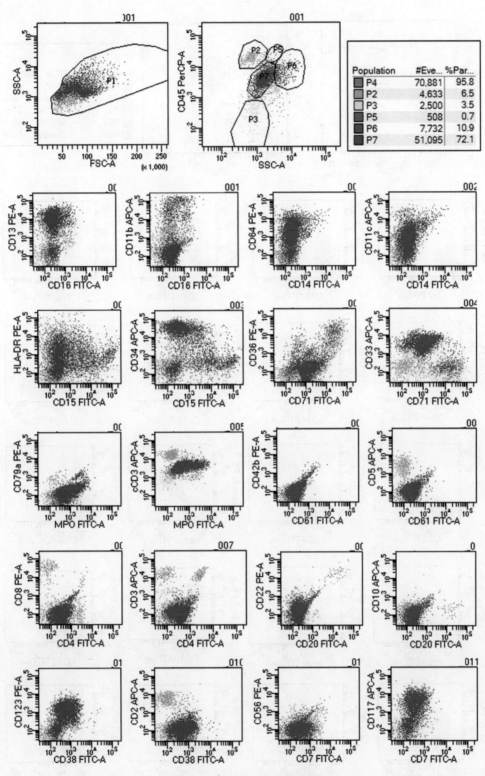

图 1-1-5　AML-M2 免疫表型特点

　　白血病细胞表达干、祖细胞标志，如 CD34、HLA-DR；表达髓系标志 MPO、CD117、CD13 和（或）CD33，常有部分表达髓系分化相关抗原，如 CD15、CD11b、CD64，常不表达单核标志 CD14、CD36，部分病例表达 CD7。

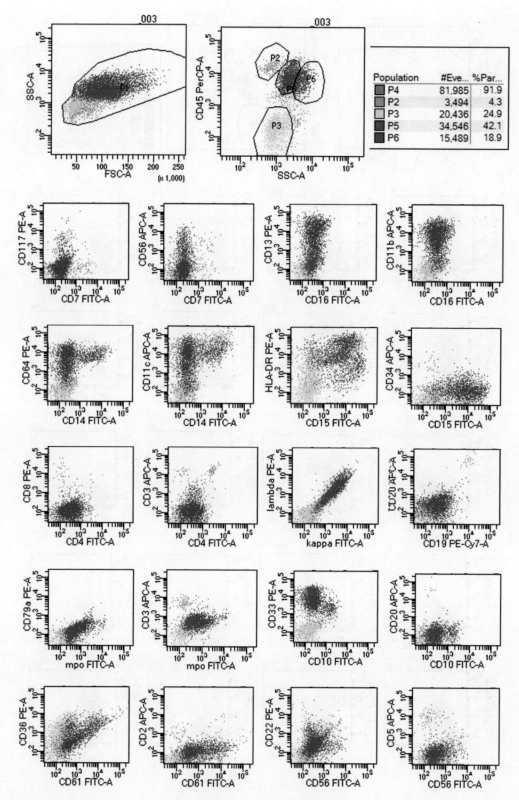

图 1-1-6　AML-M5b 免疫表型特点

　　幼稚单核细胞强表达 CD64、CD11c、CD11b、HLA-DR、CD33、CD13、CD36，弱表达 CD15，不表达或部分表达 CD14、CD300e。成熟单核细胞 CD45 表达较强，除了上述标志以外，还表达 CD14、CD300e。

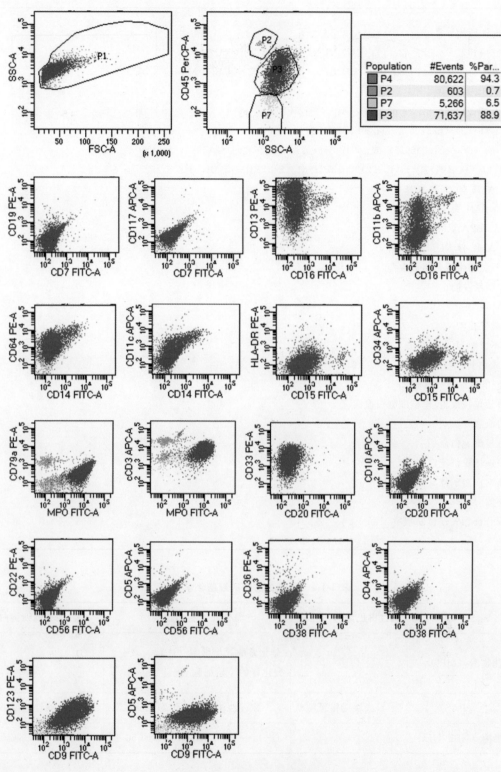

Population	#Events	%Par...
P4	80,622	94.3
P2	603	0.7
P7	5,266	6.5
P3	71,637	88.9

图 1-1-7　APL 免疫表型特点

　　在 CD45/SSC 散点图中,白血病细胞的 SSC 偏大,常位于分化阶段粒细胞的位置上。白血病细胞强表达 CD33 和 MPO,CD13 表达不一,多数表达 CD117、CD64、CD9,而 HLA-DR、CD34 常不表达。粒系分化标志 CD15 常不表达或弱表达。细颗粒型 SSC 偏小,表达 CD34、CD2 或者 HLA-DR,需注意鉴别。

表 1-1-3　AML 的 WHO 分型

AML 伴重现性遗传异常
　AML 伴 t（8；21）（q22；q22.1）；RUNX1-RUNX1T1（图 1-1-2）
　AML 伴 inv（16）（p13.1q22）或 t（16；16）（p13.1；q22）；CBFB-MYH11（图 1-1-3）
　APL 伴 PML-RARA（图 1-1-4）
　AML 伴 t（9；11）（p21.3；q23.3）；MLLT3-KMT2A
　AML 伴 t（6；9）（p23；q34.1）；DEK-NUP214
　AML 伴 inv（3）（q21.3q26.2）或 t（3；3）（q21.3；q26.2）；GATA2，MECOM
　AML（原始巨核细胞）伴 t（1；22）（p13.3；q13.3）；RBM15-MKL1
　暂定型：AML 伴 BCR-ABL1
　AML 伴 NPM1 突变
　AML 伴 CEBPA 双等位基因突变
　暂定型：AML 伴 RUNX1 突变
AML 伴骨髓增生异常相关改变
治疗相关髓系肿瘤
AML 非特定型
　AML 微分化型
　AML 不成熟型
　AML 成熟型
　急性粒-单核细胞白血病
　急性原始单核细胞/单核细胞白血病
　纯红白血病
　急性巨核细胞白血病
　急性嗜碱性粒细胞白血病
　急性全髓白血病伴骨髓纤维化
　髓系肉瘤
　唐氏综合征相关性骨髓增殖

表 1-1-4　急性白血病的细胞化学染色

化学染色	急性淋巴细胞白血病	急性粒细胞白血病	急性单核细胞白血病
髓过氧化物酶（MPO）	（－）	分化差的原始细胞（－）～（＋） 分化好的原始细胞（＋）～（3＋）	（－）～（＋）
糖原染色（PAS）	（＋）成块或粗颗粒状	弥漫性淡红色或细颗粒状	弥漫性淡红色或细颗粒状
非特异性酯酶（NSE/NEC）	（－）	（－）～（＋），NAF 抑制＜50％	（＋），NAF 抑制＞50％

五、鉴别诊断

　　根据临床表现、血象和骨髓象特点，诊断白血病一般不难。但因白血病细胞 MICM 特征的不同，治疗方案及预后亦随之改变，故初诊患者应尽力获得全面 MICM 资料，以便评价预后，指导治疗，并应注意排除下述疾病。

（1）骨髓增生异常综合征（MDS）。原始细胞增多亚型易与白血病混淆，但 MDS 骨髓中原始细胞小于 20%。

（2）某些感染引起的白细胞异常。骨髓原幼细胞不增多，流式细胞术免疫表型检测为多克隆性。

（3）急性粒细胞缺乏症恢复期。在药物或某些感染引起的粒细胞缺乏症的恢复期，骨髓中原、幼粒细胞增多。但原、幼粒细胞中无 Auer 小体及染色体异常。短期内骨髓粒细胞成熟，恢复正常比例。

六、治疗

（一）急性早幼粒细胞白血病诊治策略

1. 概述

急性早幼粒细胞白血病（APL）是一种特殊类型的急性髓系白血病（AML），占同期 AML 的 10%~15%，发病率约 0.23/10 万。APL 临床表现凶险，起病及诱导治疗过程中容易发生出血和栓塞而引起死亡。平均发病年龄为 44 岁。绝大多数 APL 患者具有特异性染色体易位 t（15；17）（q22；q12），形成 *PML-RARA* 融合基因，其蛋白产物导致细胞分化阻滞和凋亡不足，是 APL 发生的主要分子机制。

2. 预后分层

1）APL 确诊需要形态学支持，t（15；17）细胞遗传学阳性或分子生物学检测 PML-RARA 阳性，如果 *PML-RARA* 融合基因阳性，形态学不典型也要积极按照 APL 治疗。

2）预后分层。

（1）低危：WBC$<10\times10^9$/L。

（2）高危：WBC$\geq10\times10^9$/L。高危组依据有无心脏疾患或有无 QTc 延长，再进一步分层治疗。

3. APL 低危组治疗方案及流程

1）首选方案。

（1）维 A 酸 45 mg/m²，每日分次口服＋三氧化二砷 0.15 mg/kg，每日静脉注射（Ⅰ类）；d28 进行细胞形态学评估，形态学缓解进入巩固治疗：三氧化二砷 0.15 mg/（kg·d）静脉注射 5 d/周，每 8 周用 4 周，总共 4 个周期，维 A 酸 45 mg/（m²·d），每 4 周用 2 周，总共 7 个周期（Ⅰ类）。

（2）维 A 酸 45 mg/m²，每日分次口服＋三氧化二砷第一周 0.3 mg/kg×5 d，此后 7 周每周 2 次，每次 0.25 mg/kg。d28 进行细胞形态学评估，形态学缓解进入巩固治疗。巩固治疗方案：维 A 酸 45 mg/m²，每 4 周用 2 周（或休息 2 周后用 2 周），共 4 个巩固疗程＋三氧化二砷在 4 个巩固疗程中第 1 周 d1~d5 0.3 mg/kg，iv，2~4 周内每周 2 次，每次 0.25 mg/kg（Ⅰ类）。

2）其他推荐方案。维 A 酸 45 mg/m²，每日分次口服＋伊达比星 12 mg/m²，d2、d4、d6、d8（Ⅰ类）；血常规恢复后进入巩固治疗阶段：维 A 酸 45 mg/m²×15 d＋伊达比星 5 mg/m²×4 d×1 周期，然后维 A 酸×15 d＋米托蒽醌 10 mg/m²×3 d×1 周期，然后维 A 酸×15 d＋伊达比星 12 mg/m²×1 d×1 个周期。

4. APL 高危组治疗方案及流程

1）首选方案。

（1）维 A 酸 45 mg/m²（d1~d36，分次口服）＋按年龄调整剂量的伊达比星 6~12 mg/m²（d2、d4、d6、d8）＋三氧化二砷 0.15 mg/kg（d9~d36，静脉注射）；d28 骨髓细胞学检查判断是否缓解。获得缓解的患者进行腰穿，然后进入巩固治疗：

第一个周期（28 d）：维 A 酸 45 mg/m²×28 d＋三氧化二砷 0.15 mg/（kg·d）×28 d。

第二个周期（5 周）：每 2 周应用 7d 维 A 酸 45 mg/m²＋三氧化二砷 0.15 mg/（kg·d）×5 d，持

续 5 周。

（2）维 A 酸 45 mg/m² 分次口服＋三氧化二砷 0.15 mg/（kg·d）静注＋吉妥单抗 9 mg/m²，d1。d28 骨髓细胞学检查判断是否缓解。

获得缓解的患者进行腰穿，然后进入巩固治疗：三氧化二砷 0.15 mg/kg×5 d/周×4 周，休息 4 周，然后重复，共计 4 个周期。同时联用维 A 酸 45 mg/m²×2 周，休息 2 周后再重复，共计 7 个周期。如果维 A 酸或三氧化二砷由于毒性而停药，每 4～5 周使用一次吉妥单抗 9 mg/m²，从 CR 后开始计算，至满 28 周。

2）其他推荐方案。

（1）维 A 酸 45 mg/m² 分次口服＋柔红霉素 50 mg/m²×4 d（静脉注射 3～6 d）＋阿糖胞苷 200 mg/m²×7 d（静脉注射 3～9 d）d28 骨髓细胞学检查判断是否缓解。获得缓解的患者进行腰穿，然后进入巩固治疗：三氧化二砷 0.15 mg/（kg·d）×5 d，每 7 周用 5 周，共 2 个循环，然后维 A 酸 45 mg/m²×7 d＋柔红霉素 50 mg/m²×3 d，共 2 个循环。

（2）维 A 酸 45 mg/m²，分次＋伊达比星 12 mg/m²（d2，d4，d6，d8）；d28 骨髓细胞学检查判断是否缓解。获得缓解的患者进行腰穿，然后进入巩固治疗：维 A 酸 45 mg/m²×15 d＋伊达比星 5 mg/m² 和阿糖胞苷 1 g/m²×4 d×1 周期，然后维 A 酸×15 d＋米托蒽醌 10 mg/（m²·d）×5 d×1 周期，然后维 A 酸×15 d＋伊达比星 12 mg/m²×1 d＋阿糖胞苷 150 mg/（m²·8 h）×4 d×1 周期。

5. 高危合并心脏疾患 APL 方案选择

1）射血分数低。

（1）维 A 酸 45 mg/m² 每日分 2 次服用＋三氧化二砷 0.15 mg/（kg·d）静注＋吉妥单抗 9 mg/m² 第 1 天；第 28 天骨髓细胞学检查判断是否缓解，获得缓解的患者进入巩固治疗：三氧化二砷每天 0.15 mg/kg 静注，5 d/周，持续 4 周，每 8 周一次，共 4 个周期＋维 A 酸 45 mg/（m²·d），每 4 周 2 周，总共 7 个周期。如果维 A 酸或三氧化二砷由于毒性而停药，那么每 4～5 周使用一次吉妥单抗 9 mg/m²，直到 CR 后 28 周。

（2）维 A 酸 45 mg/m²，口服分次＋三氧化二砷 0.3 mg/kg 静注，第 1 周第 1～5 天，0.25 mg/kg，每周 2 次，每周 2～8 次＋吉妥单抗 6 mg/m²（d1）；d28 骨髓细胞学检查判断是否缓解，获得缓解的患者进入巩固治疗：维 A 酸 45 mg/m²，每 4 周用 2 周（或休息 2 周后用 2 周），共 4 个巩固疗程＋三氧化二砷在 4 个巩固疗程中第 1 周 d1～d5 0.3 mg/kg 静注，2～4 周内每周 2 次 0.25 mg/kg。如果维 A 酸或三氧化二砷由于毒性而停药，那么每 4～5 周使用一次吉妥单抗 9 mg/m²，直到 CR 后 28 周。

2）QTc 间期延长。

维 A 酸 45 mg/m² 每日分 2 次服用＋吉妥单抗 9 mg/m² d1；d28 骨髓细胞学检查判断是否缓解，获得缓解的患者进入巩固治疗：维 A 酸 45 mg/m²，每日分剂量，分别为 1～2 周，5～6 周，9～10 周，13～14 周，17～18 周，21～22 周，25～26 周。吉妥单抗每月 9 mg/m²，直到 CR 后 28 周。

6. APL 维持治疗

（1）巩固治疗后取骨髓标本行 PCR 检测，如果阴性，进入维持治疗。年龄＞60 岁，或巩固治疗期间中断治疗时间比较长，或者患者对维持治疗耐受比较差的高危患者，PCR 检测需 2 年以上，持续 PCR 检测可以选择外周血作为标本，每 3 个月一次。低危患者在完成巩固治疗后复发率相对较低，检测并无必要性。在检测过程中如果出现 PCR 阳性，4 周内复测，恢复阴性，继续按原维持方案治疗，阳性考虑为首次复发。此后强烈推荐每 3 个月检测一次，持续 2 年以上。

（2）巩固治疗后取骨髓标本行 PCR 检测，如果阳性，4 周内复测，如恢复阴性，则继续按原维持方案治疗。阳性则考虑为首次复发。

7. APL 复发治疗

1）首次形态学或分子学复发。

（1）再诱导方案选择。①方案中不含蒽环类，仅应用维 A 酸和三氧化二砷治疗后的早期复发（＜6 个月）：建议选择含蒽环类药物的治疗方案；②使用维 A 酸＋含蒽环类药物治疗方案之后早期复发（＜6 个月）或未使用过三氧化二砷的复发，建议选择三氧化二砷 0.15 mg/（kg·d）±维 A 酸 45 mg/m² 每日分 2 次服用±吉妥单抗，直至计数恢复，骨髓细胞学获得缓解。③含三氧化二砷方案后晚期复发（≥6 个月），三氧化二砷 0.15 mg/（kg·d）静脉注射±维 A 酸 45 mg/m² 每日分 2 次服用±（蒽环类或吉妥单抗）直至计数恢复，骨髓细胞学获得缓解。

（2）再诱导后治疗。①获得缓解的需要鞘注预防 CNSL。检测 PCR，如果阴性，能做移植者，建议自体造血干细胞移植，不能做移植的患者，选择三氧化二砷巩固（共 6 个循环）。检测 PCR，如果阳性，能做移植者，建议异基因 *HSCT*。无法移植者，建议加入临床试验。

②没有获得缓解，能做移植者，建议异基因 *HSCT*。无法移植者，建议加入临床试验。

8. APL 的支持治疗

1）凝血功能障碍的治疗：积极的血小板输注支持，以维持血小板≥$50×10^9$/L；用冷沉淀和新鲜冷冻血浆代替纤维蛋白原以维持超过 1.5 g/L 的水平并且 PT 和 APTT 接近正常值。每天监测直至凝血功能恢复。避免使用 PICC 置管或者输液港。

2）APL 中白细胞计数高的患者不推荐使用白细胞清除术；但在白细胞淤滞危及生命时，如果患者对其他方式无反应，可以谨慎考虑白细胞清除术。

3）APL 分化综合征。

（1）如果在用 ATRA 和砷治疗时未开始使用类固醇，则对 APL 分化综合征要保持高度警惕（即发热，通常伴随白细胞计数增加＞$10×10^9$/L，通常在初诊或复发时；呼吸短促；低氧血症；胸膜或心包积液）。应当密切监测循环容量负荷过重和肺部情况。出现低氧血症，肺浸润，心包或胸腔积液等时开始使用地塞米松 10 mg，每天 2 次，3～5 d，然后逐渐减量维持至少 2 周。可考虑中断 ATRA 治疗直至缺氧缓解。

（2）对于发展为分化综合征的高风险（WBC＞$10×10^9$/L）患者，使用皮质类固醇进行初始预防，地塞米松 10 mg，q12h，几天内逐渐减量。如果患者出现分化综合征，地塞米松 10 mg，q12h，直至计数恢复或分化风险减轻。羟基脲，蒽环类药物可用于难治的分化综合征。

4）三氧化二砷毒性监测。

（1）开始治疗之前。评估 ECG，QTc 间期是否延长；检测血清电解质（Ca^{2+}、K^+、Mg^{2+}）和肌酐；诱导治疗期间每周一次，缓解后每疗程治疗前，避免使用可能延长 QTc 间期的药物的使用；保持 K^+ 和 Mg^{2+} 浓度使之在正常范围的中间或上限附近。

（2）在 QTc 间期延长＞500 ms 的患者中，纠正电解质并谨慎处理。建议使用 QTcf 校正值；但是在 QTcf 校正不可用的情况下，这些 QTc 间期延长的患者可能需要心血管科会诊。

5）诱导治疗期间不应使用白细胞生长因子。在巩固治疗期间特定情况则可考虑使用它们（危及生命的感染，败血症的体征/症状）；另外，目前尚没有评估在巩固治疗中预防性使用白细胞生长因子效果的研究数据和结论。

（二）年龄＜60 岁的 AML（不包括 APL）治疗策略

1. 诱导治疗

1）无不良预后的细胞遗传学分型。

（1）标准剂量阿糖胞苷（Ara-C）100～200 mg/m² 持续输注 7 d＋伊达比星 12 mg/m² 或柔红霉素

$60\sim90$ mg/m^2×3 d（category 1）。

（2）标准剂量的阿糖胞苷（Ara-C）200 mg/m^{2}持续输注7 d＋柔红霉素60 mg/m^2×3 d＋吉妥珠单抗（gemtuzumab ozogamicin）3 mg/m^2（CD33$^+$的患者第一天最多使用4.5 mg）。

2）中危细胞遗传学分型伴CD33$^+$或者伴FLT-3突变（ITD和TKD）。

（1）标准剂量的阿糖胞苷（Ara-C）200 mg/m^{2}持续输注7 d＋柔红霉素60 mg/m^2×3 d＋吉妥珠单抗3 mg/m^2（CD33$^+$的患者第一天最多使用4.5 mg）。

（2）标准剂量的阿糖胞苷（Ara-C）200 mg/m^{2}持续输注7 d＋柔红霉素60 mg/m^2×3 d＋米哚妥林50 mg 口服 q12 h，d8~d21（AML 伴 FLT-3 突变）。

3）治疗相关性AML［不包括核心结合因子相关性AML（CBF-AML）以及APL］；前驱病史有骨髓增生异常综合征（MDS）/慢性粒单核细胞白血病（CMML）；与MDS相一致的细胞遗传学改变的AML（AML-MRC）。

（1）标准剂量阿糖胞苷（Ara-C）100$\sim$200 mg/m^{2}持续输注7 d＋伊达比星12 mg/m^{2}或柔红霉素60$\sim$90 mg/m^2×3 d（category 1）。

（2）每周期第1、3、5天给予CPX-351［双药脂质体阿糖胞苷（100 mg/m^2）＋柔红霉素（44 mg/m^2）静脉注射时间大于90 min］治疗（category 2B）。

4）中低危AML的其他推荐方案。

（1）标准剂量阿糖胞苷（Ara-C）100$\sim$200 mg/m^{2}持续输注7 d＋伊达比星12 mg/m^{2}或柔红霉素60$\sim$90 mg/m^2×3 d（category 1）。

（2）标准剂量的阿糖胞苷（Ara-C）200 mg/m^{2}持续输注7 d＋柔红霉素60 mg/m^2×3 d＋克拉曲滨5 mg/m^2×5 d。

（3）大剂量阿糖胞苷（HiDAC）2 g/m^2，q12h×6 d 或 3 g/m^2，q12h×4 d＋伊达比星12 mg/m^{2}或柔红霉素60 mg/m^2×3 d（1个周期）（category 1适合于≤45岁的患者，category 2B适合于其他年龄组的患者）。

（4）氟达拉滨30 mg/m^{2}静脉注射d2~d6，大剂量阿糖胞苷（HiDAC）2 g/m^{2}在氟达拉滨结束后4 h开始静脉注射持续4 h，d2~d6，伊达比星8 mg/m^{2}静脉注射，d4~d6，重组人粒细胞集落刺激因子皮下注射，d1~d7（category 2B）。

2. 标准剂量阿糖胞苷诱导后的再诱导治疗

在开始治疗后14~21 d行骨髓细胞学检查评估。

1）骨髓存在明显残留病灶且增生未减低的治疗方案选择。

（1）阿糖胞苷（Ara-C）1.5~3 g/m^2，q12h×6 d。

（2）标准剂量阿糖胞苷（Ara-C）＋伊达比星或柔红霉素。

（3）标准剂量阿糖胞苷（Ara-C）＋柔红霉素＋米哚妥林。

（4）每周期第1、3天给予CPX-351［双药脂质体阿糖胞苷（100 mg/m^2）＋柔红霉素（44 mg/m^2）静脉注射时间大于90 min］治疗（除CBF-AML/APL外的与治疗相关的AML；继发于MDS/CMML的AML；AML-MRC。如果给予了诱导治疗，应在第14天做骨髓穿刺）。

（5）参考诱导失败的治疗方案。

2）增生减低伴随低比率残留原始细胞的治疗方案选择。

（1）标准剂量阿糖胞苷（Ara-C）＋伊达比星或柔红霉素。

（2）标准剂量阿糖胞苷（Ara-C）＋柔红霉素＋米哚妥林。

3）骨髓增生低下：等待恢复。

3. 大剂量阿糖胞苷诱导后的治疗策略

治疗开始后 21～28 d 评估骨髓情况。

如果存在显著残留病灶且不伴有骨髓增生低下，选择方案如下：

1）异基因 *HSCT*。

2）参考复发/难治性疾病的治疗方法。

3）最好的支持治疗。

骨髓增生受抑制且伴有残留的原始细胞的比率显著减少，或骨髓增生减低均需要进一步等待恢复，造血恢复后进一步评估，包括细胞遗传学和分子学及微小残留病（MRD）。

若完全缓解，继续巩固治疗，参考缓解后的治疗；若诱导失败，选择异基因 *HSCT*，或参考复发、难治性疾病的治疗方法，选择最佳的支持治疗。

4. 缓解后的治疗

1）不伴随 *KIT* 突变 CBF-AML 的治疗方案。

（1）大剂量阿糖胞苷（HiDAC）3 g/m² ，q12h ［维持静滴 3 h，d1、d3、d5（category1）或（d1～d3）×（3～4）个疗程］。

（2）HiDAC q12h（d1～d4）＋柔红霉素 60 mg/m² d1（在第一疗程）或（d1～d2）（在第二个疗程）＋吉妥珠单抗（gemtuzumab ozogamicin）3 mg/m²（最大剂量 4.5 mg）1 d×2 个疗程（主要针对 CD33⁺ 的 AML）。

2）中危细胞遗传学和（或）分子学异常。

（1）异基因 *HSCT*。

（2）HiDAC 1.5～3 g/m²，q12h ［维持静滴 3 h，d1、d3、d5 或（d1～d3）×（3～4）个疗程］。

（3）HiDAC 1.5～3 g/m²，q12h ［维持静滴 3 h，d1、d3、d5 或（d1～d3）＋口服米哚妥林（midostaurin）50 mg，q12h，（d8～d21）×4 个疗程（适用于 AML 伴随 *FLT-3* 突变 AML）］。

（4）HiDAC，q12h，（d1～d4）＋柔红霉素 60 mg/m²，d1（在第一个疗程）或（d1～d2）（在第二个疗程）＋吉妥珠单抗（gemtuzumab ozogamicin）3 mg/m²（最大剂量 4.5 mg）d1×2 个疗程（CD33⁺）。

3）治疗相关的 AML 和（或）伴随高危的细胞遗传学和/或分子学异常的 AML。

（1）异基因 *HSCT*。

（2）HiDAC 1.5～3 g/m²，q12h ［维持静滴 3 h，d1、d3、d5 或（d1～d3）×（3～4）个疗程］。

（3）HiDAC 1.5～3 g/m²，q12h ［维持静滴 3 h，d1、d3、d5 或（d1～d3）＋口服米哚妥林（midostaurin）50 mg，q12h，（d8～d21）×4 个疗程（AML 伴随 *FLT-3* 突变）］。

4）巩固治疗完成后的监测。

（1）每 1～3 个月检查一次全血细胞，持续 2 年，然后每 3～6 个月检查一次直到 5 年。

（2）仅在外周血涂片发现异常或出现进行性血细胞减少时才进行骨髓穿刺和活组织检查。

（3）适合移植的患者，如没有同胞供者，首次复发时需开始寻找合适的供者，并同时进行其他治疗。

（4）复发患者建议进行分子谱分析（包括 *IDH1*、*IDH2*、*FLT3* 突变），因为它可能有助于选择治疗和适当的临床试验。

（5）NCCN 认为，临床试验可以为所有癌症患者提供最佳的管理，因此特别鼓励患者参与临床试验。

（三）老年（≥60 岁）AML 治疗策略

1. 概述

65～70 岁年龄段是 AML 发病高峰期。在美国 60 岁以上每年新增 AML 约 14 500 例，其中 1/3 超过 75 岁；在欧洲年新增约 18 000 例；我国年新增 AML 近 16 000 例。与年轻 AML 相比，老年 AML 多存在预后不良的相关因素。如前驱血液病史、继发性 AML 和治疗相关性 AML 的类型很常见；同时老年 AML 患者的化疗耐受性差、高龄、血清 LDH 值高、常伴淋巴细胞系抗原表达（如 CD7）、多耐药基因（MDR）表达高及脏器储备功能降低等；另外，老年 AML 患者的复杂核型等不良预后的核型及基因突变如 inv（3q）、t（6；9）、*FLT3-ITD*、*RAS* 等比较常见，而预后好的核型及基因突变，如 t（8；21）、inv（16）、t（16；16）、*NPM1* 等，仅见于少于 5% 的老年 AML 患者。上述因素致使老年 AML 患者的化疗相关死亡率高，复发率高，达 CR 时间长，重症感染发生率高等，治愈率低于 10%。

临床上，老年综合评估（comprehensive geriatric assessment，CGA）可帮助我们标准化评估老年患者的个体特征，包括身体机能、并发症、认知能力、情绪健康，以获得患者的个体化信息并确定患者的生理学年龄。在 AML 老年患者中，已有研究显示 CGA 指标在治疗预后上的预测价值。研究表明，对于 60 岁以上、考虑强化治疗的 AML 老年患者，客观身体机能及认知状况的评价尤为重要。接受强化治疗的患者往往因治疗而感到明显的压力，美国维克森林大学 Heidi D. Klepin 教授一项小规模、单中心、前瞻性研究显示，经过严格筛选的身体机能良好的老年患者，其生存时间有明显的提高、生存状态较好。

2. 适合强化疗的老年 AML（≥60 岁）诱导治疗方案

1）无不良细胞遗传学分型。

（1）标准剂量的阿糖胞苷（Ara-C）200 mg/m² 持续输注 7 d＋柔红霉素 60 mg/m²×3 d±CD33⁺ AML 加用吉妥珠单抗（3 mg/m² 或单次 4.5 mg，d1、d4、d7）。

（2）标准剂量的阿糖胞苷 Ara-C 100～200 mg/m² 持续输注 7 d＋去甲氧柔红霉素（IDA）12 mg/m²×3 d 或柔红霉素（DNR）60～90 mg/m²×3 d 或米托蒽醌 12 mg/m²×3 d。

2）中危细胞遗传学伴随 *FLT3* 突变。

标准剂量的阿糖胞苷（Ara-C）200 mg/m² 持续输注 7 d＋柔红霉素 60 mg/m²×3 d＋米哚妥林（midostaurin）50 mg，po，q12h，d8～d21。

3）治疗相关 AML，前驱病史有 MDS/CMML 病史；与 MDS 相似的遗传学改变的 AML（AML-MRC）。

（1）每周期 d1、d3、d5 给予 CPX-351［双药脂质体阿糖胞苷（100 mg/m²）＋柔红霉素（44 mg/m²）］治疗（category 1）。

（2）标准剂量的阿糖胞苷 Ara-C 100～200 mg/m² 持续输注 7 d＋去甲氧柔红霉素（IDA）12 mg/m²×3 d 或柔红霉素（DNR）60～90 mg/m²×3 d 或米托蒽醌 12 mg/m²×3 d。

注释：

a. 对于蒽环类使用超过了累积剂量且有心脏疾患的病人，可以选择不含蒽环类的方案，如 FLAG，含克拉曲滨的方案（category 3）。

b. 60～65 岁患者用 90 mg/m² 柔红霉素治疗的完全缓解率和 2 年总生存率与 12 mg/m² 去甲氧柔红霉素治疗的结果相当；高剂量柔红霉素对＞65 岁的患者没有益处.（N Engl J Med 2009；361：1235-1248）.

4）高危核型（除外 AML-MRC）。

（1）维奈克拉一天一次（100 mg d1，200 mg d2，400 mg d3 及以上）＋静脉地西他滨 20 mg/m²（1～5 d）（每 28 d 一个周期）。

（2）维奈克拉一天一次（100 mg d1，200 mg d2，400 mg d3 及以上）＋皮下或静脉阿扎胞苷 75 mg/m² （1～7 d）（每 28 d 一个周期）。

（3）维奈克拉一天一次（100 mg d1，200 mg d2，400 mg d3，600 mg d4 及以上）＋皮下注射低剂量 Ara-C 20 mg/m²（d1～d10）（每 28 d 一个周期）。

注释： 以上方案如果能获得临床改善（CR/CRi），建议继续使用，合适的患者可以考虑行造血干细胞移植。

（4）低强度治疗（阿扎胞苷，地西他滨）。

注释：

a. 从 MDS 转化而来的 AML 如果已经接受了大量的去甲基化药物（HMAs），一般很难再从地西他滨或阿扎胞苷中获益。应考虑其他治疗策略。

b. 伴随 *TP53* 突变的患者，可以考虑 10 d 的地西他滨方案，但可能需要 3～4 个周期才会产生疗效，如果能够耐受，建议持续至疾病进展。临床实验室中一些药物也存在延迟疗效反应。

（5）标准剂量的阿糖胞苷 Ara-C 100～200 mg/（m²·d）持续输注 7 d＋去甲氧柔红霉素（IDA）12 mg/m²×3 d＋或柔红霉素（DNR）60～90 mg/m²×3 d 或米托蒽醌 12 mg/m²×3 d。

5）中高危 AML 的其他推荐方案。

标准剂量的阿糖胞苷 Ara-C 100～200 mg/（m²·d）持续输注 7 d＋去甲氧柔红霉素（IDA）12 mg/m²×3 d 或柔红霉素（DNR）60～90 mg/m²×3 d 或米托蒽醌 12 mg/m²×3 d。

注释： 如果没有特别指出，推荐方案证据级别均为 category 2。

3. 不适合强化疗或拒绝强化疗的老年 AML 诱导治疗方案

决定是否适合诱导化疗的因素包括年龄、体能状况、功能状况和并发症。

1）伴随 *IDH1* 突变选择 Ivosidenib 或低强度治疗（阿扎胞苷，地西他滨）。

2）伴随 *IDH2* 突变选择 Enasidenib 或低强度治疗（阿扎胞苷，地西他滨）。

3）伴随 *FLT3* 突变选择低强度治疗（阿扎胞苷或地西他滨），如果伴随 FLT3-ITD 可以加用索拉菲尼。

4）不伴有这些突变的 AML 患者可选择方案。

（1）优选低强度治疗（阿扎胞苷，地西他滨）。

（2）维奈克拉一天一次（100 mg d1，200 mg d2，400 mg d3 及以上）＋静脉地西他滨 20 mg/m² （d1～d5）（每 28 d 一个周期）。

（3）维奈克拉一天一次（100 mg d1，200 mg d2，400 mg d3 及以上）＋皮下或静脉阿扎胞苷 75 mg/m²（d1～7d）（每 28 d 一个周期）。

（4）维奈克拉一天一次（100 mg d1，200 mg d2，400 mg d3，600 mg d4 及以上）＋皮下注射低剂量 Ara-C 20 mg/m²（d1～10 d）（每 28 d 一个周期）。

（5）Glasdegib（100 mg，PO，连续 28 d）＋皮下注射低剂量 Ara-C 20 mg/m² q12h（1～10 d）（每 28 d 一个周期）。

注释： 此方案用于初诊年龄≥75 岁且伴有严重并发症的 AML 患者（如严重的心脏疾患，ECOG 体能评分≥2，或者极限肌酐水平＞1.3 mg/dL）。

（6）皮下注射低剂量 Ara-C。

（7）吉妥珠单抗，6 mg/m² d1，3 mg/m² d8（CD33⁺）。

（8）最佳积极治疗措施（羟基脲、输血支持治疗）。

4. 接受标准剂量 Ara-C 诱导后的老年 AML 治疗策略

1）开始治疗后 14～21 d 评估，如果存在白血病细胞残留的治疗方案。

（1）继续使用标准剂量的 Ara-C 联合蒽环类药物（去甲氧柔红霉素、柔红霉素或米托蒽醌）。①对于使用了含高累积剂量心脏毒性药物的方案，再次使用含蒽环类/米托蒽醌方案前要重新评估心脏功能。②如果初始诱导方案柔红霉素使用的是 90 mg/m²，早期再诱导时，推荐用 45 mg/m²，且不超过两剂。③如果初始诱导方案去甲氧柔红霉素 12 mg/m²，早期再诱导时，推荐用 10 mg/m²，1～2 次。

（2）标准剂量的 Ara-C 联合柔红霉素和米哚妥林。

（3）如果治疗相关 AML，前驱病史有 MDS/CMML 病史；与 MDS 相似的遗传学改变的 AML（AML-MRC）诱导阶段使用过 CPX-351，建议使用 CPX-351［双药脂质体阿糖胞苷（100 mg/m²）＋柔红霉素（44 mg/m²）］治疗，每周期 d1、d3 使用。

（4）含有中剂量的阿糖胞苷（1～2 g/m²）的方案。

减低强度的 HSCT：适合于有合适供者的患者，且诱导后 MRD 水平较低的患者。移植前 4～6 周开始诱导治疗。没有合适供者，可能需要额外的治疗进行桥接。

（5）等待恢复。

（6）最佳支持治疗。

2）开始治疗后 14～21 d 评估，如果骨髓增生减低，等待恢复。

（1）如果对 14～21 d 的评估存在困难，5～7 d 后可以再次评估。

（2）增生减低是指增生程度低于 20%，残留的原始细胞低于 5%。

5. 先前接受强化治疗的老年 AML 缓解后治疗

1）造血恢复后进行评估，获得完全缓解（CR）后的治疗措施。

（1）异基因 HSCT。

（2）标准剂量的阿糖胞苷 Ara-C 100～200 mg/m²×（5～7）d±蒽环类药物（IDA 或 DNA）×（1～2）周期。

（3）体能状态好、肾功能正常、核型预后良好或正常核型伴有良好分子标志的患者可以考虑中剂量 Ara-C 1～1.5 g/m²×（4～6）剂×（1～2）周期。

（4）如果治疗相关 AML，前驱病史有 MDS/CMML 病史；与 MDS 相似的遗传学改变的 AML（AML-MRC）诱导阶段使用过 CPX-351，建议使用 CPX-351［双药脂质体阿糖胞苷（65 mg/m²）＋柔红霉素（29 mg/m²）］治疗，每周期 d1、d3 使用×1 周期。

（5）Ara-C 1 g/m²，q12h，（d1～d4）＋柔红霉素 60 mg/m² d1（第 1 周期）；d1～d2（第 2 周期）。CD33＋患者加用吉妥珠单抗（gemtuzumab ozogamicin）（3 mg/m²，每次最大剂量 4.5 mg，d1×2 周期。

（6）去甲基化药物维持治疗，每 4～6 周一个疗程，直到疾病进展。

（7）观察。

2）强诱导失败。

（1）低强度治疗（阿扎胞苷，地西他滨）。

（2）异基因移植（最好参与临床试验）。

（3）最佳支持治疗。

6. 先前接受低强度治疗的老年 AML 缓解后治疗

1）无疗效成疾病进展。

造血恢复后进行评估，如果没有疗效或疾病进展，按照难治性 AML 方案进行，或予以最佳支持治疗。

2）存在治疗反应后的治疗措施。

（1）异基因 *HSCT*。

（2）去甲基化药物维持治疗，每 4～6 周一个疗程，直到疾病进展。

（3）CD33⁺ AML 可用吉妥珠单抗 2 mg/m²，d1，持续 8 个疗程。

（4）伴随 *IDH1* 突变选择 Ivosidenib，伴随 *IDH2* 突变选择 Enasidenib 直至疾病进展。

（5）维奈克拉一天一次＋静脉地西他滨 20 mg/m²（1～5 d）（每 28 d 一个周期）。

（6）维奈克拉一天一次＋皮下或静脉阿扎胞苷 75 mg/m²（d1～d7）（每 28 d 一个周期）。

（7）皮下注射低剂量 Ara-C 20 mg/m²（d1～d10）（每 28 d 一个周期）。

（8）Glasdegib（100 mg，PO，连续 28 d）＋皮下注射低剂量 Ara-C 20 mg/m²，q12h（d1～d10）（每 28 d 一个周期）。

（9）持续使用去甲基化药物，如果伴随 FLT3-ITD 可以加用索拉菲尼。

（四）AML 复发后的治疗选择

1. 年龄＜60 岁

1）早期复发（＜12 个月）的方案选择。

（1）临床试验（强烈推荐）。

（2）化疗，然后进行异基因 *HSCT*。

2）晚期复发（≥12 个月）的方案选择。

（1）临床试验（强烈推荐）。

（2）化疗，然后进行异基因 *HSCT*。

（3）重复初始使用的有效诱导方案。

2. 年龄≥60 岁

1）早期复发（＜12 个月）的方案选择。

（1）临床试验（强烈推荐）。

（2）最佳支持治疗。

（3）化疗，然后进行异基因 *HSCT*。

2）晚期复发（≥12 个月）。

（1）临床试验（强烈推荐）。

（2）重复初始使用的有效诱导方案。

（3）化疗，然后进行异基因 *HSCT*，移植应仅在临床试验的背景下或在获得缓解的情况下考虑。

（4）最佳支持治疗。

（五）中枢神经系统白血病的评估和治疗

（1）在诊断时，若出现神经系统症状，应做 CT/MRI 以排除出血或占位效应，若占位效应（一），则做腰椎穿刺，若结果为阴性，则观察。如果症状持续存在，重复腰椎穿刺。若脑脊液形态学检查发现幼稚细胞，则鞘内注射化疗药物，2 次/周，直至清除，然后每周一次，持续 4～6 周。

（2）若占位效应（＋）或颅内压增高，则考虑针吸或活组织检查，然后接着放疗鞘内注射化疗药物 2 次/周，直至清除，然后每周 1 次持续 4～6 周。或基于大剂量阿糖胞苷（HiDAC）的疗法＋地塞米松以降低颅内压。

（3）初次缓解后无神经系统症状，则做腰椎穿刺，若结果为阴性，则观察，如果症状出现，重复腰椎穿刺。若脑脊液形态学检查发现幼稚细胞，则鞘内注射化疗药物 2 次/周，直至清除。如果患者接受高剂量阿糖胞苷，治疗完成后腰穿直至清除。

（4）对于单核细胞分化、混合表型急性白血病的患者、诊断时 WBC＞$40×10^9$/L、存在髓外疾病或高危 APL 的患者，应在初次缓解后首次巩固前进行腰椎穿刺筛查。

（5）在外周血中存在原始细胞时，在进行诊断性腰椎穿刺时，需要进行鞘内注射化疗药物。

（6）如果结果模棱两可，可以重复腰穿，借助于流式细胞术评估 CNS 是否受累。

（7）对于确证存在中枢神经系统白血病，腰椎穿刺的同时需要同步开始诱导化疗。对于接受大剂量阿糖胞苷的患者，由于该药物可穿过血脑屏障，可以推迟鞘内注射化疗药物治疗直至诱导完成。同时使用大剂量阿糖胞苷或鞘注氨甲蝶呤可能增加对中枢神经系统的神经毒性。鞘内注射的化疗药物由氨甲蝶呤、阿糖胞苷或这些药剂的组合组成。

（8）放疗治疗原则：孤立性髓外病变（髓系肉瘤）的患者应接受全身放疗。局部放射治疗或少见情况下的局部手术治疗可用于清除治疗残留病灶。髓外病变造成神经受压的患者中，可以考虑使用小剂量的放疗来减轻肿瘤负荷。

（六）支持治疗

1. 血液制品

（1）输注应选择去除白细胞的血液制品。

（2）接受免疫抑制治疗的患者（如氟达拉滨，或 HSCT）应输辐照血液制品。

（3）输血时机。红细胞计数 Hb≤7～8 g/dL 的或依据各机构指南，或出现贫血症状时；血小板＜$10×10^9$/L或有任何出血迹象的患者。

（4）可能进行 HSCT 的患者建议行巨细胞病毒（CMV）筛查。

2. 肿瘤溶解综合征的预防

利尿水化，别嘌醇或拉布立酶（rasburicase）。当存在原始细胞数目快速增加，高尿酸血症或者肾功能受损等证据时，拉布立酶可作为初始治疗。

3. 接受大剂量阿糖胞苷（HiDAC）

治疗的患者（特别是肾功能受损的患者），或年龄＞60 岁使用中剂量阿糖胞苷的患者，都有发生小脑毒性的风险。在每次使用阿糖胞苷之前，均应进行神经系统评估，包括眼球震颤、言语清晰度测试和运动障碍的测试。对于因肿瘤溶解而出现肌酐迅速升高的患者，应停止使用 HiDAC，直到肌酐恢复正常为止。在出现了小脑毒性的患者中，应停止使用阿糖胞苷。在未来的治疗周期中，患者不应再次接受 HiDAC 的治疗。对于所有接受 HiDAC 治疗的患者，在化疗结束后 24 h 内，应每天向双眼滴入生理盐水或类固醇滴眼液四次。

4. 生长因子可被视为缓解后支持性治疗的一部分

白细胞生长因子使用可能会混淆对骨髓评估的解释。在确证骨髓已获得缓解之前，患者应该停用 GM-CSF 或 G-CSF 至少 7 d。

5. 有关抗生素的使用和选择

应由各个机构根据现行生物及其耐药性模式自行决定。与氟康唑和伊曲康唑相比，泊沙康唑已被证明可显著降低真菌感染，与棘白菌素或两性霉素 B 及其他唑类（如伏立康唑）的预后结果可能相同，参见 NCCN 预防和治疗癌症相关感染指南。

6. 急性髓系白血病的疗效标准

1）形态学无白血病状态。

（1）骨髓穿刺细胞学中原始细胞＜5％。

（2）无 Auer 小体或持续存在的髓外疾病。①如果有白血病残留病灶的问题，应在一周内重复骨髓穿刺/活组织检查。②如果穿刺样本中没有骨髓小粒，应进行骨髓活检。

2）完全缓解（CR）。

（1）形态学 CR-患者不依赖于输血。①中性粒细胞绝对计数 $>1\times10^9$/L（原始细胞 $<5\%$）。②血小板 $\geq100\times10^9$/L（原始细胞 $<5\%$）。③没有髓外残留病灶证据。

（2）细胞遗传学 CR—细胞遗传学正常（与之前异常的细胞遗传学相比）。

（3）分子学 CR—分子突变检测阴性，分子缓解目前仅在 APL 和 Ph$^+$ 白血病中具有临床相关性。APL 的分子缓解应在巩固后出现，而不是像非 APL 的 AML 那样在诱导后就会出现。

（4）CR 伴血细胞不完全恢复（CRi）：骨髓原始细胞 $<5\%$，骨髓有核红细胞（ANC）$<1\times10^9$/L或血小板 $<100\times10^9$/L，并且不依赖输血但伴有持续的血细胞减少（通常是血小板减少）。

（5）根据治疗的不同，低于 CR 的反应可能仍然是有意义的。

3）部分缓解。

骨髓中原始细胞减少至少 50%，达到 $5\%\sim25\%$，且血细胞计数正常。部分缓解有助于评估新研究药物的潜在活性，通常在 I 期试验中。

4）CR 后复发被定义为外周血中重新出现原始细胞或在骨髓中原始细胞超过 5%，不能归因于其他原因（例如，巩固治疗后的骨髓再生）或髓外复发。

5）诱导失败。接受 2 个疗程的强化诱导治疗后无法达到 CR（7+3 的 2 个周期或 7+3 的一个周期和 HiDAC 的一个周期）。

7. 治疗期间的监测

诱导治疗阶段：

（1）化疗期间每日监测全血细胞，化疗后 WBC 计数 $>0.5\times10^9$/L 时，每隔一天检测；每日监测血小板直至不依赖血小板输注。

（2）生化常规：在积极治疗期间，每天监测：包括电解质、肝功能、血尿素氮（BUN），肌酐，尿酸和磷酸盐，直至肿瘤溶解的风险过去。如果患者正在使用肾毒性药物，则需要在住院期间进行更密切的监测。

（3）肝功能检查：1～2 次/周。

（4）凝血功能检查：1～2 次/周；对于有弥散性血管内凝血（DIC）证据的患者，应该每天监测包括纤维蛋白原在内的凝血指标。

（5）在开始治疗后 14～21 d 进行骨髓穿刺/活检以判断骨髓增生是否受抑制。如果没有受抑制或难以确定，7～14 d 后重复检查以明确是否仍有白血病细胞持续增生。如果是低增殖状态，待造血恢复后重复活检以确认是否获得缓解。如果最初细胞遗传学是异常的，那么也要将治疗后的细胞遗传学检查作为确认是否缓解的一部分。

8. 缓解后治疗

（1）在化疗期间，监测全血细胞 2 次/周。每天监测生化常规和电解质。

（2）化疗后门诊监测：全血细胞、电解质 2～3 次/周，直至恢复。

（3）仅在外周血计数异常或 5 周内未能恢复计数时才进行骨髓检查。

（4）具有高风险特征的患者，包括预后不良的细胞遗传学，治疗相关的 AML，既往存在 MDS 病史，2 个或更多疗程诱导才获得 CR 的患者，应尽可能早期考虑寻找供者。

9. 微小残留病灶（MRD）的评估

（1）MRD 在 AML 中是指通过常规形态学方法检测低于检测阈值的白血病细胞。仅通过形态学评估获得 CR 的患者骨髓中仍可存在大量白血病细胞。[以下讨论的要点与强化治疗方法（诱导化疗）相关，但尚未对其他治疗方式进行验证。]

（2）最常用的 MRD 评估方法包括实时定量 PCR 分析（*NPM1*，*CBFB-MYH11*，*RUNX1-RUNX1T1*），基于新一代测序（NGS）的检测方法检测突变基因（靶向测序，20～50 个基因组），以及专为检测异常 MRD 免疫表型而设计的多色流式细胞仪。定义样本的 MRD（＋）和 MRD（－）的阈值取决于技术和 AML 的亚组。基于 PCR 的检测和流式细胞术的灵敏度优于传统的 NGS。与不确定潜能的克隆性造血（CHIP）和衰老（*DNMT3A*、*TET2*、潜在 *ASXL1*）相关的突变不被认为是 MRD 的可靠标志物。

（3）基于这些技术，MRD 评估的最佳样本是外周血（基于 PCR 的技术），或初始的骨髓（NGS，流式细胞术）。样本的质量对于进行可靠的评估至关重要。

（4）研究已经证实儿童和成人 AML，MRD 与复发风险之间存在相关性，初始诱导治疗后 MRD 测量对预后判断也有明确价值。初次诱导后 MRD 为阴性，预示着较低的复发率。诱导后 MRD 持续阳性与复发风险增加相关。治疗结束后，"分子学复发"可预测 3～6 个月内的血液学复发。

（5）没有证据表明根据 MRD 阳性（在诱导后持续存在或在治疗期间或治疗后"复发"）调整治疗方案会改善预后。但有两个例外：APL 和异基因造血干细胞移植后供者淋巴细胞输注（DLI）±低甲基化试剂的治疗可改善患者预后。对于其他情况，没有证据支持在治疗后监测阶段进行 MRD 评估。欧洲白血病网（ELN）仍建议 CBF，AML 和 APL 在完成治疗后持续监测 2 年。

（6）MRD 评估的时间安排：初次诱导治疗完成后，异体移植之前，其他时间点的监测应遵循所使用的方案进行指导。

10. 复发性/难治性疾病的治疗方案

1）针对合适患者的强化疗。

（1）克拉屈滨＋阿糖胞苷＋粒细胞集落刺激因子（G-CSF）±米托蒽醌或伊达比星。

（2）HiDAC（如果以前未接受此化疗）±伊达比星或柔红霉素或米托蒽醌。

（3）氟达拉滨＋阿糖胞苷＋G-CSF±伊达比星。

（4）依托泊苷＋阿糖胞苷±米托蒽醌。

（5）氯法拉滨±阿糖胞苷＋G-CSF±伊达比星。

2）低剂量化疗。

（1）去甲基化剂（阿扎胞苷或地西他滨）。

（2）小剂量阿糖胞苷。

3）AML 伴 *FLT3* 突变的治疗。

（1）Gilteritinib。

（2）去甲基化剂（阿扎胞苷或地西他滨）＋索拉非尼（*FLT3-ITD* 突变）。

AML 伴 *IDH2* 突变的治疗选择 enasideni。

AML 伴 *IDH1* 突变的治疗选择 ivosidenib。

AML 伴 CD33（＋）的治疗选择 gemtuzumab ozogamicin。

（毛泽楷　李慧敏　李登举）

第二节　急性淋巴细胞白血病

一、概述

急性淋巴细胞白血病（acute lymphoblastic leukemia，ALL）是一种起源于 B 系或 T 系淋巴祖细胞的肿瘤性疾病，异常增生的原始细胞可浸润到各组织和器官，从而引起一系列的临床表现。随着对 ALL 的深入认识，人们发现不管是临床、免疫学及遗传学特征还是治疗效果各方面均显示 ALL 是一种异质性的疾病，需要根据危险度分层治疗。目前 ALL 的治疗取得了很大的进展，儿童 ALL 的治愈率接近 90%，成人为 40%。随着基因组水平检测技术的发展，ALL 发生及发展相关的遗传学机制不断被揭示，从而发现了很多新的治疗靶点，为 ALL 的精准治疗提供了科学依据。

ALL 主要见于儿童和青壮年，其中 5 岁以下儿童的发病率最高，随后至 25 岁前逐渐下降，至 50 岁以后再次缓慢上升。1～4 岁儿童发病率为 7.9/10 万而 60 岁以上为 1.2/10 万。我国成人 ALL 的发病率约为 0.69/10 万人。ALL 在不同地区发病率有一定区别。欧洲北部和西部、北美和大洋洲发病率较高，而亚洲和非洲人群中较低。

二、病因病理

目前，对于 ALL 的病因及发病机制尚未完全清楚，但绝大多数发病是由环境因素与遗传因素相互作用引起的。外源性或内源性致癌物质使原癌基因突变或过度扩增，抑癌基因变异失活，细胞凋亡受抑而导致癌细胞异常增殖而发病。

1. 环境因素

环境因素包括病毒感染、理化因素等。RNA 病毒的逆转录病毒又称人类 T 细胞白血病病毒（HTLV）已被证实可引起人类 T 淋巴细胞白血病。电离辐射、化学物质如苯及其衍生物、烷化剂、细胞毒药物等均可诱发急性白血病。

2. 遗传因素

少数患者患遗传性疾病如唐氏综合征、范科尼贫血、运动失调性毛细血管扩张症、严重联合免疫缺陷病等，其患白血病的概率较一般儿童明显增高。全基因组研究证实，常见的等位基因变异发生在 4 个与血细胞发育相关的基因中（*IKZF1*、*ARID5B*、*CEBPE* 和 *CDKN2α*），它们始终与儿童 ALL 的发病有关。

三、临床表现

ALL 患者的临床表现主要与白血病细胞异常增生导致骨髓抑制和浸润各组织器官有关。

1. 骨髓抑制相关的表现

（1）贫血表现为面色苍白、乏力、易疲劳、心悸、头晕等。

（2）发热热型不定，发热原因是肿瘤性发热或继发感染。

（3）出血多以皮肤黏膜出血为主，少数也可出现消化道出血、血尿甚至危及生命的中枢神经系统出血等。

2. 器官组织浸润表现

（1）淋巴结、肝脾肿大见于半数以上的 ALL 患者。极少数患者初诊时肝脏 B 超提示团块影，化疗后消失。

（2）骨及关节痛在儿童 ALL 更多见，常以骨痛起病，甚至出现跛行步态、病理性骨折、脊椎椎体压缩性改变。30％～50％表现出胸骨中下段压痛，此表现具有较强的特异性。该症状主要是由髓腔扩张及骨坏死等引起，化疗后即可缓解。

（3）中枢神经系统白血病儿童多于成人。白血病细胞可浸润脑膜和（或）脑实质而引起相应症状，如颅内压增高，头痛、呕吐、惊厥、昏迷、颅神经损害、精神失常等。

（4）睾丸白血病儿童 ALL 更多见，在其中 25％的男孩有隐匿性睾丸白血病，表现为睾丸无痛性肿大。

（5）其他器官如心脏、肾脏、皮肤等也可受浸润而出现相应症状。

四、诊断

（一）分型与分期

1. 形态学分型（FAB 分型）

根据原始淋巴细胞形态学的不同分为 L1 型（图 1-2-1）、L2 型和 L3 型。

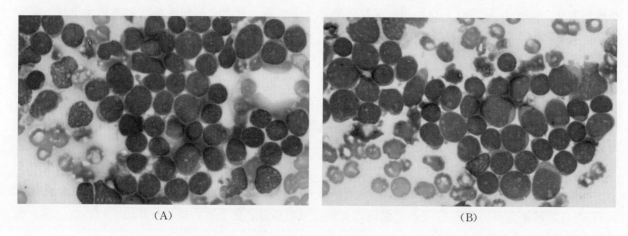

（A） （B）

图 1-2-1 ALL 骨髓涂片

（A）原始淋巴细胞胞质量少，淡蓝色，核类圆形；（B）易见切迹，染色质粗颗粒状，较紧密。

2. 免疫学分型

应用单克隆抗体检测淋巴细胞表面抗原标记，一般可将急性淋巴细胞白血病分为 T、B 两大系列。T-ALL 具有 CD1、CD3、CD5、CD8 和 TdT 等阳性标记。B-ALL 分为早期前 B、前 B 和成熟 B-ALL 3 种亚型，其阳性标记见表 1-2-1 和图 1-2-2、图 1-2-3。另外，少数 ALL 伴髓系表达（My$^+$-ALL），即具有淋巴细胞系的形态学特征，以淋巴系特异抗原为主，但伴有个别、次要的髓系特异性抗原标记如 CD13、CD33、CD14 等阳性。

表 1-2-1 B-ALL 免疫分型的标记

B 细胞系	HLA-DR	CyCD79a	CD19	CD10	CD20	SmIg	TdT
早期前 B-ALL	+	+	+	－	－	－	+
前 B-ALL	+	+	+	+	－/+	－	+
成熟 B-ALL	+	+	+	+	+	+	－

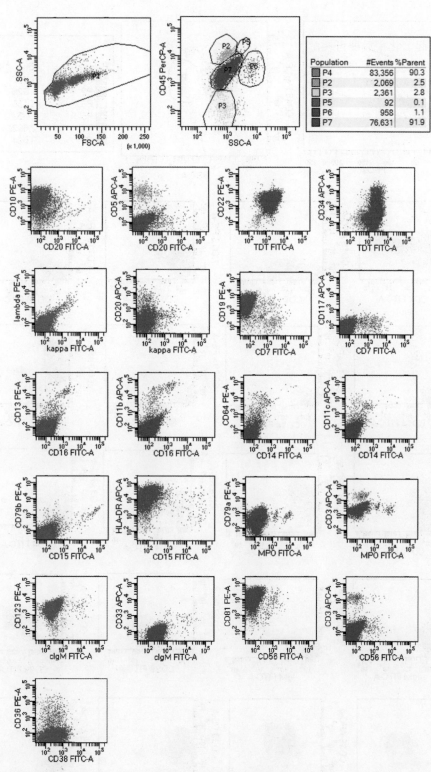

图 1-2-2　B-ALL 表型特点

　　白血病细胞强表达 B 系抗原 CD19、CD22、cCD79a、CD22，常表达 HLA-DR 和 CD10，可表达 TDT、CD20 和 CD34 的表达变异较大，可伴髓系抗原 CD13、CD15、CD33、CD11b 表达，少数伴 T 系抗原表达。根据抗原表达情况可分为三种类型：早期前 B-ALL、普通型 B-ALL 和前 B-ALL。

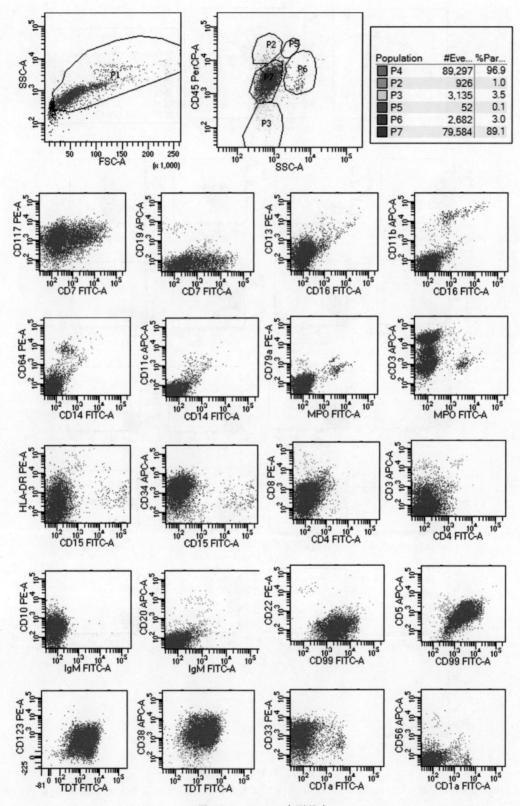

图 1-2-3　T-ALL 表型特点

　　白血病细胞多数表达 TDT、CD1a、CD2、CD3、CD4、CD5、CD7、CD8 表达不一，CD7 和胞质 CD3 出现频率最高，除 TDT 以外，其他提示前体 T 淋巴细胞的标志还有 CD99、CD34 和 CD1a。根据抗原表达情况可将 T-ALL 按照胸腺内分化阶段分为早前期 T-ALL、前 T-ALL、皮质 T-ALL 和髓质 T-ALL 四个阶段。

3. 遗传学分型

ALL 是淋巴祖细胞获得多步骤的特异的基因改变导致的恶性转变和增殖，因此，对 ALL 进行遗传学分类有望获得更有关的生物学信息。遗传学改变与 ALL 预后和治疗相关，特定的遗传学亚型在儿童和成人之间发生的频率不同（表 1-2-2）。

表 1-2-2　ALL 常见的遗传学亚型和生物学特征

亚型	发生率（%）		有关特征
	儿童	成人	
超二倍体（>50 条染色体）	23~29	6~7	儿童中预后较好
亚二倍体（<45 条染色体）	1	2	白细胞数较高，预后差
21 号染色体内扩增（iAMP21）	2	—	低白细胞，预后较差
t（1；19）（q23；p13.3）（*TCF3-PBX1*）	4~12	2~3	白细胞较高，CNSL
t（9；22）（q34；q11.2）（*BCR-ABL1*）	2~3	25~30	白细胞较高，TKI 治疗有效
t（4；11）（q21；q23）（*MLL-AF4*）（图 1-2-4）	2	3~7	婴儿和老年人组，高白细胞，CNSL，预后差
t（12；21）（p13；q22）（*ETV6-RUNX1*）	20~25	0~3	预后较好
NOTCH1 突变	7	15	T-ALL，预后好

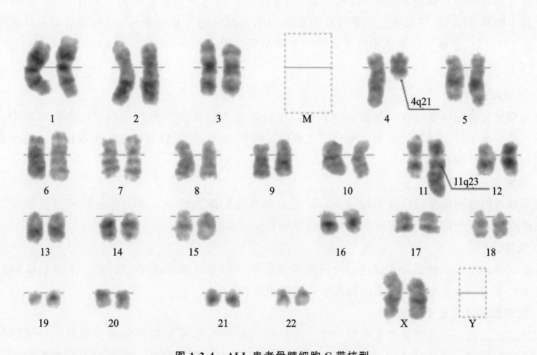

图 1-2-4　ALL 患者骨髓细胞 G 带核型
46，XX，t（4；11）（q21；q23），箭头所指为异常。

以上列举的是 ALL 最常见的遗传学异常。此外，最近研究发现，40% 以上前 B 细胞 ALL 患者中发现编码正常淋巴细胞发育的基因存在突变，其中突变频率最高的靶基因是转录因子 PAX5，其次是 *IKZF1* 基因。*IKZF1* 缺失是儿童 ALL 预后不良的独立因素。Ph-like ALL 和典型的 Ph 染色体阳性

ALL 具有相似的和相同基因表达谱，存在 *CRLF2* 重排、*JAK2* 或 *JAK1* 突变等。

4. 临床分型

国内外一般按临床特点将 ALL 分为低危组、中危组和高危组，以下是中国儿童肿瘤协助组-急性淋巴细胞白血病-2015（CCCG-ALL 2015）方案的危险度分层标准（表 1-2-3）。

表 1-2-3 ALL 的危险度分级（CCCG-ALL 2015 方案）

低危组	中危组	高危组
1. 必要条件（B-ALL 满足以下条件之一） ①年龄≥365 天，但≤10 岁，且 WBC≤50×10⁹/L ②染色体≥50 或 DNA 指数≥1.16 ③*TEL-AML1* 融合基因型 2. 必须除外下列情况 ①CNSL 和/或睾丸白血病 ②t（1；19）、t（9；22）、MLLr、染色体＜44、iAMP21 ③d19 MRD≥1%	1. Ph⁺ ALL 2. T-ALL 3. MLLr：年龄≥6 个月或 WBC＜300×10⁹/L 4. 染色体数＜44 5. 其他所有不符合低危和高危组的 ALL	1. 46 天 MRD≥1% 2. MLLr-ALL：年龄＜6 个月，且 WBC≥300×10⁹/L

注：*MLLr-ALL*、*MLL* 为基因重排阳性的 ALL。

成人 ALL 的危险因素与儿童不尽相同，最主要的预后因素是发病年龄，小于 35 岁的预后较好。初诊时增高的白细胞计数特别是≥300×10⁹/L 与复发、耐药及预后不良有关。T-ALL 比 B-ALL 预后更好，其中胸腺 T-ALL 的无病生存率可高达 60% 以上，而早期 T 或成熟 T-ALL 预后差，其无病生存率为 25%～28%。缓解延迟及微小残留病阳性也是高危因素。

（二）实验室检查

1. 外周血象

绝大部分患者在诊断时有明显血液学异常，主要表现为红细胞及血红蛋白、血小板的减少，白细胞增高、减少或正常。贫血大多为正细胞正色素性。约有 50% 以上 ALL 白细胞总数增高。血涂片中可见原始和幼稚淋巴细胞。

2. 骨髓象

大多数骨髓细胞增生活跃或明显活跃，可见≥20% 原始淋巴细胞，并有部分幼稚淋巴细胞。ALL 细胞在糖原染色时为阳性，过氧化物酶和苏丹黑染色呈阴性。

3. 免疫分型

是诊断中必不可少的部分，通过白血病细胞表面不同的分化抗原来确定诊断。了解初诊时的抗原表达情况对于治疗后检测微小残留病判断预后具有重要价值。

4. 细胞遗传学及分子生物学

90% 以上的患者可以检测出克隆性异常。通过基因检测技术可发现异常融合基因，检测结果不仅可以佐证核型异常，而且对 ALL 的诊断和治疗、生物学行为、预后判断、残留白血病细胞检测起到非常重要的作用。

（三）诊断

根据临床表现、血象和骨髓象的改变即可做出诊断。少数病人发病早期症状不典型，特别是白细胞数正常或减少，血涂片未见幼稚细胞时，可使诊断发生困难。

五、鉴别诊断

需与以下疾病相鉴别。

1. 再生障碍性贫血

表现为三系减少、肝脾淋巴结不肿大、骨髓有核细胞增生低下。通过骨穿和骨髓活检绝大多数极易鉴别。

2. 传染性单核细胞增多症

以发热、肝脾淋巴结肿大、外周血中出现异常淋巴细胞为主要特征，血清嗜异性凝集试验阳性，一般预后良好。ALL 病程呈进行性恶化。

3. 风湿免疫性疾病

ALL 出现关节症状、发热伴贫血时还需与类风湿关节炎或系统性红斑狼疮等鉴别。

六、治疗

ALL 的治疗是以化疗为主的综合治疗，根据危险度分层选用不同的化疗方案和相应的药物剂量；采用早期连续适度化疗和分阶段长期规范治疗的方针；同时要早期防治中枢神经系统白血病和睾丸白血病，注意加强支持治疗。

（一）化学治疗

儿童 ALL 的治疗取得巨大进展，特别是美国 St Jude 儿童研究医院的成果令人鼓舞，治愈率从 20 世纪 60 年代 11% 提升到 90% 以上。本文将重点介绍以 St Jude 儿童研究医院化疗方案为蓝本的 CCCG-ALL 2015 方案，主要包括诱导缓解治疗、巩固治疗、继续治疗和髓外白血病防治。

诱导缓解治疗主要包括长春新碱、柔红霉素、泼尼松、门冬酰胺酶、环磷酰胺、阿糖胞苷及巯嘌呤（表 1-2-4）。门冬酰胺酶是 ALL 治疗中里程碑似的药物，其使用一定程度上提高了 ALL 的预后。目前美国 St Jude 儿童研究医院推荐使用大剂量培门冬酰胺酶治疗（2 000～3 000 U/m²）。

表 1-2-4　儿童 CCCG-ALL-2015 诱导缓解化疗方案

方案	药物	剂量	用法	时间
VDLP	长春新碱	1.5 mg/m²	iv	d1, d8, d15, d22
	泼尼松	45 mg/m²	po	d1～d28
	柔红霉素	25 mg/m²	iv	d1, d8
	培门冬酰胺酶	2 000 U/m²	ih	d2, d22①
CAM	环磷酰胺	1 g/m²	iv	d1
	阿糖胞苷	50 mg/m²	ih	d1～d7
	巯嘌呤	60 mg/m²	po	d1～d7
CAM（适用于 T 系/19 d MRD≥1%）	环磷酰胺	1 g/m²	iv	d1
	阿糖胞苷	50 mg/m²	ih	d1～d7
	巯嘌呤	60 mg/m²	ih	d1～d7
	长春新碱	1.5 mg/m²	iv	d1, d8
	培门冬酰胺酶	2 000 U/m²	po	d1

①中高危者 22 天增加第 2 剂培门冬酰胺酶治疗。

巩固治疗的目的是使用非交叉耐药的化疗药物来消灭残留白血病细胞以防止复发及耐药的出现。大剂量 MTX 对于巩固治疗及髓外白血病的防治具有重要意义。儿童 CCCG-ALL 2015 方案中低危组是 $3\ g/m^2$，中高危组是 $5\ g/m^2$。鉴于该药物的肝肾毒性及黏膜损害，方案推荐具体剂量根据患者内生肌酐清除率或肾素来调整。

继续治疗有利于患者的无病长期生存，分为两个阶段：一是间期治疗和再诱导治疗，目的是强化治疗改善临床预后；二是维持治疗，主要以氨甲蝶呤、巯嘌呤口服，并间断加以长春新碱和地塞米松治疗，中高危组还加入了小剂量阿糖胞苷和环磷酰胺（具体用药参考表 1-2-5）。

表 1-2-5　CCCG-ALL 2015 方案继续治疗

	低危组	中高危组
间期治疗	巯嘌呤 $50\ mg/m^2$，po	长春新碱 $1.5\ mg/m^2$，iv
	氨甲蝶呤 $25\ mg/m^2$，po	柔红霉素 $25\ mg/m^2$，iv
	长春新碱 $1.5\ mg/m^2$，iv	培门冬酰胺酶 $2\ 000\ U/m^2$，im
	地塞米松 $8\ mg/m^2$，po	地塞米松 $12\ mg/m^2$，po
	—	巯嘌呤 $50\ mg/m^2$，po
	—	氨甲蝶呤 $25\ mg/m^2$，po
再诱导治疗	长春新碱 $1.5\ mg/m^2$，iv、d1，d8，d15	长春新碱 $1.5\ mg/m^2$，iv、d1，d8，d15
	柔红霉素 $25\ mg/m^2$，iv，d1	阿糖胞苷 $2\ g/m^2$，iv，q12h
	地塞米松 $8\ mg/m^2$，po，d1～d7，d15～d21	地塞米松 $8\ mg/m^2$po. d1～d7，d15～d21
	培门冬酰胺酶 $2\ 000\ U/m^2$，im，d3	培门冬酰胺酶 $2\ 000\ U/m^2$，im，d3
维持治疗	巯嘌呤 $50\ mg/m^2$，po	巯嘌呤 $50\ mg/m^2$，po
	氨甲蝶呤 $25\ mg/m^2$，po	氨甲蝶呤 $25\ mg/m^2$，po
	地塞米松 $8\ mg/m^2$，po	地塞米松 $8\ mg/m^2$，po
	长春新碱 $1.5\ mg/m^2$，iv	长春新碱 $1.5\ mg/m^2$，iv
	—	阿糖胞苷 $300\ mg/m^2$，iv
	—	环磷酰胺 $300\ mg/m^2$，iv

对于中枢神经系统白血病的防治主要是鞘内注射化疗药物氨甲蝶呤、阿糖胞苷和地塞米松。初发时的中枢神经系统白血病可按治疗计划给予三联鞘注，连续 3 次脑脊液中幼稚细胞未消失者或 VDLP 诱导缓解结束后中枢神经系统受累的影像学证据未完全消失者为耐药性 CNSL（并不多见）。对于耐药性 CNSL 可在再诱导后且年龄＞3 岁后应进行 18 Gy 的颅脑放疗。

成人 ALL 治疗借鉴了儿童 ALL 的成功经验，疗效也有了明显提高，初期治疗完全缓解率可达 70％以上。成人常见的诱导缓解方案有 VP、VDCP、DOLP、DOAP 等（表 1-2-6）。

表 1-2-6　常见 ALL 诱导化疗方案

方案	药 物 用 法		
VP	长春新碱 $1.4\ mg/m^2$	iv	d1，d8，d15，d22
	泼尼松 $40～60\ mg/m^2$	po	d1～d28

方案	药 物 用 法		
	长春新碱 1.4 mg/m²	iv	d1, d8, d15, d22
VDCP	柔红霉素 40~45 mg/m²	iv	d1~d3, d15~d17
	环磷酰胺 600 mg/m²	iv	d1, d15
	泼尼松 40~60 mg/m²	po	d1~d28
	长春新碱 1.4 mg/m²	iv	d1
DOAP	柔红霉素 30~40 mg/m²	iv	d1~d3
	阿糖胞苷 150~200 mg/m²	iv	d1~d7
	泼尼松 40~60 mg/m²	po	d1~d7
	长春新碱 1.4 mg/m²	iv	d1, d8, d15, d22
IOLP	去甲氧柔红霉素 8~10 mg/m²	iv	d1~d3
	门冬酰胺酶 5 000~10 000 U/m²	iv	d19~d25（d28）
	泼尼松 40~60 mg/m²	po	d1~d28

（二）干细胞移植治疗

成人和儿童的研究均显示异基因移植使一些 ALL 高危患者受益。Ph 阳性 ALL 以及对诱导治疗反应差的患者，预后不良的这些患者通常推荐在首次缓解期间行异基因干细胞移植。然而，随着化疗方案的改进和 TKI 的联合治疗，儿童 Ph 阳性 ALL 的移植生存优势正在下降。

（三）靶向治疗

靶向治疗最成功的例子是酪氨酸激酶抑制剂伊马替尼或达沙替尼在 Ph 阳性 ALL 中的应用，该药联合化疗使 Ph 阳性 ALL 患者获得更高的完全缓解率。目前，国外还开展了一些针对 Ph-like ALL 靶向治疗的临床研究，为难治复发白血病患者提高了更多的缓解机会（表 1-2-7）。

表 1-2-7　Ph-like ALL 中激酶重排及其伙伴基因和可能的靶向治疗

激酶	TKI	伙伴基因
ABL1	达沙替尼	*ETV6*，*NUP214*，*RCSD1*，*RANBP2*，*SNX2*，*ZMIZ1*
ABL2	达沙替尼	*PAG1*，*RCSD1*，*ZC3HAV1*
PDGFRB	达沙替尼	*EBF1*，*SSBP2*，*TNIP1*，*ZEB2*
CSF1R	达沙替尼	*SSBP2*
CRLF2	芦可替尼	*IGH*，*P2RY8*
JAK2	芦可替尼	*ATF7IP*，*BCR*，*EBF1*，*ETV6*，*PAX5*，*PPFIBP1*，*SSBP2*，*STRN3*，*TERF2*，*TPR*
EPOR	芦可替尼	*IGH*，*IGK*
TSLP	芦可替尼	*IQGAP2*
IL2RB	JAK1/JAK3 抑制剂	*MYH9*
TYK2	TYK2 抑制剂	*MYB*
NTRK3	克唑替尼	*ETV6*
PTK2B	FAK 抑制剂	*KDM6A*，*STAG2*

(四) 支持治疗

1. 防治感染

在化疗后骨髓抑制期，患者极易合并感染，保护性环境隔离可降低院内交叉感染的发生。患者粒缺合并发热时，需首选强力的抗生素以控制病情，并根据药敏结果调整治疗。如广谱抗生素治疗 3 天后仍有发热，可完善 CT 及 GM、G 试验检查，如有真菌感染的依据可给予抗真菌治疗，如伏立康唑、两性霉素 B、卡泊芬净等。同时，需警惕卡氏肺囊虫，可选用复方磺胺甲噁唑。

2. 成分输血

贫血或血小板减少患者可给予输注红细胞及血小板支持治疗。

3. 高尿酸血症的防治

化疗早期，由于大量肿瘤细胞破坏分解而引起高尿酸血症，可给予充分水化。另外可口服别嘌呤醇以预防高尿酸血症。

4. 营养支持

对免疫低下者可输注丙种球蛋白、低白蛋白血症可应用白蛋白纠正。对于营养不良者可给予高营养治疗。

5. 其他

治疗过程中需注意口腔、肛周卫生，防止感染和黏膜糜烂。有发热、出血时应卧床休息。

七、预后

随着分子水平诊断技术、造血干细胞移植、免疫治疗及靶向治疗等的发展，ALL 的诊断和治疗取得了较大进展，特别是儿童 ALL 的治愈率已高达 90% 左右。20 世纪 90 年代后，由于借鉴儿童 ALL 强化联合治疗，成人的生存率也提高到了 30%～40%。

复发目前仍是 ALL 治疗的难题。复发一般发生在治疗过程中或治疗结束后的前 2 年内。复发部位有骨髓、中枢神经系统和睾丸。骨髓复发伴或不伴髓外累及在大多数患者中提示预后不良。提示预后极差的因素有治疗过程中或缓解后短期内复发，T 细胞免疫表型，Ph 染色体阳性及单独的骨髓复发。对于复发患者，可根据情况选用再诱导治疗、免疫治疗、局部放疗及异基因造血干细胞移植治疗。

由于某些化疗药物的毒副反应是远期的，在 ALL 长期存活患者中，生活质量是预后中需要关注的问题。St Jude 儿童肿瘤研究医院长期随访 ALL 存活者发现，与他们的同胞相比，ALL 存活者出现心衰、冠心病、脑血管意外、第二肿瘤、关节置换、认知障碍、卵巢功能衰弱等的概率更高。因此，国内由肿瘤医师及相关专业医生建立 MDT 团队对于 ALL 长期存活者的健康指导具有重要意义。

（周 芬 梅 恒）

第三节　慢性髓性白血病

一、概述

慢性髓性白血病（chronic myeloid leukemia，CML），惯称慢粒，起病缓慢，多表现为外周血粒细胞显著增多伴成熟障碍，嗜碱性粒细胞增多，伴有明显脾肿大，甚至巨脾。自然病程分为慢性期、加速期和急变期。Ph 染色体（Philadelphia 染色体）和 *BCR/ABL* 融合基因为其标记性改变。

二、病因病理

(一) 病因

病因尚不清楚，以下因素可能会增加患者发生 CML 的风险。

1. 年龄

被诊断患有 CML 的人的平均年龄约为 64 岁。儿童和青少年中 CML 并不常见。

2. 辐射照射

许多 1945 年日本原子弹爆炸的长期幸存者被诊断出患有 CML。此外，在强直性脊柱炎患者中，放疗与 CML 相关。但在其他类型的癌症或其他疾病中，CML 与放疗或化疗之间没有被证实的联系。

3. 性别

男性比女性更容易患 CML。

（二）病理

CML 患者骨髓及有核血细胞中存在的 Ph 染色体，其实质为 9 号染色体上 *C-ABL* 原癌基因移位至 22 号染色体，与 22 号染色体断端的断裂点集中区（BCR）连接，即 t（9；22）（q34；q11），形成 *BCR/ABL* 融合基因（图 1-3-1）。其编码的 p2108 蛋白具有极强的酪氨酸激酶活性使一系列信号蛋白发生持续性磷酸化，影响细胞的增殖分化、凋亡及黏附，导致 CML 的发生。粒系、红系、巨核系及 B 淋巴细胞系均可发现 Ph 染色体，仅存在于血液形成细胞中，而不存在于身体的其他器官中。

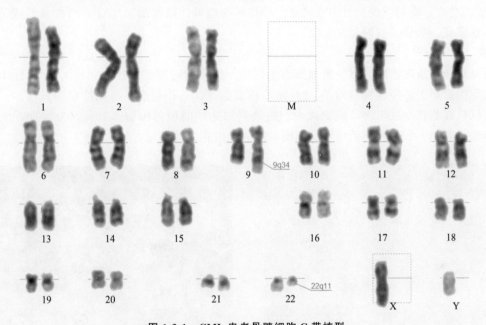

图 1-3-1　CML 患者骨髓细胞 G 带核型

46，XY，t（9；22）（q34；q11）。箭头所指为异常。

三、临床表现

在各年龄组均可发病，中年居多，男女比例 3：2。起病缓慢，早期常无自觉症状，往往在偶然情况下或常规检查时发现外周血白细胞（WBC）升高或脾肿大，而进一步检查确诊。

1. 一般症状

CML 症状缺乏特异性，常见有乏力、易疲劳、低热、食欲减退、腹部不适、多汗或盗汗、体重减轻等。

2. 肝脾大

脾大见于 90％ 的 CML 患者。部分患者就医时已达脐或脐下，甚至伸至盆腔，质地坚实，常无压痛；如发生脾周围炎可有触痛，脾梗死时出现剧烈腹痛并放射至左肩。脾大程度与病情病程特别是 WBC 数密切相关。肝大见于 40％～50％ 的患者。但近年来由于定时接受健康体检，以 WBC 升高为首发表现的患者增多，而此时肝脾大并不明显。

3. 其他表现

包括贫血症状、胸骨中下段压痛等。WBC 过多可致"白细胞瘀滞症"。少见有组胺释放所致的荨麻疹、加压素反应性糖尿病等。

4. 加速期、急变期表现

如出现不明原因的发热、虚弱、骨痛、脾脏进行性肿大、其他髓外器官浸润表现、贫血加重或出血，以及对原来有效的药物失效，则提示进入加速期或急变期。急变期为 CML 终末期，约 10% 的患者就诊时呈急变期表现类似于急性白血病（AL）多数呈急粒变，其次是急淋变，少数为其他类型的急变。

四、诊断

（一）实验室和辅助检查

1. 血象

慢性期，WBC 明显增高，多 $>50\times10^9/L$，有时可达 $500\times10^9/L$，以中性粒细胞为主，可见各阶段粒细胞，晚幼和杆状核粒细胞居多，原始细胞 $<2\%$，嗜酸、嗜碱性粒细胞增多。疾病早期血小板（PLT）正常或增高，晚期减少，可出现贫血。中性粒细胞碱性磷酸酶（NAP）活性减低或呈阴性，治疗有效时活性恢复，疾病复发时复又下降。

2. 骨髓

增生明显活跃或极度活跃，以髓系细胞为主，粒：红比例可增至（10～30）：1，中性中幼、晚幼及杆状粒细胞明显增多。慢性期（图 1-3-2）原始粒细胞 $<10\%$；嗜酸、嗜碱性粒细胞增多；红系细胞相对减少；巨核细胞正常或增多，晚期减少。进展到加速期时原始细胞 $\geqslant10\%$，急变期 $\geqslant20\%$，或原始细胞＋早幼细胞 $\geqslant50\%$。骨髓活检可见不同程度的纤维化。

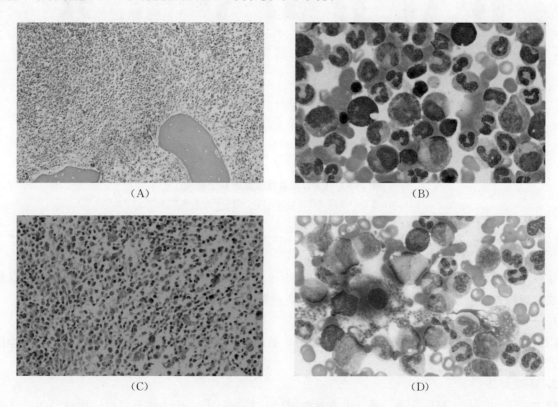

（A）　　　　　　　　　　　　　　　　　　（B）

（C）　　　　　　　　　　　　　　　　　　（D）

图 1-3-2　CML 慢性期

（A）骨髓活检切片及骨髓涂片；（B）示骨髓增生极度活跃，骨髓增生极度活跃，粒系比例显著增高，原始粒细胞 $<5\%$，中晚幼粒细胞比例增高，嗜酸性粒细胞、嗜碱性粒细胞易见；（C）骨髓活检切片及（D）骨髓涂片示部分巨核细胞为"侏儒型"小巨核、微小巨核细胞。

3. 细胞遗传学及分子生物学改变

Ph 染色体是 CML 的重要标志。CML 加速及急变过程中，可出现额外染色体异常，如＋8、双 Ph 染色体、(17q)、＋21 等，往往早于骨髓形态的进展，对病情演变有警示作用。Ph 染色体阴性而临床怀疑 CML 者，行荧光原位杂交技术（FISH）或反转录-聚合酶链式反应（RT-PCR）可发现 *BCR/ABL* 融合基因。实时定量 PCR（RQ-PCR）定量分析 *BCR/ABL* 融合基因，对微小残留病灶（MRD）的动态监测及治疗有指导作用。

4. 血液生化

血清及尿中尿酸浓度增高；血清维生素 B_{12} 浓度及维生素 B_{12} 结合力显著增加，与白血病细胞增多程度成正比；血清乳酸脱氢酶增高。

5. 影像学检查

CT 或超声检查可以观察和测量 CML 患者的脾脏大小。

（二）诊断

根据脾大，NAP 积分偏低或零分，特征性血象和骨髓象 Ph 染色体和（或）*BCR/ABL* 融合基因阳性可诊断。确诊后进行临床分期，WHO 标准如下：

1. 慢性期（chronic phase，CP）

无临床症状或有低热、乏力、多汗、体重减轻和脾大等；外周血 WBC 增多，以中性粒细胞为主，可见各阶段粒细胞，以晚幼和杆状粒细胞为主，原始细胞＜2％，嗜酸和嗜碱性粒细胞增多，可有少量幼红细胞；骨髓增生活跃，以粒系为主，中晚幼和杆状核增多，原始细胞＜10％；Ph 染色体和（或 *BCR/ABL* 融合基因阳性。

2. 加速期（accelerated phase，AP）

具有下列之一或以上者：

（1）外周血 WBC 和（或）骨髓中原始细胞占有核细胞 10％～19％。

（2）外周血嗜碱性粒细胞≥20％。

（3）与治疗无关的持续性 PLT 减少（＜100×10^9/L）或治疗无效的持续性 PT 增高（＞$1\,000 \times 10^9$/L）。

（4）治疗无效的进行性 WBC 数增加和脾大。

（5）细胞遗传学示有克隆性演变。

3. 急变期（blastic phase or blast crisis，BP/BC）

具有下列之一或以上者：

（1）外周血 WBC 或骨髓中原始细胞占有核细胞≥20％。

（2）有髓外浸润。

（3）骨髓活检示原始细胞大量聚集或成簇。

五、鉴别诊断

1. 类白血病反应

常并发于严重感染、恶性肿瘤创伤等疾病。血 WBC 反应性增高，有时可见幼稚粒细胞，但该反应会随原发病的控制而消失。此外，脾大常不如 CML 显著，嗜酸和嗜碱性粒细胞不增多，NAP 反应强阳性，Ph 染色体及 *BCR/ABL* 融合基因阴性。

2. 骨髓纤维化（MF）

原发性 MF 脾脏可显著肿大；外周血 WBC 增多，但多≤30×10^9/L；且幼红细胞持续存在，泪滴状红细胞易见。NAP 阳性。半数患者 *JAK2V617F* 突变阳性。Ph 染色体及 *BCR/ABL* 融合基因阴性。

3. 慢性粒单核细胞白血病（CMML）

临床特点和骨髓象和 CML 类似，但具有单核细胞增多的特点，外周血单核细胞绝对值＞1×10^9/L。Ph 染色体及 *BCR/ABL* 融合基因阴性。

4. Ph 染色体阳性的其他白血病

2％的急性髓系白血病（AML）5％的儿童急性淋巴细胞白血病（ALL）及 20％的成人 ALL 中也可出现 Ph 染色体，注意鉴别。

5. 其他原因引起的脾大

血吸虫肝病、慢性疟疾、黑热病、肝硬化、脾功能亢进等均有脾大，但同时存在原发病的临床特点，血象及骨髓象无 CML 改变，Ph 染色体及 *BCR/ABL* 融合基因阴性。

六、治疗

治疗着重于 CP。初始目标为控制异常增高的 WBC，缓解相关症状及体征；而最终目标是力争达到血液学、细胞遗传学和分子生物学三个层次的缓解（表 1-3-1），避免疾病进展。

表 1-3-1　CML 的疗效判断标准

血液学缓解	细胞遗传学缓解 （至少检测 20 个中期分裂象）	分子生物学缓解
完全缓解（CHR）：WBC＜10×10^9/L；PLT＜450×10^9/L；外周血无髓性不成熟细胞；无症状及阳性体征，脾不可触及	完全缓解（CCyR）：Ph＝0 部分缓解（PCyR）：Ph＝1％～35％ 主要缓解（MCyR）：CCyR＋PCyR 微缓解（minor CyR）：Ph＝36％～90％	完全缓解（CMoR）测不到 *BCR/ABL* 转录子 主要缓解 MMoR：较治疗前下降≥log3
部分缓解（PHR）：基本同 CHR，除外周血有不成熟细胞；PLT 较治疗前下降 50％以上，但仍＞450×10^9/L；脾脏持续肿大，但较治疗前缩小 50％以上	—	—

（一）慢性 CML 的初始治疗

1. TKI 治疗

慢性期患者首选治疗为 TKI。推荐首选伊马替尼 400 mg，每日 1 次或尼洛替尼 300 mg，每日 2 次。应当依据患者个体状况、基础疾病、合并用药及治疗目标选择恰当的一线治疗药物。治疗期间应定期监测血液学、细胞及分子遗传学反应，定期评估患者 TKI 治疗耐受性，参照符合中国特色的 CML 患者治疗反应评价标准进行治疗反应评估，结合患者耐受性随时调整治疗方案。早期的分子学反应至关重要，特别是 TKI 治疗 3 个月的 *BCR-ABL* 融合基因水平。临床治疗反应包括最佳反应警告及治疗失败。警告及治疗失败的患者在评价治疗依从性、患者的药物耐受性、合并用药的基础上及时行 *BCR-ABL* 激酶区突变检测，适时更换其他 TKI，二线 TKI 治疗患者反应评估参照表。第二代 TKI 治疗失败的患者可考虑行 allo-HSCT。

2. 其他治疗

因各种原因无法使用 TKI 治疗的患者可考虑以下治疗方案：

（1）干扰素为基础的方案：在 CML 的 TKI 治疗时代，曾经的 allo-HSCT 以外的最佳治疗选择干扰素为基础的治疗方案逐步成为二三线选择。结合中国的实际情况，以下患者可考虑干扰素为基础的方案：①TKI 耐药、不耐受且不适合 allo-HSCT 的 CML 慢性期患者；②各种原因暂时无法应用 TKI

治疗的或无法坚持长期使用 TKI 的慢性期患者。

（2）allo-HSCT：在 TKI 治疗时代，allo-HSCT 作为二线 TKI 治疗失败后三线的治疗选择，应当严格掌握适应证。

（二）进展期 CML 的治疗

1. 加速期治疗

参照患者既往治疗史、基础疾病以及 *BCR-ABL* 激酶区突变情况选择适合的 TKI，病情恢复至慢性期者，可继续 TKI 治疗，如果患者有合适的造血干细胞供者来源，可考虑行 allo-HSCT。存在 *T315* 突变或第二代 TKI 不敏感的突变患者尽早行 allo-HSCT。有条件进行新药临床试验的单位可行新药试验。

2. 急变期治疗

参照患者既往治疗史基础疾病以及突变情况选择 TKI 单药或联合化疗提高诱导缓解率，缓解后应尽快行 allo-HSCT。有条件进行新药临床试验的单位可行新药试验。

TKICML-AP 或 CML-BP 的患者可接受 TKI 初始治疗（新一代 TKI，如达沙替尼或普纳替尼优于伊马替尼）以减少 CML 负担，在化疗中加入 TKI 可提高 CML-BP 的反应率并延长中位生存时间。

目前，allo-HSCT 是 CML-AP 和 CML-BP 的唯一治疗方法，总治愈率分别在15％～40％和10％～20％。同时鼓励 AP 或 BP 患者参与临床试验以改善其预后。初诊 CML-AP 患者的一线 TKI 治疗结果优于从 CP 进展为 AP 的患者。若这些患者在 TKI 治疗中获得完全的细胞遗传学反应，可继续接受 TKI 治疗作为其长期治疗。

根据对 TKI 治疗的反应，应该在 AP 患者的早期考虑 allo-HSCT。BP 患者唯一的治疗选择是 allo-HSCT。对于那些没有移植供者，TKI 单药治疗或与化疗联合治疗可能是一个很好的选择。正在评估移植前后 TKI 的作用。累积的数据显示，TKI 不会增加移植相关的并发症，并且在低强度预处理方案后使用时，可能会延迟复发率和需要供体淋巴细胞输注。

（三）第二代 TKI 的选择

目前国内可供选择的第二代 TKI 为尼洛替尼以及达沙替尼，二者对不同分期 CML 患者治疗效果相似，但二者具有显著不同的药代动力学、药物相互作用以及不良反应。可按照以下原则进行：

1. 应综合考虑患者情况

考虑患者病史、合并症、合并用药、药物不良反应及药物说明书，并结合 *BCR-ABL* 激酶区突变类型选择。

2. 参照 *BCR-ABL* 激酶区突变类型

目前以下 7 种类型突变对于达沙替尼或尼洛替尼选择具有较明确的指导意义。

（1）T315I：二者均耐药，有条件者可进入临床试验，或选择恰当的治疗方案。

（2）F31LNIC、V299L、T315A：采用尼洛替尼治疗更易获得临床疗效。

（3）Y253H、E255KV、F359CVn：采用达沙替尼治疗更易获得临床疗效。

（四）TKI 耐药治疗

常见的耐药机制与 *BCR-ABL1* 激酶结构域中的点突变相关，影响 TKI 的活性。第二代 TKI 克服了大部分赋予伊马替尼抗性的突变，尽管已经出现了使达沙替尼和/或尼罗替尼耐药的白血病的新突变。*T315I* 突变对除了普纳替尼外的所有目前可用的 TKI 都显示出抗性。在将患者诊断为 TKI 耐药性之前，应评估治疗依从性和药物间的相互作用。

（五）allo-HSCT 在 CML 中应用

allo-HSCT 依然是 CML 治疗的重要手段，尤其是 TKI 耐药以及进展期患者。在 TKI 治疗时代移植不再是 CML 慢性期患者的一线治疗选择，原则上对至少 1 种第二代 TKI 不耐受或耐药的患者考虑 allo-HSCT。目标人群包括：①对于标准的伊马替尼治疗失败的慢性期患者，可根据患者的年龄和意愿考虑行 HSCT；②治疗任何时候出现 ABL 基因 *T315I* 突变的患者，首选 HSCT；③对第二代 TKI 治疗反应欠佳、失败或不耐受的所有患者；④更换第二代 TKI，6 个月后仍未获得主要细胞遗传学反应者其 12 个月获得次要细胞遗传学反应以及长生存的可能性明显降低，应尽早考虑 HSCT；⑤加速期或急变期患者。

移植后密切监测 *BCR/ABL* 融合基因，若持续存在或水平上升，则高度提示复发可能。复发的主要治疗措施包括：①立即停用免疫抑制剂；②药物治疗，如加用 M；③供体淋巴细胞输注（DLI）；④二次移植。

七、预后

CML 自然病程 3～5 年，经历较平稳的 CP 后会进展至 AP 和 BP。治疗后中位数生存 39～47 个月，个别可达 10～20 年，5 年 OS 25％～50％。预后相关因素有：①初诊时预后风险积分（Sokl 1984 或 Hasford 1998 积分系统）；②治疗方式；③病程演变。

（肖　晖）

第四节　慢性淋巴细胞白血病

一、概述

慢性淋巴细胞白血病（chronic lymphocytic leukemia，CLL）是一种常见的原发于造血组织的淋巴系统恶性疾病。肿瘤细胞为单克隆的 B 淋巴细胞，形态类似正常成熟的小淋巴细胞，蓄积于血液、骨髓及淋巴组织中。

CLL 是 19 岁以上成人中最常见的白血病类型，占病例的 37％。CLL 在老年人中更常见。大约 90％被诊断患有 CLL 的人年龄超过 50 岁. CLL 在 40 岁以下的人群中并不常见，在儿童中罕见。男女比例约为 2：1。

二、病因病理

病因不明。但年龄、性别、种族、遗传、电离辐射、化学物质、病毒感染、抗原刺激等都可能与 CLL 的发病有关。

三、临床表现

患者多为老年人，男女比例 2：1。CLL 起病缓慢，早期多无自觉症状，往往因血象检查异常或体检发现淋巴结或脾肿大才去就诊。

（一）一般表现

早期症状常见疲倦、乏力、不适感，随病情进展而出现消瘦、发热、盗汗等。晚期因骨髓造血功能受损，出现贫血和血小板（PLT）减少。由于免疫功能减退，易并发感染。

（二）淋巴结和肝脾肿大

60％～80％的患者淋巴结肿大，颈部、锁骨上部位常见。肿大淋巴结较硬、无粘连、压痛，可移动，疾病进展时可融合，形成大而固定的团块。CT 扫描可发现肺门、腹膜后、肠系膜淋巴结肿大。

50%～70%的患者有轻至中度脾大，轻度肝大。脾梗死少见。

（三）自身免疫表现

部分晚期或化疗后患者中4%～25%并发自身免疫性溶血性贫血（AIHA）、2%的患者出现免疫性血小板减少性紫癜（ITP）、<1%的患者合并纯红细胞再生障碍性贫血（PRCA）。

（四）其他

小部分患者有肾病综合征、天疱疮及血管性水肿等副肿瘤表现。终末期可发生 Richter 转化，即转化成其他类型的淋巴系统肿瘤。并可出现急性髓系白血病、骨髓增生异常综合征、皮肤癌、肺癌、胃肠道肿瘤及黑色素瘤等第二肿瘤。

四、诊断

（一）检查项目

1. 血象

按 2008 年 CLL 国际工作组（IWCLL）标准，CLL 时淋巴细胞≥$5×10^9$/L，并至少持续 3 个月。白血病细胞形态类似成熟的小淋巴细胞。偶见原始淋巴细胞、少量幼稚或不典型淋巴细胞。中性粒细胞比值降低，随病情进展可出现 PLT 减少和（或）贫血。

2. 骨髓和淋巴结检查

骨髓象有核细胞增生明显或极度活跃，淋巴细胞≥40%，以成熟淋巴细胞为主；红系、粒系及巨核系细胞减少；溶血时幼红细胞可代偿性增生 [图 1-4-1（A）]。骨髓活检，CLL 细胞浸润呈间质型、结节型、混合型和弥漫型 [图 1-4-1（B）]，其中混合型最常见、结节型少见，而弥漫型预后最差。CLL 细胞对淋巴结的浸润多呈弥漫性。

3. 免疫表型

肿瘤性 B 淋巴细胞呈单克隆性，只表达 κ 或 λ 轻链中的一种，CD5、CD19、CD23、CD27、CD43 阳性；Smlg、CD20 弱阳性；FMC7、CD22、CD79b 弱阳性或阴性；CD10 阴性（图 1-4-2）。

4. 细胞遗传学

常规核型分析仅 40%～50%的 CLL 患者伴染色体异常，采用荧光原位杂交（FISH）技术，可将检出率提高至 80%。13q 最常见，单纯 13q 一个位点缺失预后较好；其次为 11q 缺失、+12 和 17p 缺失预后较差；伴复杂染色体异常的预后最差。病情进展时可出现新的染色体异常。

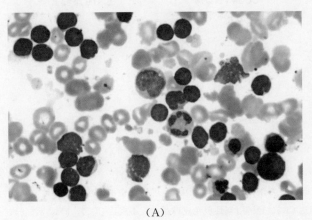

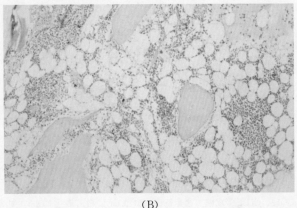

(A)　　　　　　　　　　　　　　　　　　(B)

图 1-4-1　慢性淋巴细胞白血病

　（A）骨髓增生明显活跃，成熟淋巴细胞比例显著增高，以成熟小淋巴细胞为主（>50%）；（B）骨髓活检切片示白血病细胞呈间质型、结节型分布。

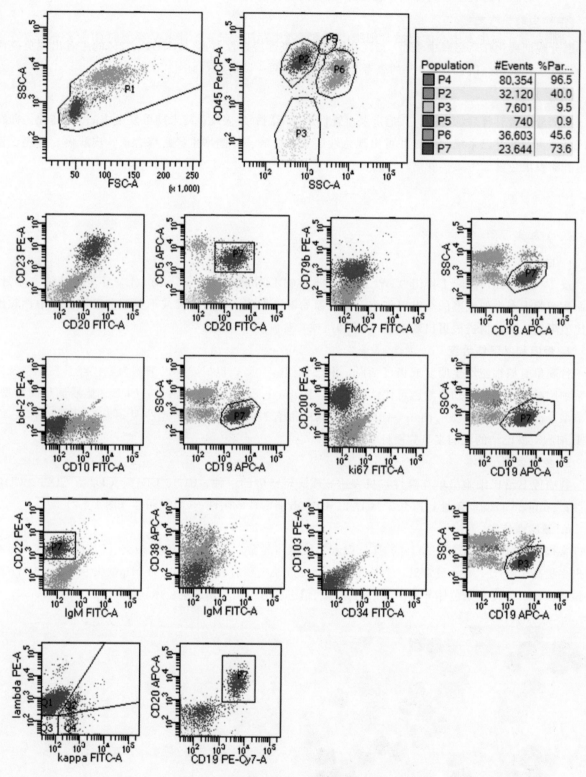

图 1-4-2　CLL 表型特点

　　肿瘤细胞的典型表型是共同表达 CD5 和 CD23，FSC 和 SSC 都比正常淋巴细胞小，CD45 表达比正常细胞稍弱，表达 CD20、CD19、CD22 等成熟 B 细胞抗原。典型 CLL/SLL 表达 CD23，弱表达 CD5，轻链限制性膜免疫球蛋白，不表达 CD10，FMC-7，弱表达 CD79b，部分病例表达 CD38，可能和预后不佳有关。

5. 分子生物学

50%～60%的患者存在免疫球蛋白重链可变区基因（IgV$_H$）体细胞突变，伴有 IgV$_H$ 细胞突变的 CLL 细胞起源于后生发中心的记忆 B 细胞，此类患者生存期较长；不伴 IgV 突变的 CLL 细胞起源于前生发中心的原始 B 细胞，患者生存期短、预后差。IgV$_H$ 突变状态与 ZAP-70 及 CD38 表达水平呈负相关。小部分 CLL 患者伴 ATM 和（或）*P53* 基因突变，预后均较差。

6. 影像学检查

CT 扫描、腹部 B 超、胸部 X 光、全身或骨骼 MRI 或 PET-CT 扫描。

（二）诊断

按 IWCLL 标准：①CLL 时淋巴细胞绝对值≥5×10^9/L 且至少持续 3 个月，具有 CLL 免疫表型特征。②虽然外周血淋巴细胞<5×10^9/L，但有典型骨髓浸润引起的血细胞减少及典型的 CLL 免疫表型特征（CD5、CD19、CD23 阳性，FMC7 阴性，SmIg 弱表达，CD22、CD79b 弱表达或阴性等），均可诊断为 CLL。

（三）分期

CLL 临床分期标准包括 Rai（表 1-4-1）和 Binet（表 1-4-2）系统。

表 1-4-1　Rai 系统

分期	描述	改良风险分级
0	淋巴细胞增多，血淋巴细胞 >15×10^9/L 且骨髓淋巴细胞 >40%	低危
Ⅰ	0 期伴淋巴结肿大	中危
Ⅱ	0－Ⅰ期伴脾大、肝大或肝脾大	中危
Ⅲ	0－Ⅱ期伴血红蛋白<11.0 g/dL 或红细胞比积<33%	高危
Ⅳ	0－Ⅲ期伴血小板<100×10^9/L	高危

表 1-4-2　Binet 系统

分期	描述
A	血红蛋白≥10 g/dL 和血小板≥100×10^9/L 以及肿大淋巴结区<3 个
B	血红蛋白≥10 g/dL 和血小板≥100×10^9/L 以及肿大淋巴结区≥3 个
C	血红蛋白<10 g/dL 和/或血小板<100×10^9/L 以及无论肿大淋巴结区数量多少

五、鉴别诊断

CLL 需与下列疾病鉴别：

（1）病毒或细菌感染引起的反应性淋巴细胞增多呈暂时性，淋巴细胞数随感染控制恢复正常。

（2）淋巴瘤白血病主要与套细胞淋巴瘤、滤泡性淋巴瘤、脾边缘区 B 细胞淋巴瘤鉴别。鉴别依据有淋巴结和骨髓病理活检以及肿瘤细胞免疫表型等。

（3）幼淋巴细胞白血病（PLL）WBC 常很高，外周血幼稚淋巴细胞>55%，脾大更明显，病程较 CLL 急，侵袭性高。PLL 细胞 SmIg、FMC7、CD79b 阳性。

（4）毛细胞白血病（HCL）主要表现为全血细胞减少和脾大，肿瘤细胞有毛发状胞浆突起，抗酒石酸的酸性磷酸酶染色（TRAP）反应阳性。HCL 细胞 CD5 阴性，CDllc、CD25、CD103 及 FMC7 阳性。

六、治疗

（一）治疗指征

大部分 CLL 呈慢性、惰性过程，只有具备以下至少 1 项时方可开始治疗。

①进行性骨髓衰竭的证据：表现为血红蛋白和（或）血小板进行性减少。②巨脾（如左肋缘下＞6 cm）或进行性或有症状的脾肿大。③巨块型淋巴结肿大（如最长直径＞10 cm）或进行性或有症状的淋巴结肿大。④进行性淋巴细胞增多，如 2 个月内淋巴细胞增多＞50%，或淋巴细胞倍增时间（LDT）＜6 个月。当初始淋巴细胞＜30×10^9/L，不能单凭 LDT 作为治疗指征。⑤淋巴细胞计数＞200×10^9/L，或存在白细胞瘀滞症状。⑥自身免疫性溶血性贫血（AIHA）和（或）免疫性血小板减少症（ITP）对皮质类固醇或其他标准治疗反应不佳。⑦至少存在下列一种疾病相关症状：在以前 6 个月内无明显原因的体重下降≥10%；严重疲乏（如 ECOG 体能状态≥2；不能进行常规活动）；无感染证据，体温＞38.0℃，≥2 周；无感染证据，夜间盗汗＞1 个月。⑧临床试验：符合所参加临床试验的入组条件。

不符合上述治疗指征的患者，每 2～6 个月随访 1 次，随访内容包括临床症状及体征、肝/脾/淋巴结肿大情况和血常规等。

（二）造血干细胞移植（HSCT）

传统化疗不能治愈 CLL，高危组（如存在非突变 IgV、17p13 缺失等）年轻患者（＜65 岁）可考虑 HSCT。自体 HSCT 毒性较低、CR 持续时间及 OS 较化疗延长，但复发率高。异基因 *HSCT* 可使部分患者长期存活甚至治愈但相关并发症多采用减低强度预处理（RC）有望降低移植相关死亡率。

（三）放射治疗

仅用于缓解因淋巴结肿大发生压迫症状、痛性骨病、不能行脾切的痛性脾肿大患者，或化疗后淋巴结、脾脏等缩小不满意者，但需要与其他治疗联用。

（四）并发症治疗

因低丙种球蛋白血症、中性粒细胞缺乏及高龄，CLL 患者极易感染，应积极控制。反复感染者可输注免疫球蛋白。合并 AHA 或 IP 可用糖皮质激素，治疗无效且脾大明显者考虑切脾。伴痛性脾肿大者也可考虑脾切。

（五）治疗前评估

治疗前（包括复发患者治疗前）必须对患者进行全面评估。评估的内容包括：①病史和体格检查，特别是淋巴结（包括咽淋巴环和肝脾大小）；②体能状态，ECOG 和（或）疾病累积评分表（CIRS）评分；③有无盗汗、发热、体重减轻等症状；④血常规检测，包括白细胞计数及分类、血小板计数、血红蛋白等；⑤血清生化检测，包括肝肾功能、电解质、LDH、β_2-MG 等；⑥骨髓活检±涂片，治疗前、疗效评估及鉴别血细胞减少原因时进行，典型病例的诊断、常规随访无须骨髓检查；⑦常规染色体核型分析（CpG 刺激）；⑧HBV 检测；⑨有条件的单位尽可能进行 FISH 检测 del（13q）、+12、del（11q）、del（17p），建议开展分子生物学技术检测 *p53*、*IGHV*、*NOTCH1*、*SF3B1*、*BIRC3*、*MYD88* 等基因突变，以帮助判断预后和指导治疗。

特殊情况下检测：免疫球蛋白定量；网织红细胞计数和直接抗人球蛋白实验（怀疑有溶血时必

做）；超声心动图检查（拟采用蒽环类或蒽醌类药物治疗时）；颈、胸、腹、盆腔增强CT检查等。

（六）一线治疗选择

根据FISH结果［del（17p）和del（11q）］、年龄及身体状态进行分层治疗。患者的体能状态和实际年龄均为重要的参考因素；治疗前评估患者的伴发疾病（CIRS评分）和身体适应性极其重要。体能状态良好（包括肌酐清除率≥70 mL/min及CIRS评分≤6分）的患者建议选择一线标准治疗，其他患者则使用减低剂量化疗或支持治疗。

1. 无 *del*（17p）/*p53*基因突变或del（11q）CLL患者的治疗方案推荐（按优先顺序）

（1）存在严重伴随疾病的虚弱患者（不能耐受嘌呤类似物）。①苯丁酸氮芥±泼尼松±利妥昔单抗（RTX）；②环磷酰胺±泼尼松±RTX；③RTX；④皮质类固醇冲击疗法。

（2）≥70岁或存在严重伴随疾病（CIRS评分＞6分）的＜70岁患者。①苯达莫司汀±RTX；②苯丁酸氮芥±泼尼松±RTX；③环磷酰胺±泼尼松±RTX；④RTX；⑤氟达拉滨±RTX；⑥克拉屈滨±RTX。

（3）＜70岁且无严重伴随疾病（CIRS评分≤6分）。①氟达拉滨＋环磷酰胺±RTX±米托蒽醌（FC±RTX±M）；②苯达莫司汀±RTX；③氟达拉滨±RTX；④苯丁酸氮芥±泼尼松±RTX；⑤环磷酰胺±泼尼松±RTX。

2019年NCCN指南：不伴 *del*（17p）/*TP53*突变的CLL/SLL的一线治疗如表1-4-3。

表1-4-3 不伴 *del*（17p）/*TP53*突变的CLL/SLL的一线治疗

伴明显合并症的体弱患者（不能耐受嘌呤类似物治疗）	年龄≥65岁和小于65岁伴明显合并症的患者	年龄＜65岁无明显合并症
奥比妥珠单抗＋苯丁酸氮芥（1类推荐）	奥比妥珠单抗＋苯丁酸氮芥（1类推荐）	化学免疫疗法
依布替尼 c（1类推荐）	依布替尼 c（1类推荐）	FCR（氟达拉滨、环磷酰胺、利妥昔单抗）（1类推荐）
奥法木单抗＋苯丁酸氮芥	奥法木单抗＋苯丁酸氮芥	FR（氟达拉滨、利妥昔单抗）
利妥昔单抗＋苯丁酸氮芥	利妥昔单抗＋苯丁酸氮芥	PCR（喷司他丁、环磷酰胺、利妥昔单抗）
奥比妥珠单抗（2B类推荐）	苯达莫司汀（如可耐受，第一疗程中的70 mg/m² 升至 90 mg/m²）±利妥昔单抗	苯达莫司汀±利妥昔单抗
利妥昔单抗（3类推荐）	奥比妥珠单抗（2B类推荐）	依布替尼
苯丁酸氮芥（3类推荐）	苯丁酸氮芥（3类推荐）	—
—	利妥昔单抗（3类推荐）	—

2. 伴 *del*（17p）/*p53*基因突变CLL患者的治疗方案推荐（按优先顺序）

（1）目前所有治疗方案疗效不佳，建议参加临床试验。

（2）大剂量甲泼尼龙（HDMP）±RTX±新鲜冰冻血浆（FFP）。

（3）调整的 Hyper-CVAD±RTX。

（4）氟达拉滨＋环磷酰胺±RTX。

（5）氟达拉滨±RTX。

（6）苯达莫司汀±RTX。

（7）苯丁酸氮芥±泼尼松±RTX。

（8）环磷酰胺±泼尼松±RTX。

3. 伴 del（11q）CLL 患者的治疗方案推荐（按优先顺序）

（1）≥70 岁或存在严重伴随疾病（CIRS 评分＞6 分）的＜70 岁患者：①苯达莫司汀±RTX；②苯丁酸氮芥±泼尼松±RTX；③环磷酰胺±泼尼松±RTX；④减低剂量的氟达拉滨＋环磷酰胺±RTX；⑤RTX；⑥氟达拉滨±RTX。

（2）＜70 岁且无严重伴随疾病（CIRS 评分≤6 分）：①氟达拉滨＋环磷酰胺±RTX；②苯达莫司汀±RTX；③氟达拉滨±RTX；④苯丁酸氮芥±泼尼松±RTX；⑤环磷酰胺±泼尼松±RTX。

（七）复发、难治患者的治疗选择

复发定义：患者达到完全缓解（CR）或部分缓解（PR），≥6 个月后疾病进展（PD）。难治定义：治疗失败（未获 CR 或 PR）或最后 1 次化疗后＜6 个月 PD。

复发、难治患者的治疗指征、治疗前检查同一线治疗，在选择治疗方案时除考虑患者的年龄、体能状态及遗传学等预后因素外，应同时综合考虑患者既往治疗方案的疗效（包括持续缓解时间）及耐受性等因素。

1. 无 del（17p）/p53 基因突变患者的治疗方案推荐（按优先顺序）

（1）持续缓解≥2 年。重复一线治疗方案或选用新方案。

（2）持续缓解＜2 年。首选一线治疗未用过的治疗方案。

≥70 岁或存在严重伴随疾病（CIRS 评分＞6 分）的＜70 岁患者：①苯达莫司汀±RTX；②减低剂量的氟达拉滨＋环磷酰胺±RTX；③HDMP±RTX；④来那度胺/沙利度胺±RTX；⑤剂量密集 RTX；⑥新鲜冰冻血浆＋RTX；⑦苯丁酸氮芥±泼尼松±RTX；⑧环磷酰胺±泼尼松±RTX。

＜70 岁且无严重伴随疾病（CIRS 评分≤6 分）：①氟达拉滨＋环磷酰胺±RTX；②苯达莫司汀±RTX；③HDMP±RTX；④调整的 HyperCVAD±RTX；⑤来那度胺/沙利度胺±RTX；⑥OFAR（奥沙利铂＋氟达拉滨＋阿糖胞苷±RTX）；⑦苯丁酸氮芥±泼尼松±RTX；⑧环磷酰胺±泼尼松±RTX。

2. 伴 del（17p）/p53 基因突变 CLL 患者的治疗方案推荐（按优先顺序，首选一线治疗未用过的治疗方案）

（1）目前所有治疗方案疗效不佳，建议参加临床试验。

（2）HDMP±RTX±新鲜冰冻血浆。

（3）调整的 HyperCVAD±RTX。

（4）氟达拉滨＋环磷酰胺±RTX。

（5）苯达莫司汀±RTX。

（6）来那度胺/沙利度胺±RTX。

（7）OFAR。

（8）苯丁酸氮芥±泼尼松±RTX。

（9）环磷酰胺±泼尼松±RTX。

2019 年 NCCN 指南：不伴 del（17p）/TP53 突变的复发/难治的 CLL/SLL 的一线治疗如表 1-4-4 所示。

表 1-4-4 不伴 del（17p）/TP53 突变的 CLL/SLL 的一线治疗

复发/难治性病例治疗	复发/难治性病例治疗	二线后维持治疗
伴明显合并症或年龄≥65 岁的体弱患者和伴明显合并症的较年轻患者)	年龄<65 岁且无明显合并症	适用于复发或难治性病例治疗后完全或部分缓解
依布替尼 c（1 类推荐）	依布替尼（1 类推荐）	来那度胺维持治疗
Idelalisib＋利妥昔单（1 类推荐）	Idelalisib＋利妥昔单抗（1 类推荐）	奥法木单抗维持治疗（2B 类推荐）
Idelalisibc	Idelalisib	—
化学免疫疗法	维奈克拉±利妥昔单抗	—
奥法木单抗	化学免疫疗法	—
奥比妥珠单抗	奥法木单抗	—
来那度胺±利妥昔单抗	奥比妥珠单抗	—
来那度胺±利妥昔单抗	来那度胺±利妥昔单抗	—
阿仑单抗±利妥昔单抗	阿仑单抗±利妥昔单抗	—
剂量密集的利妥昔单抗（2B 类推荐）	HDMP＋利妥昔单抗	—

2019 年 NCCN 指南：伴 *del*（*17p*）/*TP53* 突变的复发/难治的 CLL/SLL 的一线治疗如表 1-4-5 所示。

表 1-4-5 伴 *del*（*17p*）/*TP53* 突变的 CLL/SLL 的一线治疗

一线治疗	复发/难治性病例治疗
依布替尼	依布替尼
HDMP＋利妥昔单抗	维奈克拉±利妥昔单抗
奥比妥珠单抗＋苯丁酸氮芥（3 类推荐）	Idelalisib＋利妥昔单抗
阿仑单抗±利妥昔单抗	Idelalisib
—	HDMP＋利妥昔单抗
—	来那度胺±利妥昔单抗
—	阿仑单抗±利妥昔单抗
—	奥法木单抗
—	OFAR

（五）维持治疗

2019 年 NCCN 指南推荐，一线治疗后考虑将来那度胺维持治疗用于高危患者 [MRD$\geqslant 10^{-2}$ 或 $\geqslant 10^{-4}$ 和 $< 10^{-2}$ 伴非突变 *IGHV* 或 *del*（17*p*）/*TP53* 突变]；二线后维持治疗（适用于复发或难治性病例治疗后完全或部分缓解）使用来那度胺维持治疗和奥法木单抗维持治疗（2B 类推荐）。

（六）CLL/SLL 患者的支持治疗

由于大多数 CLL 患者发病年龄较大，存在体液免疫缺陷且治疗方案大多含有免疫抑制剂，因此 CLL 患者存在较大的各种病原体（细菌、病毒）感染的风险。对于机体免疫球蛋白偏低的患者，建议输注丙种球蛋白至 IgG$> 5 \sim 7$ g/L 以提高机体非特异性免疫力。对于使用嘌呤类似物治疗的患者，由于感染风险很高，必须密切监测各种病毒指标。对于需要输注血制品的患者，推荐所有血制品进行辐照以防止输血相关 GVHD 的发生。如果发生自身免疫性血细胞减少症，在确诊的前提下推荐使用糖皮质激素、利妥昔单抗、静脉丙种球蛋白、环孢素 A、脾切除等控制相应症状。氟达拉滨可能引起自身免疫性溶血性贫血（AIHA），对治疗前已存在 AIHA 或治疗中出现 AIHA 的患者，应禁止单用氟达拉滨治疗；对肌酐清除率< 30 mL/min 者禁用氟达拉滨，$30 \sim 70$ mL/min 者则剂量减半。推荐治疗前预防接种。

七、预后

病程长短不一，$0.5 \sim 10$ 年及更长时间不等。多数 CLL 患者死于骨髓衰竭导致的严重贫血、出血或感染。

（肖　晖）

参考文献

[1] Tallman MS1,Wang ES2,Altman JK3,et al.Acute Myeloid Leukemia,Version 3.2019,NCCN Clinical Practice Guidelines in Oncology[J].J Natl Compr Canc Netw,2019,17(6):721-749.

[2] Jongen-Lavrencic M,Grob T,Hanekamp D,et al.Molecular Minimal Residual Disease in Acute Myeloid Leukemia[J].N Engl J Med,2018,378:1189-1199.

[3] Papaemmanuil E,Gerstung M,Bullinger L,et al.Genomic Classification and Prognosis in Acute Myeloid Leukemia[J].N Engl J Med,2016,374:2209-2221.

[4] Mardis ER,Ding L,Dooling DJ,et al.Recurring mutations found by sequencing an acute myeloid leukemia genome[J].N Engl J Med,2009,361:1058-1066.

[5] Dohner H,Estey E,Grimwade D,et al.Diagnosis and management of AML in adults:2017 ELN recommendations from an international expert panel[J].Blood,2017,129:424-447.

[6] Mrozek K,Marcucci G,Nicolet D,et al.Prognostic significance of the European LeukemiaNet standardized system for reporting cytogenetic and molecular alterations in adults with acute myeloid leukemia[J].J Clin Oncol,2012,30:4515-4523.

[7] Lo-Coco F,Avvisati G,Vignetti M,et al.Retinoic acid and arsenic trioxide for acute promyelocytic leukemia[J].N Engl J Med,2013,369:111-121.

[8] Abaza Y,Kantarjian H,Garcia-Manero G,et al.Long-term outcome of acute promyelocytic leukemia treated with all-trans-retinoic acid,arsenic trioxide,and gemtuzumab[J].Blood,2017,129:1275-1283.

[9] Luskin MR,Lee JW,Fernandez HF,et al.Benefit of high-dose daunorubicin in AML induction extends across cytogenetic and molecular groups[J].Blood,2016,127:1551-1558.

[10] Lee JH,Kim H,Joo YD,et al.Prospective Randomized Comparison of Idarubicin and High-Dose Daunorubicin in In-

duction Chemotherapy for Newly Diagnosed Acute Myeloid Leukemia[J].J Clin Oncol,2017,35:2754-2763.

[11] Wei AH,Strickland SA,Jr.,Hou JZ,et al.维奈克拉 Combined With Low-Dose Cytarabine for Previously Untreated Patients With Acute Myeloid Leukemia:Results From a Phase Ib/Ⅱ Study[J].J Clin Oncol,2019,JCO1801600.

[12] Amadori S,Suciu S,Selleslag D,et al.Gemtuzumab Ozogamicin Versus Best Supportive Care in Older Patients With Newly Diagnosed Acute Myeloid Leukemia Unsuitable for Intensive Chemotherapy:Results of the Randomized Phase Ⅲ EORTC-GIMEMA AML-19 Trial[J].J Clin Oncol,2016,34:972-979.

[13] Schuurhuis GJ,Heuser M,Freeman S,et al.Minimal/measurable residual disease in AML:a consensus document from the European LeukemiaNet MRD Working Party[J].Blood,2018,131:1275-1291.

[14] Bullinger L,Döhner K,Döhner H Genomics of Acute Myeloid Leukemia Diagnosis and Pathways[J].J Clin Oncol, 2017,35(9):934-946.

[15] Bhatt VR.Personalizing therapy for older adults with acute myeloid leukemia:Role of geriatric assessment and genetic profiling[J].Cancer Treat Rev,2019,75:52-61.

[16] Thol F,Schlenk RF,Heuser M,Ganser A How I treat refractory and early relapsed acute myeloid leukemia[J].Blood, 2015,126(3):319-327.

[17] Ossenkoppele G,Löwenberg B How I treat the older patient with acute myeloid leukemia[J].Blood,2015,125(5): 767-774.

[18] Elihu Estey,Guillermo Garcia-Manero,et al.Use of all-trans retinoic acid plus arsenic trioxide as an alternative to chemotherapy in untreated acute promyelocytic leukemia[J].Blood,107(9):3469-3473.

[19] Miguel A.Sanz.et al.Risk-adapted treatment of acute promyelocytic leukemia based on all-trans retinoic acid and an-thracycline with addition of cytarabine in consolidation therapy for high-risk patients:further improvements in treat-ment outcome[J].Blood,2010,DOI 10.1182/blood-2010-01-266007.

[20] Lee JH,Kim H,Joo YD,et al.Prospective Randomized Comparison of Idarubicin and High-Dose Daunorubicin in In-duction Chemotherapy for Newly Diagnosed Acute Myeloid Leukemia[J].J Clin Oncol,2017,35(24):2754-2763.

[21] Keith W.Pratz and Mark Levis.How I treat FLT3-mutated AML[J].Blood,2017,129(5):565-571.

[22] Jin J,Wang JX,Chen FF,et al.Homoharringtonine-based induction regimens for patients with de-novo acute myeloid leukaemia:a multicentre,open-label,randomised,controlled phase 3 trial[J].Lancet Oncol,2013,14(7):599-608.

[23] Schaich M,Parmentier S,Kramer M,et al.High-dose cytarabine consolidation with or without additional amsacrine and mitoxantrone in acute myeloid leukemia:results of the prospective randomized AML2003 trial[J].JClin Oncol, 2013,31(17):2094-102.

[24] Burnett AK,Russell NH,Hills RK,et al.Optimization of chemotherapy for younger patients with acute myeloid leu-kemia:results of the medical research council AML15 trial[J].J Clin Oncol,2013,31(27):3360-3368.

[25] Kaspers GJ,Zimmermann M,Reinhardt D,et al.Improved outcome in pediatric relapsed acute myeloid leukemia:re-sults of a randomized trial on liposomal daunorubicin by the International BFM Study Group[J].J Clin Oncol,2013,31 (5):599-607.

[26] Wei G,Chiao JW,et al.A meta-analysis of CAG(cytarabine,aclarubicin,G-CSF)regimen for the treatment of 1029 pa-tients with acute myeloid leukemia and myelodysplastic syndrome[J].J Hematol Oncol,2011,4:46.

[27] Lin Chen,Qingsong Yin.CHAG priming regimen containing of cytarabine,aclacinomycin homoharringtonine and G-CSF for relapsed refractory acute myelogenous Leukemia:a modified combination chemotherapeutic combination [J].Leukemia&Lymphoma,2013,28.10.3109/10428194.2013.772295.

[28] Sarah Larson,NicholasCampbell,et al.High Dose Cytarabine(HiDAC)and Mitoxantrone(MITO)Is An Effective In-duction Therapy for High-Risk Acute Myeloid Leukemia(AML)[J].Blood,2009,114:1048.

[29] 陈竺,陈赛娟译.威廉姆斯血液学[M].9 版.北京:人民卫生出版社,2018,10.

[30] Pui C-H,Robison LL,Look AT.Acute lymphoblastic leukaemia[J].Lancet,2008,371:1030-1043.

[31] Pui CH,Evans WE.A 50-year journey to cure childhood acute lymphoblastic leukemia[J].Semin Hematol,2013,50

(3):185-196.

[32] Michael S.Mathisen,Hagop Kantarjian,et al.Acute lymphoblastic leukemia in adults:encouraging developments on the way to higher cure rates.Leuk Lymphoma[J].Leuk Lymphoma,2013,54(12):2592-2600.

[33] Mahsa Mohseni,Hasan Uludag,Joseph M Brandwein.Advances in biology of acute lymphoblastic leukemia(ALL)and therapeutic implications[J].Am J Blood Res,2018,8(4):29-56.

[34] Anthony V.Moorman.New and emerging prognostic and predictive genetic biomarkers in B-cell precursor acute lymphoblastic leukemia[J].Haematologica,2016,101(4):407-416.

[35] Pui CH,Roberts KG,Yang JJ,et al.Philadelphia chromosome-like acute lymphoblastic leukemia[J].Clin Lymphoma Myeloma Leuk,2017,17(8):464-470.

[36] Stock W,La M,Sanford B,et al.What determines the outcomes for adolescents and young adults with acute lymphoblastic leukemia treated on cooperative group protocols? A comparison of Children's Cancer Group and Cancer and Leukemia Group B studies[J].Blood,2008,112:1646-1654.

[37] Pui CH,Yang JJ,Bhakta N,et al.Global efforts toward the cure of childhood acute lymphoblastic leukaemia[J].Lancet Child Adolesc Health,2018,2(6):440-454.

[38] Rowe JM,Buck G,Burnett AK,et al.Induction therapy for adults with acute lymphoblastic leukemia:results of more than 1 500 patients from the international ALL trial:MRC UKALL XⅡ/ECOG 2993[J].Blood,2005,106:3760-3767.

[39] Linker C,Damon L,Ries C,et al.Intensified and shortened cyclical chemotherapy for adult acute lymphoblastic leukemia[J].J ClinOncol,2002,20:2464-2471.

[40] Yanada M,Takeuchi J,Sugiura I,et al.High complete remission rate and promising outcome by combination of imatinib and chemotherapy for newly diagnosed BCR-ABL-positive acute lymphoblastic leukemia:a phase Ⅱ study by the Japan Adult Leukemia Study Group[J].J Clin Oncol,2006,24(3):460-466.

[41] Adrián Montaño,Maribel Forero-Castro,Darnel Marchena-Mendoza,et al.New Challenges in Targeting Signaling Pathways in Acute Lymphoblastic Leukemia by NGS Approaches:An Update[J].Cancers(Basel),2018,10(4):110.

[42] Raetz EA,Bhatla T.Where do we stand in the treatment of relapsed acute lymphoblastic leukemia? [J].Hematol Am Soc Hematol Educ Program,2012,2012:129-136.

[43] Goldstone AH,Richards SM,Lazarus HM,et al.In adults with standard-risk acute lymphoblastic leukemia(ALL)the greatest benefit is achieved from a matched sibling allogeneic transplant in first complete remission(CR)and an autologous transplant is less effective than conventional consolidation/maintenance chemotherapy in all patients:final results of the international ALL trial(MRC UKAL XⅡ/ECOG 2993)[J].Blood,2008,111:1827-1833.

[44] Hudson MM,Ehrhardt MJ,Bhakta N,et al.Approach for classification and severity-grading of long-term and late-onset health events among childhood cancer survivors in the St.Jude Lifetime Cohort[J].Cancer Epidemiol Biomarkers Prev,2016.

[45] Mulrooney DA,Armstrong GT,Huang S,et al.Cardiac outcomes in adult survivors of childhood cancer exposed to cardiotoxic therapy:a cross-sectional study[J].Ann Intern Med,2016,164(2):93-101.

[46] Huang IC,Brinkman TM,Kenzik K,et al.Association between the prevalence of symptoms and health-related quality of life in adult survivors of childhood cancer:a report from the St Jude Lifetime Cohort Study[J].J Clin Oncol,2013,31:4242-4251.

[47] 葛均波,徐永健,王辰.内科学[M].9版.北京:人民卫生出版社,2018.

[48] 中国医师协会血液科医师分会,中华医学会血液学分会.中国慢性髓性白血病诊断与治疗指南(2016年版))[J].中华血液学杂志,2016,37(8):663-639.

[49] Hochhaus A,Saussele S,Rosti G,et al.Chronic myeloid leukaemia:ESMO Clinical Practice Guidelines for diagnosis,treatment and follow-up[J].Ann Oncol,2018,29(4):iv261.

[50] Shaji K.Kumar,NCCN Clinical Practice Guidelines in Oncology(NCCN Guidelines ©)Chronic Myeloid Leukemia [OL].https://www.nccn.org/.

［51］ Shanmuganathan，Hiwase DK，Ross DM．Treatment of chronic myeloid leukemia：assessing risk，monitoring response，and optimizing outcome［J］．Leuk Lymphoma，2017，58(12)：2799-2810.

［52］ Jabbour E，Kantarjian H．Chronic myeloid leukemia：2018 update on diagnosis，therapy and monitoring［J］．Am J Hematol，2018，93(3)：442-459.

［53］ Takahashi N．Chronic myeloid leukemia：state-of-the-art management［J］．Rinsho Ketsueki，2018，59(6)：747-754.

［54］ Thompson PA，Kantarjian HM，Cortes JE．Diagnosis and Treatment of Chronic Myeloid Leukemia in 2015［J］．Mayo Clin Proc，2015，90(10)：1440-1454.

［55］ 葛均波，徐永健，王辰．内科学［M］．9 版．北京：人民卫生出版社，2018.

［56］ 中华医学会血液学分会白血病淋巴瘤学组．中国慢性淋巴细胞白血病/小淋巴细胞淋巴瘤的诊断与治疗指南（2018年版）［J］．中华血液学杂志，2018，39(5)：366-369.

［57］ 中华医学会血液学分会、中国抗癌协会血液肿瘤专业委员会．中国慢性淋巴细胞白血病/小淋巴细胞淋巴瘤的诊断与治疗指南（2015 年版）［J］．中华血液学杂志，2015，36(10)：809-813.

［58］ Shaji K.Kumar，NCCN Clinical Practice Guidelines in Oncology（NCCN Guidelines ©）Chronic Lymphocytic Leukemia/Small Lymphocytic Lymphoma［OL］.https：//www.nccn.org/.

［59］ Schuh AH，Parry-Jones N，Appleby N，et al．Guideline for the treatment of chronic lymphocytic leukaemia：A British Society for Haematology Guideline［J］．Br J Haematol，2018，182(3)：344-359.

［60］ Gribben JG，Bosch F，Cymbalista F，et al．Optimising outcomes for patients with chronic lymphocytic leukaemia on ibrutinib therapy：European recommendations for clinical practice［J］．Br J Haematol，2018，180(5)：666-679.

［61］ Owen C，Gerrie AS，Banerji V，et al．Canadian evidence-based guideline for the first-line treatment of chronic lymphocytic leukemia［J］．Curr Oncol，2018，25(5)：e461-e474.

［62］ Eichhorst B，Robak T，Montserrat E，et al．Chronic lymphocytic leukaemia：ESMO Clinical Practice Guidelines for diagnosis，treatment and follow-up［J］．Ann Oncol，2015，26(5)：v78-84.

第二章 淋巴瘤

第一节 滤泡淋巴瘤

一、概述

滤泡性淋巴瘤（follicular lymphoma，FL）是一种起源于滤泡中心 B 细胞的淋巴瘤，在非霍奇金淋巴瘤（non-Hodgkin lymphoma，NHL）中其发病率仅次于弥漫性大 B 细胞淋巴瘤（diffuse large B cell lymphoma，DLBCL），也是 NHL 中最常见的一种惰性淋巴瘤，多见于老年发病，常有脾和骨髓累及，化疗反应好，但不能治愈，病程长，可反复复发或转成侵袭性。近年来 FL 的患病率一直在上升。大部分患者均因无痛性淋巴结肿大就诊，最终诊断为 FL。

二、病因病理

病因病理尚不明确，病毒病原学理论受到广泛关注。

三、临床表现

该病的临床表现主要为无痛性淋巴结肿大，还包括发热、夜间盗汗、体重下降、皮肤瘙痒、乏力困倦以及淋巴结肿大导致的咳嗽、腹痛等相关压迫症状等，具有全身性以及多样性特点。

四、诊断

（一）辅助检查

1. 一般实验室检查

①全血细胞计数；②乳酸脱氢酶（LDH）；③肝、肾功能；HBV 检测（包括表面抗原、核心抗体、e 抗原和 HBV-DNA）。β_2-微球蛋白针对 FLIPI2 预后评分是必需的。条件允许还需完善尿酸、血清蛋白电泳和（或）免疫球蛋白定量、HCV 检测。

2. 影像学检查

颈部、胸部、腹部、盆腔的增强 CT 对滤泡淋巴瘤的诊断及分期具有重要参考价值。PET-CT 相比增强 CT，其灵敏度及特异性均较强，尤其在分期为 I-II 期拟选择放疗时 PET-CT 的检查更有必要，有条件者可选择。若无法行增强 CT 及 PET-CT 的患者，可行磁共振检查。针对要使用蒽环类或蒽醌类药物患者可以选择超声心动图或 MUGA 扫描。还可完善浅表淋巴结和腹部盆腔 B 超检查。

3. 骨髓检查

骨髓穿刺和活检（图 2-1-1），其中活检样本至少 1.6 cm。

4. 病理活组织检查

相应淋巴结及受累器官组织活检是诊断滤泡淋巴瘤的重要检查。其组织学特征为：可见滤泡区，外套区消失，可见大小不等的生发中心细胞和大的中心母细胞，其中肿瘤细胞多以中心细胞为主。

5. 免疫学检查

免疫学检查是淋巴瘤亚型分型的重要依据。滤泡淋巴瘤属于 B 细胞肿瘤，故表达 B 细胞相关免疫

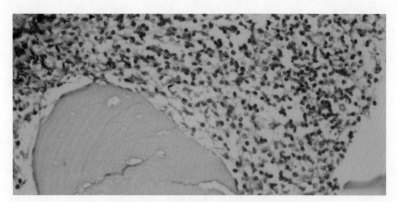

图 2-1-1　滤泡淋巴瘤骨髓活检切片

淋巴瘤细胞环绕骨小梁分布，与骨小梁紧密接合。

学表型，另外还表达生发中心抗原 CD10 以及与染色体异常相关的 bcl-2。CD20$^+$、CD3$^-$、D10$^+$、BCL-6$^+$、BCL-2$^+$ 是 FL 的典型免疫表型（图 2-1-2）。

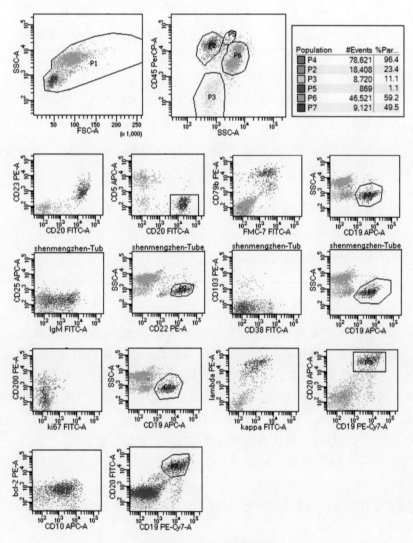

图 2-1-2　FL 免疫表型特点

表达膜免疫球蛋白，呈轻链限制性，表达成熟 B 细胞抗原 CD22、CD20、CD19、CD79a，典型病例表达 bcl-2、bcl-6 和 CD10，不表达 CD5、CD43，CD21 和 CD23 表达不一。此型淋巴瘤需与 CD10 阳性的 B-ALL/LBL、Burkitt 淋巴瘤、骨髓中的 B 祖细胞相鉴别。

5. 细胞遗传学和基因检查

滤泡淋巴瘤几乎均有细胞遗传学异常。最常见遗传学异常为 t（14；18），累及 *BCL-2* 基因和 IgH 基因。

（二）组织病理分级与分期

依据 CSCO 淋巴瘤诊疗指南（2019 年版）（表 2-1-1），可将 FL 在组织病理学上进行分级。

表 2-1-1　FL 在组织病理学上分级

分级	定义
1～2 级（低级别）	0～15 个中心母细胞/高倍视野
1 级	0～5 个中心母细胞/高倍视野
2 级	6～15 个中心母细胞/高倍视野
3 级	＞15 个中心母细胞/高倍视野
3A	仍存在中心细胞
3B	中心母细胞成片浸润，无中心细胞

依据 Lugano 分期（2014 年版）可将其分为Ⅰ、Ⅱ、Ⅲ、Ⅳ共 4 期（表 2-1-2）。

表 2-1-2　Lugano 分期（2014 年版）

Ⅰ期	仅侵及单一淋巴结区域（Ⅰ），或侵及单一结外器官不伴有淋巴结受累（ⅠE）
Ⅱ期	侵及≥2 个淋巴结区域，但均在膈肌同侧（Ⅱ），可伴有同侧淋巴结引流区域的局限性结外器官受累（ⅡE）
Ⅲ期	侵及膈肌上下淋巴结区域，或侵及膈上淋巴结＋脾受累（ⅢS）
Ⅴ期	侵及淋巴结引流区域外的结外器官

（三）诊断

典型的临床表现联合组织病理学和免疫组化分析可明确诊断。CD20⁺、CD3⁻、D10⁺、BCL-6⁺、BCL-2⁺是 FL 的典型免疫表型。病理诊断应行淋巴结（肿物）切除或切取活检，较深部位（例如：腹膜后、纵隔）病灶亦可考虑在 B 超/CT 引导下空芯针穿刺活检，细针吸取活检不能作为诊断依据。如所取材料不能明确诊断，建议重新取活检。联合其他辅助检查技术［免疫组化、流式细胞术、PCR 技术扩增克隆性免疫球蛋白（IG）和 T 细胞受体（TCR）基因重排、FISH 检测等］对淋巴瘤进行分型分类诊断。结合骨穿及影像学检查等明确淋巴瘤的分布范围，进行分期诊断。

五、鉴别诊断

FL 须与淋巴滤泡瘤样增生，黏膜相关淋巴组织边缘区 B 细胞淋巴瘤，套细胞淋巴瘤，B 小淋巴细胞淋巴瘤等相鉴别。

六、治疗

FL1-3a 级按照滤泡性淋巴瘤进行治疗，FL3b 级按照 DLBCL 进行治疗。

1. FL1-3a 级治疗原则

Ⅰ、Ⅱ期 FL 患者 10 年无病生存率达 50％以上，通过积极治疗，有望得到长期控制，故推荐积极治疗。Ⅲ、Ⅳ期 FL 患者中位生存期为 8～10 年，疾病进展缓慢，且不可治愈，故无治疗指征者（无症状和低肿瘤负荷）可观察等待，有治疗指征者可选择治疗。Ⅲ、Ⅳ期 FL 部分患者可转变为弥漫大 B 细胞淋巴瘤（DLBCL），怀疑有转化的患者应重新行组织学检查，确定转化后依据 DLBCL 治疗方案进一步治疗。治疗指征：①有适合的临床试验；②有任何不适症状，影响正常工作生活；③终末器官功能受损；④淋巴瘤侵及骨髓继发的血细胞减少症；⑤巨块型病变；⑥病情持续或快速进展。

2. FL1-3a 级治疗方案

（1）对于肿块＜7 cm 的Ⅰ期、Ⅱ期（局部侵犯）FL 推荐单纯受累部位放射治疗（ISRT），剂量为 24～30 Gy，若治疗无效可选择 R-CHOP 方案；肿块≥7 cm 或非局部侵犯Ⅰ期、Ⅱ期以及有症状的Ⅲ、Ⅳ期 FL 积极化疗。化疗方案如下：①R-CHOP 方案。利妥昔单抗 375 mg/m^2，d0；环磷酰胺 750 mg/m^2，d1；多柔比星，50 mg/m^2，d1；长春新碱 1.4 mg/m^2，d1（最大剂量为 2 mg）；泼尼松 100 mg，d1～d5。每 21 天重复。②R-CVP 方案：利妥昔单抗 375 mg/m^2，d0；环磷酰胺 750 mg/m^2，d1；长春新碱 1.4 mg/m^2，d1（最大剂量为 2 mg），泼尼松 40 mg/m^2，d1～d5。每 21 天重复。③苯达莫司汀＋利妥昔单抗方案：利妥昔单抗 375 mg/m^2，d0；苯达莫司汀 90 mg/m^2，d1～d2。每 28 天重复。④来那度胺＋利妥昔单抗方案：利妥昔单抗 375 mg/m^2，d1；来那度胺 20 mg，d1～d21。每 28 天重复。⑤对于初诊低肿瘤负荷的 FL，还可以利妥昔单抗单药治疗方案：利妥昔单抗 375 mg/m^2，每周 1 次，连用 4 次。

（2）老年或体弱 FL 患者治疗。对于老年或体弱 FL 患者优选利妥昔单抗单药治疗方案：利妥昔单抗 375 mg/m^2，每周 1 次，连用 4 次。除此之外还可选用烷化剂方案：苯丁酸氮芥 6 mg/m^2 或 环磷酰胺 100 mg/m^2，可与利妥昔单抗联用（利妥昔单抗 375 mg/m^2，每周 1 次，连用 4 次）。

（3）维持巩固治疗。对于 FL 的一线维持巩固治疗主要以利妥昔单抗单药治疗为主。对于初诊时为高肿瘤负荷的患者，接受免疫化疗后，维持巩固治疗方案为：利妥昔单抗 375 mg/m^2，每 8 周 1 次，持续 2 年。若患者的初治方案为利妥昔单抗单药治疗，维持巩固治疗方案为：利妥昔单抗 375 mg/m^2，每 8 周 1 次，共用 4 次。对于首次复发经治疗后可再次缓解的患者，可酌情考虑自体干细胞移植（ASCT）。

七、预后

滤泡性淋巴瘤国际预后指数有 FLIPI 和 FLIPI-2。FLIPI 是利妥昔单抗前时代的预后指数，是回顾性研究得出的结论，主要参考指标有年龄、LDH、Ann Arbor 分期、血红蛋白水平、淋巴结区。FLIPI-2 是利妥单抗时代的预后指数，系前瞻性研究获得，主要参考指标有年龄、血红蛋白水平、β2-微球蛋白、骨髓侵犯、最大淋巴结的最大直径，但是由于使用时间短、病例数少，还需要进一步临床验证。通常 FLIPI 用于判断 OS 更佳，而 FLIPI-2 更适用于 PFS 分析。

（常　伟）

第二节　边缘区淋巴瘤

一、概述

边缘区淋巴瘤（marginal zone lymphomas，MZLs）是一种小 B 细胞淋巴瘤，多见于中老年人，起源于淋巴结滤泡的边缘区的惰性淋巴瘤，占非霍奇金淋巴瘤的 8％～15％。MZLs 组织学上由边缘区细胞、单核细胞样细胞、小淋巴细胞、浆细胞及转化的母细胞组成，其特征为细胞小到中等大小，染色质较疏松，胞质相对丰富淡染，与中心细胞相似，淡染的胞质增多时，可表现为单核细胞样外观。MZL 包括结外黏膜相关淋巴组织（mucosa-associated lymphoid tissue，MALT）淋巴瘤、脾边缘区淋巴瘤（splenic marginal zone lymphoma，SMZL）及淋巴结边缘区淋巴瘤（nodal marginal zone lymphoma，NMZL）三种类型。

1. MALT 淋巴瘤

MALT 淋巴瘤属于 MZLs 中最常见的类型，比例超过 50%。MALT 淋巴瘤包括胃 MALT 淋巴瘤和非胃 MALT 淋巴瘤两种类型，常表现为胃肠道、肺、眼附属器、皮肤、涎腺、甲状腺、乳腺等黏膜组织侵犯，病变多局限，少数患者骨髓受累侵犯，临床大多表现为 Ⅰ-Ⅱ 期。发病机制主要包括病原体感染、自身免疫性因素及炎症慢性刺激三方面。其中，已证实幽门螺杆菌（HP）感染及其持续的抗原刺激是胃 MALT 淋巴瘤的主要致病因素。MALT 淋巴瘤与多种染色体异常相关，如＋3、＋18 等染色体异常及 t（14；18）(q32；q21)，t（1；14）(p22；q32)，t（11；18）(q21；q21)，t（3；14）(p13；q32) 染色体易位。近期相关研究揭示这些染色体异常分别与 *BIRC3-MALTl*，*IGHV-FOXPl*，*IGHV-MALTl*，*IGHV-BCL1O* 等融合基因相关。

胃肠 MALT 淋巴瘤通常采用胃肠道淋巴瘤的 Lugano 分期系统、Ann Arbor 分期系统的卢加诺修订版或适用于胃淋巴瘤的 TNM 分期系统（表 2-2-1）。

表 2-2-1　胃肠道淋巴瘤的分期系统

胃肠道淋巴瘤的卢加诺分期系统		Ann Arbor 期系统的卢加诺修订版	适用于胃淋巴瘤的 TNM 分期系统	肿瘤范围
局限于胃肠道①				
Ⅰ 期	I₁ = 黏膜、黏膜下层	I_E	$T_1 N_0 M_0$	黏膜、黏膜下层
	I₂ = 固有肌层、浆膜	I_E	$T_2 N_0 M_0$	固有肌层
		I_E	$T_3 N_0 M_0$	浆膜
扩散到腹腔				
Ⅱ 期	Ⅱ₁ = 局部淋巴结受累	$Ⅱ_E$	$T_{1\sim3} N_1 M_0$	胃周淋巴结
	Ⅱ₂ = 远处淋巴结受累	$Ⅱ_E$	$T_{1\sim3} N_2 M_0$	更远部位的淋巴结
Ⅱ_E 期	突破浆膜层累及邻近器官或组织	$Ⅱ_E$	$T_4 N_0 M_0$	侵及邻近结构
Ⅳ 期②	弥漫性结外受累或伴有横膈上淋巴结受累	—	$T_{1\sim4} N_3 M_0$	横膈两侧淋巴结/远处转移（例如骨髓或者其他结外部位）
		Ⅳ	$T_{1\sim4} N_{0\sim3} M_1$	

注：①单个原发病灶或多个非连续性病灶。②MALT 淋巴瘤中的多个结外部位受累在生物学上不同于其他淋巴瘤中的多个结外部位受累，前者的每个结外受累部位可以分别切除或放疗。相反，有弥漫淋巴结受累的 MALT 淋巴瘤的生物学行为更像结内边缘区淋巴瘤或弥漫性滤泡性淋巴瘤。

2. SMZL 淋巴瘤

SMZL 淋巴瘤是一种少见的淋巴瘤，发生率低于淋巴瘤总体的 2%。临床显著特征为脾大，浅表淋巴结和结外组织常不累及，骨髓及外周血常受侵犯累及，多数患者诊断时即为 Ⅳ 期。分子遗传学特征常表现为 7q- 及＋3、＋18、＋12 等染色体异常。SMZL 存在 IGHV1-2 使用偏向，可见 KLF2、PTPRD 和 TNFAIP3 等新型分子突变。

3. NMZL 淋巴瘤

NMZL 淋巴瘤是一种原发于淋巴结成熟 B 细胞来源的边缘区淋巴瘤。发病年龄相对年轻，临床表现为局部或全身淋巴结肿大，骨髓和外周血易受侵犯，常不累及结外组织和脾脏。NMZL 淋巴瘤常见＋3、＋18、＋7、＋12、6q－、IGHV4-34 等染色体异常相关。

二、病因病理

目前有研究发现，SMZL、NMZL 淋巴瘤与丙肝病毒（HCV）感染有关。MALT 淋巴瘤占所有 MZL 的 50％以上，是 MZL 发病率最高的亚型。MALT 淋巴瘤病因和发病机制目前尚不完全明确，但回顾性研究提示可能与以下因素有关。①病原体感染。眼部 MALT 淋巴瘤与鹦鹉热衣原体感染、胃 MALT 淋巴瘤与幽门螺杆菌（Hp）感染、肺部 MALT 淋巴瘤与无色杆菌感染有关等。②自身免疫性因素。甲状腺 MALT 淋巴瘤常合并桥本甲状腺炎病史、腮腺 MALT 淋巴瘤合并干燥综合征病史等。③炎症慢性刺激。眼部、肺部和肠道等慢性炎症刺激等。④其他原因。回顾性研究发现，MALT 淋巴瘤多发生在结外器官，以胃部 MALT 淋巴瘤最为常见，其他非胃 MALT 淋巴瘤好发部位依次为腮腺、眼附器、皮肤、肺部和甲状腺等。

MZLs 病理诊断及免疫表型：镜下 MZLs 主要由边缘区细胞、单核细胞样细胞、小淋巴细胞、浆细胞及转化的母细胞组成。边缘区细胞小到中等大小，染色质较疏松，胞质相对丰富淡染，与中心细胞相似。淡染的胞质增多时，可表现为单核细胞样外观。MALT 中肿瘤细胞表达细胞膜 IgM 或 IgA、IgG（IgM＞IgA、IgG），且免疫球蛋白轻链限制性表达（κ^-/λ^+ 或 κ^+/λ^-）、全 B 细胞标记物（CD19、CD20、CD22）、CD79a，不表达 CD5、CD10、CD23、cyclinD1，部分病例表达 BCL10（核）。SMZL 尚无特征性的免疫表型，常表达 CD19$^+$、CD20$^+$、CD22$^+$、CD79a、CD79b、FMC7 及 IgM，而 CD5、CD10、CD43、BLC6、cyclinD1 及 CD103 多为阴性。NMZL 常表达 B 细胞抗原，近半数病例合表达 CD43，强表达单克隆轻链。一般 Bcl-2 阳性，少数病例表达 CD5，一般不表达 CD10 和 Bcl-6。

三、临床表现

MZLs 的临床症状与累及的部位有关。例如，淋巴结边缘区淋巴瘤，主要是发生在淋巴结边缘区的淋巴瘤，主要的症状就是出现淋巴结肿大，多数无压痛，表现为进行性肿大。如果发生在胃肠道，可以出现恶心、呕吐、腹胀、腹部包块、淋巴结肿大等。如果累及到其他部位，可以出现相应的临床症状。另外，还有边缘区淋巴瘤，主要是累及到脾边缘区，主要表现为贫血和脾脏增大、淋巴细胞增多等。边缘区淋巴瘤是惰性淋巴瘤的范围，临床的进展比较慢，早期临床症状多数不明显。

四、诊断

初治 MZLs 淋巴瘤患者的入院评估如下。

1. 实验室检查

①血尿便常规、生化全套（包括乳酸脱氢酶）、β_2-微球蛋白、乙型肝炎＋丙型肝炎病毒＋艾滋病病毒＋梅毒抗体（异常者应进一步进行病毒 DNA/RNA 检测或确证实验）、凝血功能检查，育龄期女性需进行妊娠试验；需重视 HCV 的检测；②血清免疫球蛋白测定，有血清免疫球蛋白异常增高的患者应通过血尿免疫固定电泳和游离轻链检查来检测 M 蛋白；③原发胃 MALT 淋巴瘤应进行 HP 检测（活检标本染色或尿素呼气试验）。

2. 影像学检查

①治疗前进行全身 PET-CT 或颈部、胸部、腹部、盆腔增强 CT 检查以确定疾病分期；以全身 PET-CT 检查进行分期的患者，建议在治疗前完成淋巴瘤累及部位的增强 CT 检查，以便治疗后、随访时评估；②心电图和心脏超声检查；③淋巴瘤累及鼻咽部的患者应进行鼻咽 MRI 平扫/增强；④有中

枢神经系统淋巴瘤表现或高危因素的患者，进行头颅 MRI 平扫/增强、腰椎穿刺和脑脊液细胞学检查，以流式细胞术检测脑脊液中细胞的免疫分型，可以提高中枢神经系统淋巴瘤诊断的敏感性和特异性；⑤胃肠淋巴瘤患者应行电子胃镜/肠镜＋超声胃镜/肠镜。

3. 骨髓检查

①行骨髓穿刺术，获取骨髓液进行骨髓细胞学、免疫分型、染色体分析，淋巴瘤累及骨髓的患者可以行淋巴瘤相关的 FISH 检查；②行骨髓活检，制备骨髓组织切片，行组织病理学及免疫组化检查（图 2-2-1）。

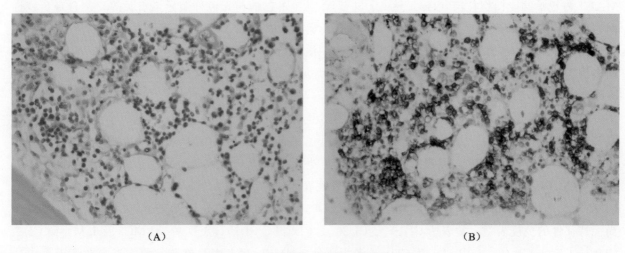

（A）　　　　　　　　　　　　　　　　　　　（B）

图 2-2-1　脾边缘区淋巴瘤骨髓活检切片

（A）浸润灶与正常骨髓细胞混合在一起；（B）CD20 免疫组化染色显示淋巴瘤细胞呈窦内分布。

4. 组织病理学检查

免疫组化中应包括 CD3、CD5、CD10、CD20、CD21、CD22、CD43、CD79a、CD79b、CD103、BCL2、kappa、lambda、BLC6、cyclinD1、IgD、annexinA1 等免疫表型的检测。对组织切片可采用 FISH 检查 t（14；18）(q32；q21)，t（1；14）(p22；q32)，t（11；18）(q21；q21)，t（3；14）(p13；q32)，并可检测＋3、＋7、＋12、6q-、＋18 等细胞遗传学异常。对于 SMZL 尤其是其中伴有浆细胞分化的患者，应检测 *MYD88* 基因，与淋巴浆细胞淋巴瘤/华氏巨球蛋白血症相鉴别。

五、鉴别诊断

MZLs 通常与以下淋巴瘤相鉴别。

1. 淋巴浆细胞淋巴瘤（LPL）

两者在形态学和免疫学特点经常重叠。NMZL 的细胞组成常较为多形性，而组成 LPL 细胞相对为形态单一的小细胞和浆细胞，后者常含 Dutcher 小体，窦区结构常保留。血浆电泳检测到较明显的 IgM 峰值，有 *MYD88* 体细胞基因突变。

2. 滤泡性淋巴瘤（FL）伴边缘区分化

滤泡淋巴瘤偶尔会出现边缘区分化，呈边缘区分化的瘤细胞胞质丰富或如单核样细胞，分布在肿瘤滤泡外围，套区减小或消失。呈边缘区分化的瘤细胞实为肿瘤滤泡的一部分，这部分细胞常弱表达 Bcl-6，CD10 也表达低下。当 NMZL 伴滤泡植入时，需与滤泡淋巴瘤鉴别，有时鉴别很困难，免疫组化（滤泡中心细胞标记 BCL-6、CD10、HGAL、LMO2 和 NMZL 肿瘤细胞标记 MNDA、IRTA1）和遗传学（BCL-2/IGH）应该有帮助。

3. 慢性淋巴细胞白血病/小淋巴细胞淋巴瘤（CLL/SLL）

CLL/SLL 偶尔会沿滤泡间或滤泡旁分布，看上去类似 NMZL。但 CLL 细胞为小圆形，有增殖中心，合表达 CD20（弱）、CD5 和 CD23，IgD 也为阳性。可通过流式细胞术、免疫组化检查等方法协助鉴别。

4. 弥漫性大 B 细胞淋巴瘤（DLBCL）

当 NMZL 呈现弥漫生长并有大量转化细胞（中心母细胞样或免疫母细胞样）时，须与 DLBCL 或 DLBCL 转化鉴别。

六、治疗

MZLs 的治疗策略参考原发部位及疾病分期情况。

对于胃 MALT 淋巴瘤患者：①Ⅰ-Ⅱ期合并 HP 阳性的患者，首选抗 HP 治疗；②对于Ⅰ-Ⅱ期合并 HP 阳性、t（11；18）阳性的患者，如果抗 HP 疗效不佳，应尽早给予放疗或利妥昔单抗治疗；③对于 HP 阴性或抗 HP 治疗效果不佳的患者，首选局部放疗，也可使用利妥昔单抗治疗；④对Ⅰ-Ⅱ期放疗无效或放疗治疗后复发、不适合放疗患者，建议使用利妥昔单抗治疗；⑤对于ⅡE、Ⅲ以及Ⅳ期的患者，评估患者有无治疗指征（符合临床试验标准、有症状、胃肠出血、有终末脏器损害风险、大包块、疾病进展、患者意愿），有治疗指征的患者建议选择利妥昔单抗治疗、利妥昔单抗联合化疗或放疗，无治疗指征者继续观察。

对于非胃 MALT 患者：①Ⅰ-Ⅱ期患者，推荐放疗，也可用利妥昔单抗治疗，肺、乳腺甲状腺、结肠/小肠累及患者可考虑手术治疗；②Ⅳ期患者，可进行放疗，或者按照进展期 NMZL 治疗。

对于 NMZL 患者：①Ⅰ-Ⅱ期患者，根据分期、是否连续性受累、是否大包块（≥7 cm），选择放疗、利妥昔单抗治疗、利妥昔单抗联合化疗；②Ⅲ、Ⅳ期患者，评估患者有无治疗指征（符合临床试验标准、有症状、胃肠出血、有终末脏器损害风险、淋巴瘤继发的血细胞减少、大包块、疾病进展），有治疗指征的患者建议选择利妥昔单抗治疗、利妥昔单抗联合化疗或放疗，无治疗指征者继续观察。目前尚无最佳治疗方案，患者也可参与临床试验。

对于 SMZL 患者：①无症状、无脾大、无进行性血细胞减少的患者，给予观察；②有脾大、HCV 阳性的患者，给予抗 HCV 治疗；抗 HCV 治疗效果不佳或者存在抗 HCV 治疗禁忌证的患者，有症状和血细胞减少者进行利妥昔单抗治疗，利妥昔单抗疗效不佳者可进行脾脏切除术；无症状且无血细胞减少者观察；③有脾大且 HCV 阴性的患者，有症状和血细胞减少者进行利妥昔单抗治疗，利妥昔单抗疗效不佳者可进行脾脏切除术；无症状且无血细胞减少者给予观察。

一线方案：

（一）苯达莫司汀±利妥昔单抗方案

如表 2-2-1 所示。

表 2-2-1　苯达莫司汀±利妥昔单抗方案

药物	剂量	给药频率	给药方式	给药时间
利妥昔单抗	375 mg/m²	qd	iv	d1
苯达莫司汀	90 mg/m²	qd	iv	d1～d2

注：每 28d 重复。

1. 方案变异

如用苯达莫司汀单药方案化疗，则其剂量改为 120 mg/m²。

2. 不良反应

常见不良反应有骨髓抑制、皮疹。

3. 剂量调整

（1）若此次化疗疗程前白细胞绝对计数$<2\times10^9/L$或血小板绝对计数$<100\times10^9/L$，则将治疗周期推迟一周。

（2）若化疗周期之间连续 2 天白细胞绝对计数$<1\times10^9/L$或血小板绝对计数$<5\times10^9/L$，则苯达莫司汀的剂量可降至 70 mg/m²。

（3）不良反应常见于药物超敏反应、恶心、呕吐、利妥昔单抗输注相关不良反应等。

（二）R-CHOP 方案

具体方案解读参考本书"弥漫性大 B 细胞淋巴瘤"章节。

（三）R-CVP 方案

R-CVP 方案如表 2-2-2 所示。

表 2-2-2　R-CVP 方案

药物	剂量	给药频率	给药方式	给药时间
利妥昔单抗	375 mg/m²	qd	iv	d1
环磷酰胺	750 mg/m²	qd	iv	d1
长春新碱	1.4 mg/m²（最大剂量 2 mg）	qd	iv	d1
泼尼松	100 mg	qd	po	d1～d5

注：每21d重复。

1. 不良反应

常见骨髓抑制及神经毒性反应，神经毒性反应一般较轻且能耐受。

2. 剂量调整

（1）若粒细胞计数绝对值在$1.0\times10^9/L\sim1.5\times10^9/L$或血小板$50\times10^9/L\sim75\times10^9/L$，此次疗程中环磷酰胺剂量减少 20%。

（2）若粒细胞计数绝对值$<1.0\times10^9/L$或血小板$<50\times10^9/L$，则将治疗周期推迟一周。

（3）若治疗期间出现粒缺并发热或骨髓抑制 4 级即粒细胞计数绝对值$<1.0\times10^9/L$或血小板$<50\times10^9/L$持续 7 d 或以上，则下个疗程中环磷酰胺剂量改为原剂量的 80%。

（4）若治疗期间再次出现粒缺并发热或骨髓抑制 4 级持续 7 d 或以上，可在下一个治疗周期中预防性使用 G-CSF。

（四）利妥昔单抗

利妥昔单抗单用方案如表 2-2-3 所示。

表 2-2-3　利妥昔单抗单用方案

药物	剂量	给药频率	给药方式	给药时间
利妥昔单抗	375 mg/m²	qd	iv	每周一次，共 4 周

1. 概述

适用于具有 CD20 高表达的老年体弱患者，尤其适用于 SMZL 患者。研究表明，脾边缘区淋巴瘤患者中，利妥昔单抗单用与 R-CHOP 方案具有相同疗效，而毒性明显减低。对于 SMZL 患者，利妥昔单抗单用可作为一线治疗，替代脾切除。

2. 方案变异

大多数研究建议利妥昔单抗单药方案为每周一次 375 mg/m²，共 4 周。少数研究建议增加至 6 周，然后每 2 个月维持相同剂量，治疗 1～2 年。

3. 不良反应

常见不良反应有白细胞减少、贫血、血小板减少、过敏反应及肺部感染等。一般无须减少治疗剂量。

（五）来那度胺±利妥昔单抗（2B 类推荐）方案

具体方案解析参考本书"弥漫性大 B 细胞淋巴瘤"章节。

（六）苯丁酸氮芥±利妥昔单抗方案

苯丁酸氮芥＋利妥昔单抗方案如表 2-2-4 所示。

表 2-2-4　苯丁酸氮芥＋利妥昔单抗方案

药物	剂量	给药频率	给药方式	给药时间
利妥昔单抗	375 mg/m²	qd	iv	d1，d8，d15，d22（前 8 周）＋d1（第 9，13，17，21 周）
苯丁酸氮芥	6 mg/m²	qd	po	第 1～6 周连续服药 6 周，之后停药 2 周；第 9～24 周服药 2 周，停药 2 周，即第 9～10 周、第 13～14 周、第 17～18 周，第 21～22 周服药。

1. 方案变异

此方案适用于老年或体弱患者的一线治疗。如使用苯丁酸氮芥单用方案，剂量用法同上。

2. 不良反应

常见血液毒性反应及非血液毒性反应（发热、乏力、恶心、皮疹、咳嗽、胃肠反应、头疼等），一般症状较轻可耐受。

（七）伊布替尼

伊布替尼单用方案如表 2-2-5 所示。

表 2-2-5　伊布替尼单用方案

药物	剂量	给药频率	给药方式	给药时间
伊布替尼	560 mg/m²	qd	po	每天

治疗疗程

如出现疾病进展或严重的毒副作用，则结束疗程；如无上述情况，疗程需持续 3 年。

七、预后

目前 MALT 尚无统一预后评分系统，Thieblemont 等通过分析 IELSG-19 临床试验数据资料指出 3 个 MALT 淋巴瘤预后独立不良因素，分别是高龄（70 岁以上）、Ⅲ、Ⅳ期病变和 LDH＞正常值上限，据此 3 个指标构建的 MALT-IPI 将患者分为 3 组见表 2-2-6：低危组（0 项指标）、中危组（1 项指标）、和高危组（≥2项指标），对应的5年EFS率分别为70％、56％和29％。SMZL、NMZL患者诊断时大多为晚期病变，预后不佳。且NMZL晚期患者病变多广泛，其中15％的患者会出现大细胞转化，预后较差。

表 2-2-6 MALT 淋巴瘤预后评分系统（MALT-IPI）

分数	年龄（岁）	评分（分）	LDH
0	＜70	Ⅰ、Ⅱ期病变	正常值
1	≥70	Ⅲ、Ⅳ期病变	＞正常值上限

注：低危组（0分）、中危组（1分）、和高危组（≥2分）。

（方　峻）

第三节　淋巴浆细胞淋巴瘤/华氏巨球蛋白血症

一、概述

淋巴浆细胞淋巴瘤（lymphoplasmacytoid lymphoma，LPL）/华氏巨球蛋白血症（Waldenstrom's Macroglobulinemia，WM）是一种罕见的惰性成熟B细胞淋巴瘤，LPL是由小B淋巴细胞，浆细胞与浆细胞样淋巴细胞构成的淋巴瘤。当LPL伴有骨髓受累和单克隆性IgM丙种球蛋白时，即为WM。目前大部分的LPL都是WM。

二、病因病理

目前该病的病因尚不明确，大多数病例是散发性的，也有约20％的病例是家族性的。某些自身免疫性疾病与某些种类的肝炎可能与该病有相关性，许多患者还同时罹患Ⅱ型冷球蛋白血症。此外，在部分患者中可检测到 MYD88 突变，提示该突变可能与发病有潜在的关系。

骨髓活检可见受侵犯部位的病灶呈间质状或弥漫状生长，少数也可见呈结节状生长。淋巴样浸润物通常以单调的小淋巴细胞为主，混合有数量不等的浆细胞样淋巴细胞和浆细胞。根据浆细胞分化的程度，有些病例主要表现为成熟的小淋巴细胞和数量较少的浆细胞；而另一些病例可能有大量的浆细胞。通常见不到有明显细胞异型性的细胞。此外，Dutcher小体和Russell小体也较常见。

淋巴结活检，可见小淋巴细胞，浆细胞，浆细胞样淋巴细胞增殖，增殖部位主要包括髓质，滤泡间区和皮质旁区。淋巴结中可见残余的生发中心。此外Dutcher小体，肥大细胞增多和血黄素沉积也很常见。

三、临床表现

WM最常见于成年白人，发病中位年龄为70岁，在亚洲和非洲裔美国人中较少见。男性发病率略高于女性。患者在诊断时可出现淋巴结病和肝脾肿大，也有累及肺、软组织、中枢神经系统、肾脏和骨骼者。

WM患者的临床表现是多变和非特异性的，大约30％的患者没有症状。在有症状的病人中，主要表现为虚弱、疲劳、贫血和高黏滞血症。这些临床症状可归因于以下一种或多种疾病特征：①血清中IgM副蛋白升高；②淋巴瘤浸润骨髓等组织；③副蛋白在组织中的沉积。

四、诊断

(一)检查项目

1. 询问病史

需要详细询问患者的现病史（如发热、盗汗与体重下降等），既往史与家族史等情况。

2. 体格检查

查体需注意有无淋巴结和脏器（如脾脏等）肿大，有无外周神经病变。

3. 血常规＋血生化检查

白细胞计数与分类、血红蛋白、血小板计数与肝肾功能等。

4. 免疫学检查

免疫球蛋白检查、免疫固定电泳、血清蛋白电泳与 24 小时尿蛋白定量等。

5. 病理学检查

包括淋巴结检查（活检＋免疫组化＋流式细胞分析）与骨髓检查（活检＋免疫组化＋流式细胞分析）等。

6. 基因检查

可检查 *MYD88 L265P* 突变情况。

7. 影像学检查

全身 CT 或 PET-CT 检查。

(二)诊断

（1）任意浓度的 IgM 单克隆丙种球蛋白病。

（2）在骨髓中有浆细胞、小淋巴细胞或淋巴浆细胞样细胞浸润。

（3）骨髓小梁间有骨髓被侵犯的迹象，可呈弥漫性、间质性或结节状侵犯。

（4）免疫表型。阴性：IgM、CD19、CD20、CD22、CD25、CD27、FMC7。阳性：CD10、CD23、CD103、CD138。

（5）有 WM 的相关临床症状。

（6）除外其他相关的已知类型的淋巴瘤。

五、鉴别诊断

鉴别诊断可考虑多发性骨髓瘤、边缘区淋巴瘤、套细胞性淋巴瘤与滤泡性淋巴瘤等。可通过细胞遗传学与免疫学方法加以鉴别。

六、治疗

1. 治疗

治疗前需要对患者进行评估，若无症状可以不用治疗，有以下症状则需要治疗：①高黏滞血症；②周围神经病变；③器官巨大症；④淀粉样变性病；⑤冷球蛋白血症；⑥冷凝集素疾病；⑦疾病相关的血细胞减少；⑧巨大淋巴结；⑨髓外病变。治疗方案如表 2-3-1 所示。

表 2-3-1　LPL/WM 治疗方案

用药方案或用药名称	用　　法	可能的副作用
利妥昔单抗	375 mg/m²，1 周 1 次，用药 4 周	输液相关不良反应，感染的风险提高

用药方案或用药名称	用　　法	可能的副作用
R-CHOP 方案	利妥昔单抗 375 mg/m², d1；环磷酰胺 750 mg/m²，d1；长春新碱 1.4 mg/m²，d1；泼尼松 100 mg/m²，d1～d5。每 3 周重复一次，持续用药 4～8 个疗程	粒细胞减少症，恶心与呕吐等
苯达莫司汀/利妥昔单抗	苯达莫司汀 90 mg/m²，d1～d2；利妥昔单抗 375 mg/m²，d1。每 4 周一次，持续 4 个疗程	骨髓功能抑制，白细胞减少症与血小板减少症等
BoRD 方案	硼替佐米 1.3 mg/m²，1 周 1 次；地塞米松用药 40 mg，d1、d8、d15 和 d22 给药。利妥昔单抗 375 mg/m²，d1～d3。重复 4 个疗程，接下来每 3 个月重复 1 次疗程，至少 4 次	外周神经病变
FCR 方案	氟达拉滨 25 mg/m²，d1～d3；环磷酰胺 250 mg/m²，d1～d3；利妥昔单抗 375 mg/m²，d1。以 28d 为一个疗程，持续 4～6 疗程。	中性粒细胞减少症
DRC 方案	地塞米松 20 mg，d1；利妥昔单抗 375 mg/m²，d1；环磷酰胺 100 mg/m²，d1～d5，每天 2 次。该疗程需要重复 6 次	中性粒细胞减少症、利妥昔单抗相关毒性作用
氟达拉滨/利妥昔单抗	氟达拉滨 25 mg/m²，d1～d5，持续 6 个疗程；利妥昔单抗 375 mg/m²，d1～d8	中性粒细胞减少症、血小板减少症、肺炎等
利妥昔单抗/克拉曲滨	利妥昔单抗 375 mg/m²，d1；克拉曲滨 0.1 mg/kg，d1～d5。每月重复 4 个疗程	贫血、冷球蛋白血症与血小板减少症等
CaRD 方案	卡非佐米 20 mg/m²，第 1 个疗程用药；第 2～6 个疗程按 36 mg/m² 用药。地塞米松 20 mg。利妥昔单抗 375 mg/m²，d1、d8、d9。巩固期用药：卡非佐米 20 mg/m²，d1、d2；地塞米松 20 mg，d1、d2；利妥昔单抗 375 mg/m²，d2。每 8 周需要 1 次疗程，持续 8 个疗程	高糖血症与高脂血症等
依鲁替尼	一天一次，420 mg，口服	胃肠道反应、疲劳等

（1）高黏滞血症的治疗。高黏滞血症是临床急症，症状包括视网膜出血、鼻出血、牙龈出血、以及头痛和头晕等。更严重的症状包括昏睡和昏迷等。当血清黏度＞4（水黏度为 1）时，即出现高黏滞血症，此时血清 IgM 至少约为 4 000 mg/dL。紧急处理的方法主要是通过血浆置换将 IgM 从体循环中清除出去。在血浆置换前应避免输注红细胞，以避免增加血清黏度。

血浆置换并不改变病程，因此，在血浆置换完成后，应立刻开始对患者进行化疗。这种方法也有助于避免可能与血清蛋白结合的药物的潜在损失。

（2）复发患者的治疗。疾病复发与血清中 IgM 单克隆蛋白升高以及 WM 相关症状有关。在许多患者中，复发时 IgM 蛋白水平不像最初诊断时那么高。不幸的是，目前 WM 是无法治愈的，几乎所有的患者在最初的治疗后都会复发。

在最初出现重大反应的患者中，是否恢复治疗应基于血细胞减少或症状的复发程度，而不是仅基于单克隆蛋白水平。复发时使用的治疗类型取决于患者对初始治疗的反应。有症状的患者在初始治疗 1～2 年后复发，可以重复初始治疗的方案。另一方面，对于初次治疗后 1～2 年以内复发的患者，可采用替代方案。

（3）造血干细胞移植。对于那些对化疗敏感，且身体状况较好的病人，在高剂量化疗后首次复发时，可以考虑自体造血干细胞移植治疗。虽然对于之前接受过多种治疗的患者和那些在移植时被认为对治疗不敏感的患者中仍能看到良好的结果，但这两个因素确实会对预期的结果产生负面影响。对于同种异体造血干细胞移植，目前仍主要用于相关的临床试验。

（4）其他药物。阿伦单抗（alemtuzumab）是一种单克隆抗体，可以抑制 CD52。CD52 可以促进淋巴浆细胞样淋巴瘤中浆细胞样淋巴细胞的生长，提高它们的生存率。来那度胺（lenalidomide）可以起到免疫调节的作用，目前免疫调节剂已与单克隆抗体联合使用，以改善 WM 的症状，同时避免化疗的副作用。其中两种药物是沙利度胺和比更有效的衍生物来那度胺，沙利度胺因为其对胎儿具有严重可致畸作用，目前在全世界范围内几乎禁用。

2. 疗效标准

主要分为以下几类：

（1）完全缓解（complete remission，CR）。如果在免疫固定电泳检测中血清和尿中单克隆抗体为阴性，淋巴结病变和脏器肿大消失，且患者症状中与 WM 直接相关的部分消失，则可以判断为完全缓解。上述表现需在 6 周后确认。此外也需要对骨髓进行组织学分析，以排除恶性细胞仍然存在的可能性。

（2）部分缓解（partial response，PR）。如果在电泳中发现血清单克隆抗体浓度减少 50％以上，通过体格检查与 CT 发现肿大的淋巴结与器官缩小 50％以上并且没有与 WM 直接相关的症状，即可判断为部分缓解。

（3）完全缓解后复发。如果患者在确认为完全缓解后，但是在再次检查中又发现血清单克隆抗体浓度升高，与 WM 直接相关的症状再次出现或者其他有相关临床意义的疾病发生进展，可判断为完全缓解后复发。

（4）疾病进展（progressive disease，PD）。血清蛋白电泳提示单克隆抗体浓度增加 25％，并且需要 3 周后再次证实；或者出现由 WM 本身引起的临床表现或体征加重。

七、分期与预后

目前已经有将 WM 的国际预后评分系统（The International Prognostic Scoring System for WM，IPSSWM）作为 WM 预后参数的提议。该系统包括以下几个表示预后差的因素：年龄大于 65 岁，血红蛋白浓度低于 115 g/L，血小板计数小于 100×10^9/L，β_2 微球蛋白高于 3 μg/mL，血清 IgM 高于 7 000 mg/dL。上述每项各为 1 分，0～1 分的患者中 5 年生存率为 87％，2 分的患者中 5 年生存率为 68％，3～5 分的患者中 5 年生存率为 36％。其他预后差的因素包括全血细胞减少、低白蛋白血症等。

（周嘉伟　周芙玲）

第四节　毛细胞白血病

一、概述

毛细胞白血病（hairy cell leukemia，HCL）是一种惰性成熟 B 细胞肿瘤，最初因为在电镜下观察到细胞表面有细长的突起而命名为毛细胞白血病。HCL 发病率低，在欧美 HCL 仅占淋巴系统肿瘤的 2％，在亚洲发病率更低。发病中位年龄 52 岁，男性与女性比例为 4∶1。约 10％HCL 在形态学、临床表现、免疫表型等方面与经典 HCL 明显不同，中位发病年龄为 71 岁，WHO 2016 将其归入变异型 HCL（HCLv）。

二、病因病理

目前尚未发现 HCL 发病与 EBV 或其他感染有关。绝大部分 HCL 为散发病例。近年的研究发现，几乎所有 HCL 病例均发生了 *BRAF V600E* 突变。*BRAF V600E* 突变持续激活 Raf－MEK 细胞外信号调节激酶（ERK）通路，是驱动 HCL 发生的关键因素。另外还有约有 16％的 HCL 患者有 *CDNK1B* 突变，*KLF2* 和 *CDNK1B* 突变可能是协同 *BRAF V600E* 促进白血病转化的因素。

三、临床症状

HCL 起病隐匿，常见的首发症状是感染和虚弱疲乏；可触及浅表淋巴结肿大者少见，72％～90％患者有可触及的脾肿大，可出现因脾肿大导致腹胀和消化不良症状。HCLv 患者常为巨脾。部分患者是在健康体检或其他无关疾病就诊时偶然发现脾肿大和血细胞计数异常。比较少见的临床表现还包括皮肤血管炎、白细胞分裂性脉管炎、结节性红斑、肺浸润、多关节炎和雷诺现象。

四、诊断

HCL 诊断需结合形态学及免疫分型。

（一）实验室检查

1. 血象

HCL 通常表现为白细胞减少或全血细胞减少，仅 10％～15％病例出现白细胞升高，较少患者出现白细胞显著升高伴外周血肿瘤细胞浸润，如若出现提示病例可能是 HCLv。几乎所有病例都会出现单核细胞减少，是 HCL 较敏感的指标。

2. 生化指标

经典型 HCL 血清可溶性 IL-2 受体升高，HCLv 该指标正常。

3. 外周血涂片

毛细胞体积为小淋巴细胞的 1.5～2 倍。胞核为卵圆形或咖啡豆形，核染色质分布均匀，无核仁或有不明显的小核仁，HCLv 患者常有显著的中位核仁。毛细胞胞质中等量，淡蓝色，胞界不清，常呈绒毛状或褶皱状。

4. 骨髓涂片

骨髓穿刺过程造成的损伤导致骨髓涂片观察毛细胞形态比外周血涂片困难。

5. 骨髓切片

疾病早期，毛细胞呈间质浸润，常规染色不易发现。大多数病例就诊时毛细胞弥漫性分布。高倍镜下，毛细胞形态单一，胞质丰富透明，核卵圆形位于中央，呈现特征性"煎鸡蛋样"。骨髓中残存的正常造血细胞减少。几乎所有病例均出现显著的骨髓纤维化，也因此常导致骨髓穿刺困难。

6. 免疫表型

流式细胞术：HCL 细胞 CD45 强阳性，高强度表达单一性表面 Ig 和 B 细胞标记物 CD19 和 CD20，表达 FMC-7、CD22 和 CD79a，17％患者 CD23 阳性，通常不表达 CD5、CD10 和 CD79b，但是也有 10％～26％的患者 CD10 阳性，小于 5％的患者 CD5 阳性。HCL 特征性表型为表达 CD11c、CD25 和 CD103。90％以上患者表达 CD123，但是 HCLv 不表达 CD123。免疫组化：除特征性 CD11c、CD25、CD103 和 CD123 标记外，AnnexinA1 蛋白是免疫组化可检测的 HCL 非常敏感和特异的标记物。DBA.44 和 TRAP 是 HCL 相对特异和敏感的标记物，但并非所有肿瘤细胞均阳性，并且在其他肿瘤中也有表达。HCL 常过表达 CyclinD1，但是表达强度弱于套细胞淋巴瘤。

7. 分子遗传学

HCL 最常见的异常克隆是 14q＋，此外还有 12p 异常、14q－和 IgH 重排，但是这些为特异性遗传学指标。*BRAF V600E* 突变是 HCL 特异标记。

（二）影像学检查

腹部 CT 或超声检查显示大部分患者有脾肿大，约 25％的病例为巨脾。约 15％的患者存在腹膜后淋巴结肿大，可有巨大的腹腔淋巴结肿大。

五、鉴别诊断

HCL 需要与导致全血细胞减少、脾大以及骨髓纤维化的疾病进行鉴别，如 MDS、MPN、AML 和系统性肥大细胞疾病。外周血涂片或骨髓涂片找到毛样细胞结合特征性免疫表型有助于排除这些疾病，单核细胞减少也可提示 HCL。

同为 CD5$^-$CD10$^-$B 细胞淋巴瘤，HCL 常需要与脾边缘区淋巴瘤（SMZL）进行鉴别，两者均可表现为脾肿大不伴浅表淋巴结大。但是两者骨髓浸润方式有区别，HCL 多为间质性或弥漫浸润，而窦内分布是 SMZL 较特异的形态学特点。HCL 肿瘤细胞毛样突起分布于整个细胞膜表面，SMZL 肿瘤细胞的毛样突起不明显，仅在某个层面可见。另外，SMZL 肿瘤细胞不表达 CD11c、CD25、CD103。

六、治疗

并不是所有新诊断的 HCL 均需要立刻开始治疗。HCL 开始治疗的指征：过度疲劳，有症状的肝脾肿大，不明原因体重下降（6 个月内体重下降超过 10％），血细胞减少（Hb＜110 g/L，PLT＜100×10^9/L，和/或中性粒细胞绝对值＜1×10^9/L），进行性淋巴细胞增多或淋巴结肿大。

HCL 初始治疗药物主要为嘌呤类似物。首选克拉屈滨，推荐剂量为每天 0.14 mg/kg，持续静脉输注，连续 5 天，单个疗程治疗可以使绝大多数患者获得长期的完全缓解，复发率低。主要毒性作用为发热，带状疱疹是常见的晚期感染，还可导致免疫抑制，CD4$^+$细胞减少。

喷司他丁也是 HCL 较好的一线治疗药物，用于无法耐受克拉屈滨或治疗无效的 HCL 患者。标准剂量为 4 mg/m^2，每隔 1 周使用 1 次，持续 3~6 个月，直至达到最大疗效。毒性作用包括发热、恶心、呕吐、光过敏和角膜结膜炎。治疗早期即可出现骨髓抑制和严重感染。喷司他丁也有免疫抑制作用，可致 CD4$^+$和 CD8$^+$细胞减少。喷司他丁不能用于活动性感染、体力状态差及肾功能不全患者。

大多数嘌呤类似物治疗后的 HCL 患者可检测到微小残留病灶。研究表明克拉屈滨治疗后序贯利妥昔单抗（375 mg/m^2，每周 1 次，连续 8 周）可达到 100％完全缓解，微小残留病灶阴性率从 14％提升至 74％，5 年无病生存率达到 95％。

α-干扰素用于存在活动性感染，不适合用克拉屈滨或喷司他丁作为初始治疗的患者。

治疗反应评估：完全缓解是指不输血情况下 Hb＞110 g/L，PLT＞100×10^9/L，和/或中性粒细胞绝对值＞1.5×10^9/L；骨髓活检和外周血涂片未见毛细胞；脾肿大改善；无疾病症状。

尽管使用嘌呤类似物治疗后绝大多数患者可达到完全缓解，但是有许多患者最终会复发。根据治疗后完全缓解时间长短选择复发后治疗方案。嘌呤类似物治疗后完全缓解时间超过两年的患者，复发时可选择与初次治疗相同的嘌呤类似物或其他嘌呤类似物单药治疗，也可联合利妥昔单抗治疗。不适合用克拉屈滨或喷司他丁的患者可选择利妥昔单抗单药治疗。初次治疗后完全缓解时间低于两年或二线治疗后疾病进展的患者推荐参加临床试验。

帕克莫单抗（mextumomab pasudotoxtdfk）是以 CD22 为靶抗原的重组免疫毒素，2018 年 FDA 批准帕克莫单抗用于治疗既往接受过至少 2 种系统治疗的复发性或难治性 HCL。帕克莫单抗在清除 HCL

微小残留病灶方面显著优于维罗非尼、依鲁替尼或利妥昔单抗等靶向药物。

七、预后

克拉屈滨的出现使 HCL 的 4 年总生存率达到 95％以上，缓解时间常超过 10 年，大多数患者可获得长期生存。

（刘晓燕　周芙玲）

第五节　B 细胞幼淋巴细胞白血病

一、概述

B 细胞幼淋巴细胞白血病（B-cell prolymphocytic leukemia，B-PLL）是一种罕见的恶性血液肿瘤，其特征主要为外周血、骨髓和脾脏被克隆性 B 幼淋巴细胞浸润，外周血幼淋巴细胞在淋巴细胞中占比大于 55％。B-PLL 发病率低，在淋巴系统白血病中仅占 1％左右。发病中位年龄 65～69 岁，男性略多于女性。

二、病因病理

B-PLL 病因及对应的正常成熟 B 细胞尚不清楚。分子遗传学研究显示，B-PLL 病理包括 IgHV 区未突变和突变两类，提示其发病机制可能存在生发中心前和生发中心后两种不同通路。近期研究发现，76％的患者存在 MYC 异常，全基因组测序则显示 B-PLL 常见的基因突变还有 TP53、MYD88、BCOR、SF3B1、SETD2、CHD2、CXCR 4 和 BCLAF1。

三、临床症状

B-PLL 患者症状主要为发热、多汗、乏力、消瘦、腹胀。脾明显肿大，无淋巴结肿大或轻度淋巴结肿大。

四、诊断

B-PLL 细胞形态学特征有一定特异性，但是与其他 B 细胞肿瘤有部分重叠，需结合免疫表型和分子遗传学进行诊断。

（一）实验室检查

1. 血象

B-PLL 患者白细胞常显著增多（>100×10⁹/L），伴淋巴细胞比例升高，幼淋巴细胞占淋巴细胞 55％以上。约半数患者因骨髓受肿瘤细胞侵犯而造成贫血和血小板减少。

2. 外周血生化指标

部分 B-PLL 患者可检测到中度血清单克隆丙种球蛋白症，通常为 IgG 或 IgM 型。

3. 外周血及骨髓涂片

肿瘤性幼淋巴细胞显著替代造血成分。幼淋巴细胞中等大小，胞质少至中等量，核圆，染色质中等浓缩，有单个显著的核仁，细胞界线清楚，细胞之间形态差异小。

4. 骨髓切片

肿瘤细胞在骨髓切片中呈弥漫性或间质性浸润，也可有局灶性结节状浸润。异常幼淋巴相对一致，胞体小至中等大，有显著的中央小核仁。

5. 免疫表型

B-PLL 肿瘤细胞表达 B 细胞抗原 CD19、CD20、CD22、CD79a、单一膜轻链 Ig 和 FMC7。CD10 阴性，约 30% 的病例 CD5 阳性，仅 20%～25% 的患者 CD23 阳性。

6. 分子遗传学

常见 17p13，13q14，11q23 缺失，17p 缺失累及 TP53 基因。

（二）影像学检查

腹部 CT 或超声检查显示大部分患者有脾肿大。

五、鉴别诊断

幼淋巴细胞样细胞学特征还可见于 CLL 伴幼淋巴细胞增多、MCL 白血病阶段、SMZL 及 HCLv，故 B-PLL 需与这些疾病进行鉴别。

1. CLL

PLL 病程比 CLL 进展快，PLL 白细胞增高往往比 CLL 更显著。CLL 淋巴细胞为成熟的小淋巴细胞，无核仁，幼淋巴细胞少于 55%。

2. MCL

之前 B 细胞肿瘤伴幼淋巴细胞特征及 t (11；14) 易位被报道为 B-PLL，其实它是 MCL 白血病表现，常有显著脾肿大，结合核型或 FISH 检测 CCND1/IgH 异常可鉴别。

3. SMZL

SMZL 可有部分 PLL 样细胞，但是 SMZL 还会有浆样分化或绒毛状淋巴细胞。SMZL 骨髓分布为结节状或微小窦内浸润，B-PLL 则呈现为白血病间质浸润。

4. HCL

HCL 肿瘤细胞特征性表达 CD11c、CD25、CD103。

六、治疗

目前尚无标准一线治疗方案。是否有 TP53 突变可指导治疗药物的选择。

TP53 正常的患者更推荐联合化疗方案。喷司他丁、克拉屈滨单药治疗 B-PLL 部分缓解率分别为 50%、38%，完全缓解率为 37%、50%。而利妥昔单抗联合氟达拉滨、环磷酰胺或苯达莫司汀治疗 B-PLL 患者均获得完全缓解。

阿仑单抗用于 TP53 突变患者，治疗效果可，部分病例可达到持续完全缓解。B 细胞受体抑制剂对 TP53 突变患者显示出较好的疗效。依鲁替尼单药治疗 2 例 B-PLL，完全缓解时间超过 12 个月。PI3Kδ 抑制剂艾代拉里斯治疗 TP53 突变 B-PLL 患者 5 例，其中 3 例达到完全缓解，持续时间 6～10.5 个月，2 例部分缓解。

复发/难治患者可选择与一线治疗方案相同或相似方案，伴 TP53 突变患者可考虑异基因造血干细胞移植，或 BCR 抑制剂治疗及入组临床试验。

七、预后

B-PLL 患者多预后不良，化疗后缓解持续时间较短。中位生存时间为 30～50 个月。

（刘晓燕　周芙玲）

第六节　套细胞淋巴瘤

一、概述

套细胞淋巴瘤（mantle cell lymphoma，MCL）是一种较少见的 B 细胞淋巴瘤，多见于老年男性，80％以上的患者诊断时处于疾病晚期（Ann Arbor Ⅲ、Ⅳ期），常见临床表现为淋巴结肿大、肝脾肿大及骨髓受累侵犯，其他部位结外侵犯也常见。MCL 起源于淋巴结套区，组织学特征为淋巴结呈弥漫性、结节状、套区型或少数的滤泡性生长模式，典型的 MCL 细胞为形态单一、小到中等大小的淋巴细胞，10％～15％的 MCL 细胞形态呈"母细胞样变"（可由此分为经典性母细胞变异型和多形性母细胞变异型），Cyclin D1 核内高表达是 MCL 的特征性标志，少数患者 Cyclin D1 阴性，但 Cyclin D2 或 Cyclin D3 阳性，SOX11 阳性。MCL 具有特征性的细胞遗传学异常 t（11；14）(q13；q32)，80％以上的 MCL 继发其他遗传学异常，约 1/3 的 MCL 患者可经荧光原位杂交（FISH）技术检出 *MYC* 基因获得/扩增和（或）*TP53* 基因缺失。MCL 可分为三型：①经典型 MCL，即呈侵袭性过程的 MCL，临床上最为多见；②白血病样非淋巴结性 MCL，即所谓惰性 MCL，临床少见；③原位套细胞肿瘤（ISMCN），常偶然被发现，很少出现进展。经典型 MCL 按照 Ann Arbor 分期系统进行分期。

二、病因病理

套细胞淋巴瘤的具体发生机制目前尚不明确。目前，考虑其发病和环境因素、遗传因素及病毒感染等因素相关。典型的免疫表型为 CD5、CD19、CD20 阳性，CD23 和 CD200 阴性或弱阳性，CD43 阳性，强表达 sIgM 或 IgD，但 CD10、CD11c 和 BCL6 常阴性。免疫组化染色几乎所有患者均 Cyclin D1 和 BCL2 阳性。Cyclin D1 核内强阳性是 MCL 特异性的免疫标志，少部分患者 Cyclin D1 阴性，但 SOX11 阳性。95％以上的 MCL 患者有特征性的染色体 t（11；14)(q13；q32)。

三、临床表现

套细胞淋巴瘤最常见的表现是淋巴结肿大，经常伴随全身症状（盗汗、发热及体重减轻等）。几乎 70％的病人在诊断时已是Ⅲ期或Ⅳ期病变，常伴骨髓和外周血浸润。结外器官可能被侵及，常见受累部位为肝脏、胃肠道、韦氏环等。

四、诊断

初治 MCL 患者的入院评估包括：

1. 实验室检查

①血尿便常规、生化全项（包括乳酸脱氢酶）、β_2-微球蛋白、乙型肝炎＋丙型肝炎病毒＋艾滋病病毒＋梅毒抗体（异常者应进一步进行病毒 DNA/RNA 检测或确证实验）、凝血功能检查，育龄期女性需进行妊娠试验；②有血清球蛋白异常增高的患者应通过血尿免疫固定电泳和游离轻链检查来检测 M 蛋白；③怀疑有嗜血性淋巴组织细胞增多症的患者应监测血常规、血清铁蛋白定量、血清三酰甘油、血浆纤维蛋白原、外周血可溶性 CD25 水平以及 NK 细胞活性，必要时行骨髓检查寻找噬血细胞现象。

2. 影像学检查

①治疗前进行全身 PET-CT 或颈部、胸部、腹部、盆腔增强 CT 检查以确定疾病分期；以全身 PET-CT 检查进行分期的患者，建议在治疗前完成淋巴瘤累及部位的增强 CT 检查，以便治疗后、随访时进行评估；②心电图和心脏超声检查；③淋巴瘤累及鼻咽部的患者应进行鼻咽 MRI 平扫/增强；④有中枢神经系统淋巴瘤表现或高危因素的患者，进行头颅 MRI 平扫/增强、腰椎穿刺和脑脊液细胞

学检查，以流式细胞术检测脑脊液中细胞的免疫分型，可以提高中枢神经系统淋巴瘤诊断的敏感性和特异性；⑤胃肠淋巴瘤患者应行电子胃镜/肠镜＋超声胃镜/肠镜，胃淋巴瘤患者应检测幽门螺杆菌。

3. 骨髓检查

①行骨髓穿刺术，获取骨髓液进行骨髓细胞学检查、免疫分型（图 2-6-1）、染色体分析，淋巴瘤累及骨髓的患者可以行淋巴瘤相关的 FISH 检查；②行骨髓活检，制备骨髓组织切片，行组织病理学及免疫组化检查（图 2-6-2）。

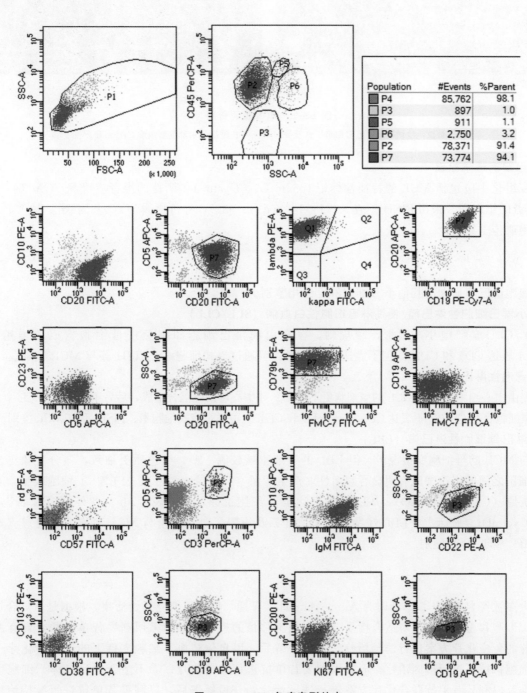

图 2-6-1　MCL 免疫表型特点

膜表面免疫球蛋白表达相对较强，轻链限制性 K 型多见。表达 CD5、FMC-7、CD43，不表达 CD10、bcl-6，CD23 阴性或者弱表达。幼稚细胞型或多形性变异型不表达 CD5，可能表达 CD10。

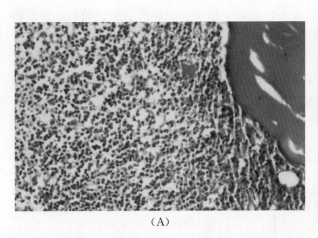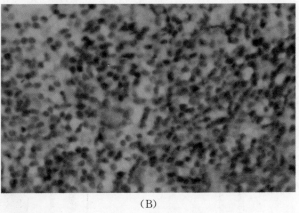

(A)　　　　　　　　　　　　　　　　　　　　　　　　(B)

图 2-6-2　MCL 侵犯骨髓

（A）骨髓活检切片示淋巴瘤细胞呈弥漫浸润；（B）免疫组化示淋巴瘤细胞 CyclinD1 阳性。

4. 组织病理学检查

免疫组化中应包括 MCL 的特征性标记 Cyclin D1，Cyclin D1 阴性的患者应检测 *SOX11*。尚应对 MCL 患者的组织切片采用 FISH 检查 t（11；14）（q13；q32），并可检测 *MYC* 基因获得/缺失、17p 缺失等细胞遗传学异常。

五、鉴别诊断

套细胞淋巴瘤通常与其他小 B 细胞淋巴瘤相鉴别。

1. 小淋巴细胞性淋巴瘤/慢性淋巴细胞性白血病（SLL/CLL）

SLL/CLL 瘤细胞小，圆形，较规则，存在由前淋巴细胞和副免疫母细胞构成的增殖中心。SLL/CLL 表达 CD5 和 CD23，但不表达 CyclinD1。可通过流式细胞术、FISH 等与 MCL 鉴别。

2. 滤泡性淋巴瘤（FL）

肿瘤由中心细胞（核比 MCL 的瘤细胞更不规则）和中心母细胞混合组成，后者不存在于 MCL 中。滤泡性淋巴瘤细胞表达 CD10，不表达 CD5，CyclinD1 和 CD43。可通过流式细胞术、FISH 等与 MCL 鉴别。

3. 淋巴母细胞性淋巴瘤（LBL）

易与 MCL 的母细胞变型混淆，但 LBL 的瘤细胞核较圆一些，染色质更细致，核分裂象更多，散布在瘤细胞之间的组织细胞有明显吞噬活性，产生"星空"图像。大多数 LBL 为 T 细胞表型，表达全 T 细胞抗原（CD3、CD45RO），B-LBL 虽表达全 B 细胞抗原，但不表达 sIg。此外，LBL 表达 TdT，不表达 CyclinD1。临床上，LBL 好发于儿童，常累及纵隔，也有助于与 MCL 鉴别。可通过流式细胞术、FISH 等与 MCL 鉴别。

六、治疗

绝大多数经典型 MCL 诊断时为 Ann Arbor Ⅲ、Ⅳ期，诊断后即应开始治疗，根据是否适合接受自体造血干细胞移植分组：①对适合接受自体干细胞移植的患者，推荐采用利妥昔单抗联合含有大剂量阿糖胞苷的免疫化疗方案进行诱导治疗，获得缓解后，以自体造血干细胞支持下的大剂量化疗（自体造血干细胞移植）进行巩固治疗，而后以利妥昔单抗进行维持治疗；②不适合接受自体干细胞移植的患者，推荐以利妥昔单抗联合化疗方案进行诱导治疗，获得缓解后，以利妥昔单抗进行维持治疗。极少数经典型 MCL 患者诊断时为 Ann Arbor Ⅰ期或Ⅱ期，Ⅱ期伴有大包块的患者按照晚期患者原则治疗，其余患者可考虑局部放疗、免疫化疗联合局部放疗。惰性白血病样非淋巴结性 MCL 参考中国慢性淋巴细胞白血病/小淋巴细胞淋巴瘤的诊断与治疗指南（2015 年版）判断有无治疗指征，无治疗指征的患者可先采取观察等待的策略。

1. RCHOP/RDHAP 交替方案

如表 2-6-1、表 2-6-2。

表 2-6-1　R-CHOP 方案

药物	剂量	给药频率	给药方式	给药时间
利妥昔单抗	375 mg/m²	qd	iv	d0
环磷酰胺	750 mg/m²	qd	iv	d1
多柔比星	50 mg/m²	qd	iv	d1
长春新碱	1.4 mg/m²（最大剂量 2 mg）	qd	iv	d1
泼尼松	100 mg	qd	po	d1～d5

注：每 21 d 重复。

表 2-6-2　DHAP±R 方案

药物	剂量	给药频率	给药方式	给药时间
利妥昔单抗	375 mg/m²	qd	iv	d0
顺铂	100 mg/m²	qd	持续 24 小时连续静脉滴注或泵入	d1
阿糖胞苷	2 g/m²	q12h	iv	d2
地塞米松	40 mg	qd	iv	d1～d4

注：每 21 d 重复。

（1）方案解析。R-CHOP 方案与 DHAP±R 方案交替进行，各三个疗程。R-CHOP 及 DHAP±R 具体方案内容参考本书"弥漫性大 B 细胞淋巴瘤"章节。

（2）不良反应。肾脏毒性为 DHAP±R 方案的重要的并发症。若出现肾脏毒性反应，则建议将顺铂剂量减至 50 mg/m²，或者换成奥沙利铂 100 mg/m²。

2. NORDIC 方案

如表 2-6-3、表 2-6-4。

表 2-6-3　maxiCHOP-21 方案

药物	剂量	给药频率	给药方式	给药时间
环磷酰胺	1 200 mg/m²	qd	iv	d1
多柔比星	75 mg/m²	qd	iv	d1
长春新碱	1.4 mg/m²（最大剂量 2 mg）	qd	iv	d1
泼尼松	100 mg	qd	po	d1～d5

注：每 21 d 重复。

表 2-6-4　R＋大剂量阿糖胞苷-21 方案

药物	剂量	给药频率	给药方式	给药时间
利妥昔单抗	375 mg/m²	qd	iv	d1
阿糖胞苷	3 g/m²	q12h	iv	d1～d2

注：每 21 d 重复。

（1）Nordic 方案。即北欧淋巴瘤研究组方案，适用于侵袭性 MCL，具体方案过程为 maxi CHOP-21 方案与大剂量阿糖胞苷-21 方案交替进行，各 3 个周期，每个周期 21 天；这 6 个周期中，第 2～5 周期第 1 天均给予利妥昔单抗 375 mg/m^2 静脉注射，第 6 周期第 1、9 天给予利妥昔单抗 375 mg/m^2 静脉注射，共计 6 次给药。疗程中均需 G-CSF 支持。

（2）方案变异和剂量调整。若患者年龄＞60 岁，阿糖胞苷剂量调整为 2 g/m^2。

3. R±HyperCVAD/MTX-Ara-C 方案

如表 2-6-5、表 2-6-6。

表 2-6-5　R±HyperCVAD 方案

药物	剂量	给药频率	给药方式	给药时间
利妥昔单抗	375 mg/m^2	qd	iv	d1
环磷酰胺	300 mg/m^2	q12h	iv（持续 3 h）	d2～d4
美司钠	600 mg/（m^2·d）	qd	iv（持续 24 h）	d2～d4 从首剂 CTX 给药前用药前 1 h 开始，维持到最后一剂 CTX 给药后 12 h
多柔比星	16.6 mg/（m^2·d）	qd	iv（持续输注 72 小时）	d5～d7
地塞米松	40 mg/d	qd	po 或 iv	d2～d5，d12～d15
长春新碱	1.4 mg/m^2（最大剂量 2 mg）	qd	iv	d5，d12

注：每 21 d 重复。

表 2-6-6　R±MTX-Ara-C

药物	剂量	给药频率	给药方式	给药时间
利妥昔单抗	375 mg/m^2	qd	iv	d1
氨甲蝶呤	200 mg/m^2	qd	iv（持续 2 h）	d2
	800 mg/m^2		iv（持续 22 h）	
阿糖胞苷	3 g/m^2	q12h	iv（持续 2 h）	d3～d4

注：每 21 d 重复。

（1）此方案适用于年轻、侵袭性 MCL。具体方案过程为 R±HyperCVAD 方案与 R±MTX-Ara-C 方案交替进行，各 4 个周期，每个周期 21 d，共计 8 个周期。疗程中均需 G-CSF 支持。

（2）方案变异：多柔比星用法也可以参考其他文献，按照 50 mg/（m^2·d）持续静脉滴注 24 h，d5。

（3）剂量调整：鉴于阿糖胞苷骨髓抑制毒性较重，尤其是对血小板的抑制较重，可导致化疗延迟甚至中止，因此各中心可根据患者年龄、体力情况、淋巴瘤病情等综合判断，酌情调整剂量。例如，年龄＞60 岁或肌酐＞1.5 mg/dL 的患者，建议将阿糖胞苷剂量改为 1 g/m^2。

（4）不良反应：多见于血液毒性包括白细胞减少及血小板减低，有少数表现为一些非血液毒性反应如感染、乏力、出血、肾脏损害等。大剂量 MTX 使用后可能出现严重的消化道黏膜损伤等不良反应，必须以亚叶酸钙进行解救，常用方法为：亚叶酸钙首剂 50 mg 静脉注射，MTX 结束后 12 h 开始，之后以 15 mg 静脉注射，q6 h，共计 8 次或直至血清 MTX 浓度＜0.1 μM。如果血清 MTX 浓度在 MTX 输注结束后 0 h≥20 μM，或 24 h≥1 μM，或 48 h≥0.1 μM，则应使用亚叶酸钙 50 mg 静脉注射，q6 h，或者 100 mg 静脉注射，q3 h，直至血清 MTX 浓度＜0.1 μM。

（二）高强度治疗后的巩固治疗

大剂量化疗＋自体造血干细胞移植（HDT/ASCT）。

对于能够接受自体造血干细胞移植的患者，推荐采用高强度诱导化疗达到 CR 后，行自体造血干细胞移植（HDT/ASCT）作为巩固治疗。

（三）利妥昔单抗维持治疗

利妥昔单抗 375 mg/m²，每 8 周重复，直至疾病进展或者不能耐受。

（四）非高强度诱导治疗常用方案

1. 苯达莫司汀＋利妥昔单抗方案（BR）

如表 2-6-7、表 2-6-8 所示。

表 2-6-7　苯达莫司汀＋利妥昔单抗方案

药物	剂量	给药频率	给药方式	给药时间
利妥昔单抗	375 mg/m²	qd	iv	d0
苯达莫司汀	90 mg/m²	qd	iv	d1～d2

注：每 28 d 重复。

此方案常用于惰性患者或不能耐受高强度免疫化疗的侵袭性患者，疗程中均需 G-CSF 支持。

2. VR-CAP 方案

如表 2-6-8 所示。

表 2-6-8　VR-CAP 方案

药物	剂量	给药频率	给药方式	给药时间
利妥昔单抗	375 mg/m²	qd	iv	d1
硼替佐米	1.3 mg/m²	qd	iv	d1，d4，d8，d11
环磷酰胺	750 mg/m²	qd	iv	d1
多柔比星	50 mg/m²	qd	iv	d1
泼尼松	100 mg	qd	po	d1～d5

注：每 21 d 重复。

1）LYM-3002 临床研究中提出，与 R-CHOP 方案相比，VR-CAP 方案具有更好的疗效，但血液毒性不良反应更为明显。

2）剂量调整。

（1）如果患者出现以下情况，则硼替佐米剂量下调至 1.0 mg/m²，剂量可逐级下调到 0.7 mg/m²，或甚至停药。①如果患者出现 3 级或更严重的中性粒细胞减少并合并发热。②持续超过 7 d 的 4 级中性粒细胞减少，血小板计数低于 10×10⁹/L。③与硼替佐米相关的 3 级或更严重的非血液学毒性。

（2）如果患者发生与输注相关的反应，则允许将利妥昔单抗的输注率降低 50%。

（3）如果患者的肝功能受损，则建议将阿霉素和长春新碱的剂量降低 25％～50％，并降低泼尼松的剂量。

3. R-CHOP 方案

具体方案内容参考本书"弥漫性大 B 细胞淋巴瘤"章节。

4. R-BAC 方案

如表 2-6-9 所示。

表 2-6-9　R-BAC 方案

药物	剂量	给药频率	给药方式	给药时间
利妥昔单抗	375 mg/m²	qd	iv	d1
苯达莫司汀	70 mg/m²	qd	iv	d2～d3
阿糖胞苷	800 mg/m²	q12h	iv	d2～d4

注：每 28 d 重复。

此方案中老年患者阿糖胞苷的最大耐受剂量为 800 mg/m²。

（五）非高强度治疗后的利妥昔单抗维持治疗

利妥昔单抗 375 mg/m²，每 8 周重复，直至疾病进展或者不能耐受，对于接受 R-CHOP 诱导治疗的患者，利妥昔单抗维持治疗为一类证据；对于接受 BR 方案诱导治疗的患者，前瞻性研究提示未见获益；对于接受 VR-CAP、R-BAC 方案化疗的患者，利妥昔单抗维持治疗是否获益尚无证据。

（六）常用二线方案

对于一线化疗未能达 CR 的 MCL 患者，建议尽早启用二线治疗从而获得 CR。

1. 伊布替尼士利妥昔单抗方案

如表 2-6-10 所示。

表 2-6-10　伊布替尼士利妥昔单抗方案

药物	剂量	给药频率	给药方式	给药时间
利妥昔单抗	375 mg/m²	qd	iv	第一周期每周一次，连用四周；第 3～8 周期 d1 用药；随后每 2 周期用药 1 次
伊布替尼	560 mg	qd	po	d1～d28

注：每 28 d 重复。

剂量调整：伊布替尼持续用药，直至疾病进展或者不能耐受时则停药。出现下列情况之一者，伊布替尼需要降低剂量到 420 mg，po，qd，剂量可逐级下调到 280 mg，po，qd；140 mg，po，qd；或至停药。

（1）化疗前中性粒细胞计数绝对值＜0.5×10⁹/L 超过 7d。

（2）血小板计数绝对值＜50×10⁹/L 并伴随大量出血症状。

（3）血小板计数绝对值＜25×10⁹/L。

（4）3 级或 4 级恶心、呕吐或腹泻，用强止吐或止泻治疗方案，但治疗无效的情况。

（5）任何 4 级或不可控的 3 级药物相关毒性作用。

2. 利妥昔单抗±来那度胺方案

如表 2-6-11 所示。

表 2-6-11　利妥昔单抗±来那度胺方案

药物	剂量	给药频率	给药方式	给药时间
利妥昔单抗	375 mg/m²	qd	iv	d0
来那度胺	10~25 mg	qd	po	d1~d21

注：每 28 d 重复。

具体方案解析参考本书"弥漫性大 B 细胞淋巴瘤"章节。

3. 利妥昔单抗±来那度胺±伊布替尼方案（category 2B）

如表 2-6-12 所示。

表 2-6-12　利妥昔单抗±来那度胺±伊布替尼方案

药物	剂量	给药频率	给药方式	给药时间
利妥昔单抗	375 mg/m²	qd	iv	每周 1 次连用 4 周，此后每 8 周 1 次
来那度胺	15 mg	qd	po	d1~d21
伊布替尼	560 mg	qd	po	qd

注：每 28 d 重复。

（1）剂量调整：当出现 3 级或 4 级血液学毒性时，伊布替尼和来那度胺须减量。伊布替尼可逐级降至 420 mg，qd；280 mg，qd。来那度胺可逐级降至 10 mg，qd；5 mg，qd。

（2）不良反应：常见 1~2 级非血液毒性反应包括胃肠反应、感染、皮疹等，胃肠道反应常出现在治疗早期。3~4 级血液毒性反应包括白细胞减低、血小板减少及贫血等。

4. 苯达莫司汀±利妥昔单抗方案

同本节非高强度诱导化疗中苯达莫司汀±利妥昔单抗方案。

5. 硼替佐米±利妥昔单抗方案

如表 2-6-13 所示。

表 2-6-13　硼替佐米±利妥昔单抗方案

药物	剂量	给药频率	给药方式	给药时间
利妥昔单抗	375 mg/m²	qd	iv	d1，d8
硼替佐米	1.3~1.5 mg/m²	qd	皮下注射或者静脉注射	d1，d4，d8，d11

注：每 21 d 重复。

1）方案变异：利妥昔单抗也可按照以下方式给药：375 mg/m²，qd，静脉滴注。

2）剂量调整。

（1）若出现 3 级神经毒性反应，则将硼替佐米剂量减至 1.3 mg/m²。

（2）若出现 3 级或 4 级血液毒性（包括白细胞减少及血小板减少），或 2 级感觉神经、运动神经或自主神经病变，则将硼替佐米剂量减至 $1.1\,\mathrm{mg/m^2}$。

（3）若出现 3 级感觉神经、运动神经或自主神经病变，或二次发生 3 或 4 级血液毒性，则将硼替佐米剂量减至 $0.9\,\mathrm{mg/m^2}$。

3）不良反应：常见 3 或 4 级血液毒性（包括白细胞减少及血小板减少），以及皮疹、感觉神经病变、疲劳、腹泻、便秘和直立性低血压等。

（七）二线巩固治疗

异基因造血干细胞移植。

七、预后

常用简易套细胞淋巴瘤国际预后评分系统（MIPI）（表 2-6-14）、结合 Ki-67 的 MIPI-C 评分系统对其进行预后分层（表 2-6-15）。*del 17p* 或 *TP53* 突变、*MYC* 基因获得/扩增等细胞和分子遗传学异常也与预后相关。经典型 MCL 兼具侵袭性淋巴瘤的侵袭性和惰性淋巴瘤的不可治愈性特点。

表 2-6-14　简易套细胞淋巴瘤国际预后评分系统（MIPI）

简化评分	年龄（岁）	ECOG 评分（分）	LDH 值/正常值	WBC（$\times 10^9/\mathrm{L}$）
0	＜50	0～1	＜0.67	＜6.70
1	50～59	—	0.67～0.99	6.70～9.99
2	60～69	2～4	1.00～1.49	10.00～14.99
3	≥70	—	≥1.50	≥15.00

注：MIPI 低位组：0～3 分；中危组：4～5 分；高危组：6～11 分。

表 2-6-15　结合 Ki-67 指数的联合 MIPI 预后评分系统（MIPI-c）

MIPI-c 分组	MIPI 分组	Ki-67 指数	患者比例（%）	5 年总生存率（%）
低危	低危	＜30%	32～44	85
低中危	低危	≥30%	5～9	72
	中危	＜30%	25～29	
高中危	中危	≥30%	6～10	43
	高危	＜30%	10～13	
高危	高危	≥30%	5～11	17

（方　峻）

第七节　弥漫性大 B 细胞淋巴瘤

一、概述

弥漫性大 B 细胞淋巴瘤（diffuse large B-cell lymphoma，DLBCL）是成人淋巴瘤中最常见的病理类型，是一组异质性很强的、以肿瘤性大 B 细胞弥漫性生长、导致正常淋巴结结构破坏为特征的侵袭性淋巴瘤。DLBCL 依靠组织病理学和免疫组化分析来明确诊断。基于免疫组化分析的 Han's 模型分类，可将其分为生发中心 B 细胞样（germinal center B-cell-like，GCB）、非生发中心 B 细胞样（non germinal center B-cell-like，non－GCB）亚型。根据基因表达谱，可将其区分为不同的细胞来源（cell of origin，COO）亚型：GCB 亚型、激活 B 细胞样（activated B-cell-like，ABC）亚型。部分患者通过免疫组化分析在确诊淋巴瘤的组织切片中检出 *MYC* 和 *BCL2* 蛋白高表达，称为双表达淋巴瘤（dual-protein expression lymphoma，DEL），此类患者预后不良。少数患者通过 FISH 技术检测出淋巴瘤细胞中同时存在 *MYC* 和 *BCL2* 基因重排，或者同时存在 *MYC*、*BCL2*、*BCL6* 基因重排，既往称为"双打击/三打击淋巴瘤"（double－hit lymphoma/triple-hit lymphoma，DHL/THL）；2016 年 WHO 淋巴瘤分类中将其归入新的分类"高级别 B 细胞淋巴瘤（HGBL）伴有 *MYC* 和 *BCL2* 和/或 *BCL6* 重排"，此类患者经标准化疗难以缓解、容易复发和进展、预后极差。

二、病因病理

弥漫大 B 细胞淋巴瘤的病因尚未完全阐明，通常是原发的，但也可以从其他低度侵袭性的淋巴瘤如慢性淋巴细胞白血病/小淋巴细胞淋巴瘤、滤泡淋巴瘤、套细胞淋巴瘤等发展或转化而来，这种演进可能与一些染色体结构改变有关。除此，疾病与环境因素、遗传因素及病毒感染尤其是 HIV、EB 病毒和人类疱疹病毒 8 型等关系密切。

弥漫大 B 细胞淋巴瘤（DLBCL）病理诊断及免疫表型：镜下可见相对单一形态的大细胞的弥漫性排列。细胞形态多样，可分为多种变异型，包括中心母细胞型、免疫母细胞型、富于 T 细胞/组织细胞型、间变细胞型等多种类型。肿瘤细胞全 B 细胞标记物（CD19、CD20、CD22）、CD79a 阳性、细胞膜和（或）细胞质免疫球蛋白（IgM＞IgG＞IgA）阳性、免疫球蛋白轻链限制性表达（κ^-/λ^+ 或 κ^+/λ^-）。GCB 亚型的 DLBCL 特征性免疫表型为 $CD10^+$，或 $CD10^-$、$BCL6^+$、$MUM1^-$；non-GCB 亚型的 DLBCL 特征性表型为 $CD10^-$、$BCL6^-$，或 $CD10^-$、$BCL6^+$、$MUM1^+$。少数 DLBCL 表达 CD5，但一般不表达 CD23、CyclinD1。

三、临床表现

典型表现是浅表部位淋巴结无痛性、进行性肿大，表面光滑，质地较韧，触之如乒乓球感，或像鼻尖的硬度。淋巴细胞既可在胸腺、骨髓发生恶变，也可在淋巴结、脾、扁桃体及全身其他组织和器官的淋巴组织发生变化。

1. 淋巴结肿大

最典型的表现是浅表部位和深部淋巴结无痛性、进行性肿大，表面光滑，质地较韧，触之如乒乓球感，或像鼻尖的硬度。以颈部和锁骨上淋巴结肿大最常见，腋窝、腹股沟淋巴结次之。进行性肿大的淋巴结可能对周围的组织器官造成影响或压迫，并引起相应症状。如纵隔巨大淋巴结可压迫上腔静脉，导致血液回流障碍，表现为面颈部肿胀、胸闷、胸痛、呼吸困难等；盆腔和腹腔巨大淋巴结可压迫胃肠道、输尿管或胆管等，造成肠梗阻、肾盂积水或黄疸，并引起腹痛、腹胀。

2. 结外组织/器官受累的表现

淋巴瘤也可以侵及淋巴系统以外的器官，表现为相应器官受侵、破坏、压迫或梗阻。如胃肠道弥漫大 B 细胞淋巴瘤可出现腹痛、胃肠道溃疡、出血、梗阻、压迫等症状；侵及颅脑，可能出现头痛、视物模糊、言语障碍、意识不清、性格改变、部分躯体和肢体的感觉及运动障碍，甚至瘫痪；侵及骨骼，可致骨痛、骨折；侵及鼻咽部，可出现鼻塞、流涕、鼻出血等，类似于鼻咽癌的表现。

3. 全身症状

淋巴瘤是全身性疾病，因此，除上述局部症状，约半数患者还可能出现发热、盗汗、乏力、消瘦、食欲缺乏、皮疹、瘙痒、贫血等全身症状。

四、诊断

DLBCL 的临床分期参照安阿伯分期系统的卢加诺修订版（针对原发结内淋巴瘤）（表 2-7-1），累及胃肠道的 DLBCL 淋巴瘤可参考胃肠道淋巴瘤的卢加诺分期系统、安阿伯分期系统的卢加诺修订版或适用于胃淋巴瘤的 TNM 分期系统（表 2-2-1）。

表 2-7-1　安阿伯分期系统的卢加诺修订版①

分期		受累	结外（E）状态
局限性Ⅰ期		累及一个或一组相邻淋巴结	单一结外病变，无淋巴结受累
Ⅱ期		累及横隔同侧的两组或多组淋巴结	Ⅰ期或Ⅱ期结节范围，限制性连续结外受累
Ⅱ期巨块型②		同上述Ⅱ期，但有"巨块型"病变	不适用
晚期	Ⅲ期	淋巴结在横隔两侧	不适用
		淋巴结在横隔上方，伴脾受累	—
	Ⅳ期	附加非连续性淋巴外受累	不适用

①亲和淋巴瘤的疾病程度由 PET/CT 确定，非亲和淋巴瘤的疾病程度由 CT 确定。

②在弥漫性大 B 细胞淋巴瘤，累及淋巴结或结外病灶最大直径≥7.5 cm；在滤泡性淋巴瘤，累及淋巴结或结外病灶最大直径≥7 cm，称为"巨块型"或"大包块"。

注：扁桃体、韦氏环、脾被视为淋巴结组织。A 类与 B 类对比已从安阿伯分期的卢加诺修订中删除。

初治 DLBCL 患者的入院评估包括：

（1）实验室检查：①血尿便常规、生化全项（包括乳酸脱氢酶）、β₂-微球蛋白、乙型肝炎＋丙型肝炎病毒＋艾滋病病毒＋梅毒抗体（异常者应进一步进行病毒 DNA/RNA 检测或确证实验）、凝血功能检查，育龄期女性需进行妊娠试验；②有血清球蛋白异常增高的患者应通过血尿免疫固定电泳和游离轻链检查来检测 M 蛋白；③怀疑有嗜血性淋巴组织细胞增多症的患者应监测血常规、血清铁蛋白定量、血清三酰甘油、血浆纤维蛋白原、外周血可溶性 CD25 水平和 NK 细胞活性，必要时行骨髓检查寻找噬血细胞现象。

（2）影像学检查：①治疗前进行全身 PET-CT 或颈部、胸部、腹部、盆腔增强 CT 检查以确定疾病分期；以全身 PET-CT 检查进行分期的患者，建议在治疗前完成淋巴瘤累及部位的增强 CT 检查，以便治疗后、随访时评估；②心电图和心脏超声检查；③淋巴瘤累及鼻咽部的患者应进行鼻咽 MRI 平扫/增强；④有中枢神经系统淋巴瘤表现或高危因素的患者，进行头颅 MRI 平扫/增强、腰椎穿刺和脑脊液细胞学检查，以流式细胞术检测脑脊液中细胞的免疫分型，可以提高中枢神经系统淋巴瘤诊断的敏感性和特异性；⑤胃肠淋巴瘤患者应行电子胃镜/肠镜＋超声胃镜/肠镜，胃淋巴瘤患者应检测幽门螺杆菌。

（3）骨髓检查：①行骨髓穿刺术，获取骨髓液进行骨髓细胞学、免疫分型（图 2-7-1）、染色体分析，淋巴瘤累及骨髓的患者可以行淋巴瘤相关的 FISH 检查；②行骨髓活检，制备骨髓组织切片，行组织病理学及免疫组化检查。

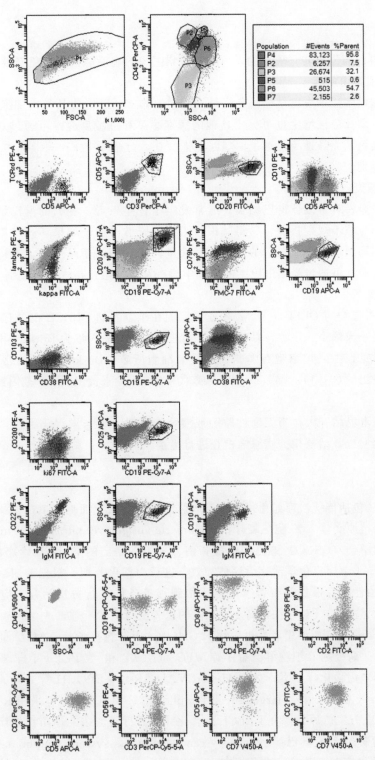

图 2-7-1 DLBCL 免疫表型特点

肿瘤细胞表达 B 细胞标志 CD19、CD20、CD22、CD79a、CD79b，大多数病例有胞膜和胞质免疫球蛋白表达，并有轻链限制性。部分病例表达 CD10 和 bcl-6，少数病例表达 CD5，ki67 多为部分表达。

（4）组织切片病理检查的补充：必要时可对组织切片进行 FISH 检查 *MYC*、*BCL2*、*BCL6* 基因重排，排除高级别 B 细胞淋巴瘤（HGBL）伴有 *MYC* 和 *BCL2* 和/或 *BCL6* 重排。

五、鉴别诊断

1. 转移癌

弥漫大 B 细胞淋巴瘤需与转移癌鉴别，可通过受累组织的病理学检查及免疫组化检查予以鉴别。

2. 传染性单核细胞增多症

传染性单核细胞增多症中淋巴结内的免疫母细胞增生非常活跃，使其与大细胞淋巴瘤的鉴别困难。类似的旺盛的淋巴组织反应性增生也可见于其他的病毒感染和过敏反应。可通过对受累组织进行病理学检查、免疫组化染色、克隆性免疫球蛋白基因重排检查，对循环中 EB 病毒抗体或 DNA 载量检测进行检查等方法予以鉴别。

3. 坏死性淋巴结炎

坏死性淋巴结炎是一种自限性淋巴结炎，通常发生于青年患者，肿大的淋巴结中活化的淋巴细胞增生活跃，可出现明显核不规则折叠，易将其误诊为大细胞淋巴瘤。如果坏死灶周围出现活化的淋巴细胞，缺乏淋巴结周围组织受累，大量的核碎片及大量巨噬细胞，新月形核，支持坏死性淋巴结炎的诊断而非大细胞淋巴瘤。可通过受累淋巴结的病理学检查及免疫组化检查予以鉴别。

4. Burkitt 淋巴瘤

典型的 Burkitt 淋巴瘤与 DLBCL 是容易鉴别的，但在东方人的 DLBCL 中可有 Burkitt 淋巴瘤样的分化，瘤细胞中等大小或偏小、一致，吞噬性组织细胞多见，容易误诊为 Burkitt 淋巴瘤。Burkitt 淋巴瘤中"星空"现象常见，为巨噬细胞吞噬凋亡的肿瘤细胞所致。Burkitt 淋巴瘤常有 *MYC* 基因易位，可通过染色体分析检出 t（8；14）（q24；q32），或采用 FISH 检查检出 *MYC* 基因重排。

5. 淋巴结结核

淋巴结结核常有淋巴结肿大，当无寒性脓肿或溃疡形成时，易与淋巴瘤混淆，可通过受累淋巴结病理检查及免疫组化检查、结核相关病原学检查进行鉴别。

六、治疗

DLBCL 治疗方法包括传统治疗如免疫化疗、放射治疗、造血干细胞移植，以及新兴的治疗手段如小分子抑制剂、嵌合抗原受体 T 细胞免疫疗法（chimeric antigen receptor T-cell immunotherapy）。建议依据中国临床肿瘤学会（CSCO）淋巴瘤诊疗指南、NCCN 制定的 DLBCL 诊疗指南进行分层治疗；强调对初治患者在 2~4 个疗程化学治疗后评估疗效、进行中期再分期，根据前期治疗的反应进一步分层治疗；对复发/难治性患者根据是否符合造血干细胞移植条件进行分层治疗。应进行中枢神经系统（CNS）淋巴瘤复发风险评估，对存在较高复发风险的患者进行 CNS 预防。

对于<65 岁的 non-GCB 亚型患者，可采用 R-CHOP＋伊布替尼治疗。*MYC* 重排阳性的患者可以选择 R2-CHOP 方案。高级别 B 细胞淋巴瘤伴有 *MYC* 和 *BCL2* 和/或 *BCL6* 重排（"双打击/三打击淋巴瘤"）患者，推荐采用强化疗方案，如 R-HyperCVAD、R-DA-EPOCH 等方案。DEL、原发纵隔大 B 细胞淋巴瘤（primary mediastinal largre B-cell lymphoma，PMBCL）推荐采用 R-CHOP 方案联合放疗，或 R-DA-EPOCH 方案。原发睾丸 DLBCL 患者化疗后需行对侧睾丸预防性放疗、中枢神经系统淋巴瘤预防。原发中枢神经系统淋巴瘤（primary central nervous system lymphoma，PCNSL）推荐以 R-HD-MTX 为基础的化疗方案治疗，获得缓解后可以采用自体造血干细胞移植或全脑放疗作为巩固治疗。

治疗期间存在高肿瘤负荷的患者应预防肿瘤溶解综合征。存在乙型肝炎病毒再激活风险的患者应严密监测、必要时进行预防性抗病毒治疗。应对肿瘤放化疗相关中性粒细胞减少症进行分层管理和规范化防治。注意防治肿瘤化疗所致血小板减少症。警惕蒽环类药物的心脏毒性，注意防治心脏不良反应。

富 T 细胞/组织细胞大 B 细胞淋巴瘤、原发性皮肤 DLBCL，腿型、EBV 阳性 DLBCL、慢性炎症相关性 DLBCL、血管内大 B 细胞淋巴瘤、ALK$^+$ 大 B 细胞淋巴瘤等亚型的治疗原则与 DLBCL 非特指型相同。

（一）R-CHOP-21/R-CHOP-14 方案

如表 2-7-2 所示。

表 2-7-2　R-CHOP 方案

药物	剂量	给药频率	给药方式	给药时间
利妥昔单抗	375 mg/m²	qd	ivgtt	d0
环磷酰胺	750 mg/m²	qd	ivgtt	d1
多柔比星	50 mg/m²	qd	ivgtt	d1
长春新碱	1.4 mg/m²（最大剂量 2 mg）	qd	ivgtt	d1
泼尼松	100 mg	qd	po	d1～d5

注： 每 21 d 重复，为 R-CHOP-21 方案；每 14 d 重复，为 R-CHOP-14 方案。

1. 方案变异

（1）蒽环类药物：多柔比星（阿霉素）是淋巴瘤化疗方案中最经典的蒽环类药物。除此之外，也可以使用表柔比星、吡柔比星、脂质体阿霉素替代。在 CHOP 方案中，推荐剂量为表柔比星 60～90 mg/m²，吡柔比星 25～40 mg/m²，脂质体阿霉素 30～40 mg/m²。

（2）60 岁以上老年男性 DLBCL 患者使用 R-CHOP 方案时，利妥昔单抗剂量提高至 500 mg/m²，可改善无进展生存和总生存。

（3）多数临床研究中泼尼松的用量为 100 mg，po，qd。少数研究中使用泼尼松 40 mg，po，qd。

2. 药物配置的特殊注意事项

脂质体阿霉素只能使用 5% 葡萄糖注射液配置。

3. 疗程

（1）CSCO 淋巴瘤诊疗指南（2019）提出，对于≤60 岁，低危（aaIPI＝0）、大包块或者中低危（aaIPI＝1）的 DLBCL 患者，推荐使用 R-CHOP-21（6 疗程）±受累部位/受累淋巴结放疗（2 A 类证据），中高危（aaIPI＝2）、高危（aaIPI＝3）患者推荐使用 8R＋6～8 CHOP-21±受累部位/受累淋巴结放疗（1A 类证据），或者 8R＋6 CHOP-14±受累部位/受累淋巴结放疗（1A 类证据）。对于年龄 60～80 岁的、无心功能不全的患者，推荐采用 8R＋6～8 CHOP-21（1A 类证据）、8R＋6CHOP-14±受累部位/受累淋巴结放疗（IPI 低危）（1A 类证据）；大肿块患者采用 8R＋6 CHOP-14＋受累部位/受累淋巴结放疗（1A 类证据）。对于年轻、低危且无大包块的患者，可适当减少化疗疗程，使用 6R＋4 CHOP-21±受累部位/受累淋巴结放疗。

（2）NCCN 的 B 细胞淋巴瘤指南（2019.v4）提出，对于 I、II 期非巨块型（＜7.5 cm）DLBCL 患者，一线治疗方案包括了 R-CHOP-21（3 疗程）＋受累部位放疗（ISRT）（1 类证据），R-CHOP-21（6 疗程）（2A 类证据）、R-CHOP-14（4～6 疗程）±ISRT（2A 类证据）；巨块型（≥7.5 cm）患者推荐 R-CHOP-21（6 个疗程）±ISRT（2A 类证据）；对于 III、IV 期患者，一线方案中仍推荐 R-CHOP-21（6 疗程）（1 类证据），巨块型的患者可加上放疗（2B 类证据）。

4. 常见不良反应及对症处理

（1）出血性膀胱炎（hemorrhagic cystitis，HC）：环磷酰胺的代谢产物容易引起出血性膀胱炎，免疫化学治疗后机体免疫功能受抑、病毒感染或潜伏的病毒感染再激活（如 CMV、多瘤病毒 BKV 等）也与 HC 发生相关。免疫化疗期间充分的水化、碱化、适当的强迫利尿、膀胱黏膜保护剂美司钠有助于预防 HC。美司钠常用量为环磷酰胺或异环磷酰胺剂量的 20%，在环磷酰胺或异环磷酰胺给药的 0 小时段、4 h 后、8 h 后的时间段，静脉注射。如出现肉眼血尿伴有血块或尿路梗阻，尚需留置导尿管、持续膀胱冲洗清除血块，如反复冲洗不能清除血块，可通过膀胱镜清除。与病毒感染相关的 HC，还可给予抗病毒治疗。

（2）心脏毒性：阿霉素、表柔比星、吡柔比星等传统的蒽环类药物具有心脏毒性，毒性与其累积剂量呈正相关（表 2-7-3）。用药前及用药期间应进行心功能的检查和评估，监测心脏毒性的发生。应在第一次使用蒽环类药物前就使用雷佐生预防蒽环类药物的心脏毒性。雷佐生剂量按照 10∶1 的剂量比（雷佐生 500 mg/m² ∶阿霉素 50 mg/m²）使用，30 min 后方可给予阿霉素等蒽环类药物；雷佐生剂的超说明书适应证中，雷佐生与蒽环类药物的剂量比为（10～20）∶1。

表 2-7-3　常用蒽环和蒽醌类药物的最大累积剂量

蒽环和蒽醌类药物	推荐最大累积剂量
阿霉素（ADM）	550 mg/m²（放射治疗或合并用药，<350 mg/m²）
表柔比星（EPI）	900～1 000 mg/m²（用过 ADM，<800 mg/m²）
吡柔比星（THP）	950 mg/m²
柔红霉素（DNR）	550 mg/m²
去甲氧柔红霉素（IDA）	290 mg/m²
阿克拉霉素（ACM）	2 000 mg（用过 ADM<800 mg）
米托蒽醌（MIT）	160 mg/m²（用过 ADM 等药物，<120 mg/m²）

（3）乙肝病毒（HBV）再激活：我国学者对于淋巴瘤免疫化疗 HBV 再激活预防和治疗的共识建议，对于 HBsAg 阳性和抗-HBc 阳性的患者，接受利妥昔单抗和免疫化疗时应预防性使用核苷（酸）类似物进行抗病毒治疗，以降低因 HBV 再激活所引发的死亡风险。在免疫化疗、利妥昔单抗治疗进行期间，应每个月行 HBV DNA 定量检测；免疫化疗结束后，应继续密切随访，每 3 个月进行 HBV DNA 定量检测。预防性抗病毒治疗可选择恩替卡韦、替诺福韦酯，建议优先选择恩替卡韦。原则上应尽早给予抗病毒治疗，至少在启动化疗的同时给予抗病毒治疗。免疫化疗结束后，应根据患者的具体情况、乙肝血清免疫学标志物检查和 HBV DNA 水平决定终止抗病毒药物治疗的时间。对于基线 HBV DNA 水平<10⁴拷贝/mL（2 000 IU/mL）的患者，在完成化疗、免疫抑制治疗后，抗病毒治疗应至少持续 6～12 个月；在完成免疫化疗后，抗病毒治疗应至少持续 12 个月。

（4）骨质疏松和骨折：建议对使用含有类固醇的化疗方案的患者进行骨健康的管理：监测 25-OH 维生素 D 水平，评估骨折风险，治疗后每年进行骨密度检查。缺乏 25-OH 维生素 D 的患者应及时予以补充。

（二）R-DA-EPOCH 方案

如表 2-7-4 所示。

表 2-7-4　R-DA-EPOCH 方案

药物	剂量	给药频率	给药方式	给药时间
利妥昔单抗	375 mg/m²	qd	iv	d0

药物	剂量	给药频率	给药方式	给药时间
依托泊苷	50 mg/m²			
多柔比星	10 mg/m²	qd	持续 96 小时， 连续静脉滴注或泵入	d1～d4
长春新碱	0.4 mg/m²			
环磷酰胺	750 mg/m²	qd	iv	d5
泼尼松	60 mg/m²	bid 或 qd	po	d1～d5

注：每 21 d 重复。

1. 方案变异

泼尼松的剂量在部分文献中为 60 mg/m²，bid，部分文献中为 60 mg/m²，qd。

2. 药物配置的特殊注意事项

依托泊苷、多柔比星、环磷酰胺三种药物混合配制于同一份溶剂（生理盐水 500 mL）中。

3. 剂量调整原则

（1）如果上周期化疗后中性粒细胞未曾降低至＜0.5×10⁹/L，应在上一周期化疗剂量基础上，将依托泊苷、多柔比星、环磷酰胺的剂量上调 20%。

（2）如果上周期化疗后中性粒细胞降低至＜0.5×10⁹/L，但中性粒细胞缺乏时间未超过 1 周，不需调整剂量。

（3）如果上周期化疗后中性粒细胞降低至＜0.5×10⁹/L，并且中性粒细胞缺乏时间超过 1 周，应在上一周期化疗剂量基础上，将依托泊苷、多柔比星、环磷酰胺的剂量下调 20%。

（4）如果上周期化疗后血小板降低至＜25×10⁹/L，应在上一周期化疗剂量基础上，将依托泊苷、多柔比星、环磷酰胺的剂量下调 20%。

（5）如果需要上调剂量，则依托泊苷、多柔比星、环磷酰胺一起上调；如果需要下调，当上次化疗剂量为起始剂量时，仅下调环磷酰胺（即依托泊苷、多柔比星的剂量不低于起始剂量）。

（6）长春新碱的剂量固定，总量为 1.6 mg/m²，不设最大剂量。如发生 2 级运动神经病变，剂量应较上次化疗剂量下调 25%；如发生 3 级运动神经病变，剂量应较上次化疗剂量下调 50%；如发生 2 级感觉神经病变，剂量应较上次化疗剂量下调 50%。

（7）每次化疗后都应预防性使用粒细胞集落刺激因子。

（三）R-mini-CHOP 方案

如表 2-7-5 所示。

表 2-7-5　R-mini-CHOP 方案

药物	剂量	给药频率	给药方式	给药时间
利妥昔单抗	375 mg/m²	qd	iv	d0
环磷酰胺	400 mg/m²	qd	iv	d1
多柔比星	25 mg/m²	qd	iv	d1
长春新碱	1 mg	qd	iv	d1
泼尼松	40 mg/m²	qd	po	d1～d5

注：每 21 d 重复。

剂量和疗程如下：

（1）CSCO 淋巴瘤诊疗指南（2019）提出，R-mini-CHOP 方案为利妥昔单抗＋减剂量的 CHOP（剂量减为标准剂量的 1/2～1/3）。对于年龄＞80 岁，无心功能不全的 DLBCL 患者，推荐 6R-mini-

CHOP-21（2 A 类证据），伴心功能不全的 DLBCL 患者，推荐阿霉素替换为脂质体阿霉素、依托泊苷、吉西他滨（2A 类证据）。

（2）NCCN 的 B 细胞淋巴瘤指南（2019.v4）提出，对于非常虚弱或有左心室功能不全的患者及年龄 >80 岁并有并发症的患者推荐使用 6R-mini-CHOP-21（2 A 类证据）。

（四）R-CDOP 方案

如表 2-7-6 所示。

表 2-7-6　R-CDOP 方案

药物	剂量	给药频率	给药方式	给药时间
利妥昔单抗	375 mg/m²	qd	iv	d0
环磷酰胺	750 mg/m²	qd	iv	d1
多柔比星脂质体	30 mg/m²	qd	iv	d1
长春新碱	1.4 mg/m²（最大剂量 2 mg）	qd	iv	d1
泼尼松	60 mg	qd	po	d1～d5

注：每 21 d 重复。

1. 适应证

多柔比星脂质体比传统的阿霉素具有较低的心脏毒副作用，可作为左室功能不全或非常虚弱患者的一线治疗。

2. 方案变异

（1）此方案中，多柔比星脂质体（脂质体阿霉素）在《中国蒽环类药物治疗淋巴瘤共识》中的推荐剂量为 20～25 mg/m²，在《脂质体阿霉素治疗恶性淋巴瘤和多发性骨髓瘤的中国共识》中推荐的剂量为 30～40 mg/m²，具体使用剂量可根据患者情况酌情选择。

（2）部分研究方案中泼尼松用量为 100 mg，po，qd。

（五）R-GCVP 方案

如表 2-7-7 所示。

表 2-7-7　R-GCVP 方案

药物	剂量	给药频率	给药方式	给药时间
利妥昔单抗	375 mg/m²	qd	iv	d0
环磷酰胺	750 mg/m²	qd	iv	d1
吉西他滨	750 mg/m²	qd	iv	d1, d8
长春新碱	1.4 mg/m²（最大剂量 2 mg）	qd	iv	d1
泼尼松	100 mg	qd	po	d1～d5

注：每 21 d 重复。

1. 适应证

R-GCVP 方案适用于不适宜使用蒽环类化疗方案的 DLBCL 患者，可作为左室功能不全或非常虚弱患者的一线治疗。

2. 剂量调整原则

（1）如果治疗期间发生血液学毒性反应，如中性粒细胞绝对值为 $0.5×10^9/L～0.9×10^9/L$，或是血小板为 $50×10^9/L～75×10^9/L$，则建议吉西他滨、环磷酰胺及长春新碱剂量均下调 25%。

（2）吉西他滨初始剂量为 750 mg/m²，如果没有血液毒副作用、可耐受的条件下，第 2 个疗程中剂量增加至 875 mg/m²，第 3 个疗程中剂量可增加至 1 000 mg/m²，后维持此剂量。每个疗程中 d9 开始，所有患者都必须接受粒细胞集落生长因子（rhG-CSF 或 rh-Peg-G-CSF）支持。如果出现剂量相关性的血液毒性反应，后续疗程中，吉西他滨剂量不建议递增。

（六）DHAP±R 方案

如表 2-7-8 所示。

表 2-7-8　DHAP±R 方案

药物	剂量	给药频率	给药方式	给药时间
利妥昔单抗	375 mg/m²	qd	iv	d0
顺铂	100 mg/m²	qd	持续 24 小时连续静脉滴注或泵入	d1
阿糖胞苷	2 g/m²	q12h	静脉滴注 2 小时，顺铂后	d2
地塞米松	40 mg/d	qd	iv	d1～d4

注：每 21 d 重复。

1. 适应证

DHAP±R 方案适用于含有蒽环类的标准 CHOP 方案治疗后复发或难治性的且拟行大剂量化疗的 DLBCL 患者。

2. 方案变异

DHAP±R 方案常见的不良反应为肾脏毒性，可能导致治疗中断。有研究将顺铂 100 mg/m² 一次性给药方案改为将其分为 4 d，每天 25 mg/m²，并持续 3 h 输注的方案，以降低肾脏毒性。

3. 剂量调整

（1）若白细胞绝对值<2.5×10⁹/L 或血小板计数<80×10⁹/L 时，则在上一周期化疗剂量的基础上，顺铂和阿糖胞苷的剂量必须下调。对于延迟治疗 8～14 d 的患者，两种药物剂量均下调 25%；如果延迟治疗 14 d 以上的患者，两种药物剂量均下调 50%。

（2）对于血清肌酐绝对值在 1.5～2.0 mg/dL 的患者，建议化疗方案中顺铂剂量下调 50%；血清肌酐绝对值>2.0 mg/dL 且持续超过 8 周的患者，不建议使用此化疗方案。

（七）ESHAP±R 方案

如表 2-7-9 所示。

表 2-7-9　ESHAP±R 方案

药物	剂量	给药频率	给药方式	给药时间
利妥昔单抗	375 mg/m²	qd	iv	d0
顺铂	25 mg/m²	qd	持续 24 h 连续静脉滴注或泵入	d1～d4
依托泊苷	60 mg/m²	qd	iv	d1～d4
阿糖胞苷	2 g/m²	qd	静脉滴注 2 h	d5
甲泼尼龙	500 mg	qd	iv	d1～d4

注：每 21 d 重复。

1. 适应证

ESHAP±R 方案，同 DHAP±R 方案，适用于含有蒽环类的标准 CHOP 方案治疗后复发或难治性的且拟行大剂量化疗的 DLBCL 患者。DHAP±R 方案最主要的副作用表现为可逆性肾损害和过度呕吐，甚者可致严重的骨髓抑制、败血症或肿瘤溶解综合征。由于顺铂的急性毒副作用与其血浆峰值浓度有关，因此 ESHAP±R 方案通过延长顺铂的给药时间来减少其毒性。ESHAP±R 方案中依托泊苷与顺铂具有协同抗肿瘤作用，其中甲泼尼龙与地塞米松比较，皮质类固醇的副作用较小。

2. 方案变异

多数临床研究中甲泼尼龙持续 500 mg，po，qd，d1～d4，依托泊苷 60 mg/m²，iv，qd，d1～d4。少数研究中使用 甲泼尼龙 500 mg/m²，po，qd，d1～d5，依托泊苷 40 mg/m²，iv，qd，d1～d4。

（八）GDP±R 方案

如表 2-7-10 所示。

表 2-7-10　GDP±R 方案

药物	剂量	给药频率	给药方式	给药时间
利妥昔单抗	375 mg/m²	qd	iv	d0
吉西他滨	1 000 mg/m²	qd	iv	d1，d8
顺铂	75 mg/m²	qd	iv	d1
地塞米松	40 mg	qd	iv	d1～d4

注：每 21 d 重复

1. GDP±R 方案优点

与 DHAP±R 方案、ESHAP±R 方案相比，疗效相当，而毒副作用较低、安全性较好。

2. 符合以下情况则不宜进行 GDP±R 方案化疗

（1）患者以前曾接受过顺铂、阿糖胞苷或吉西他滨治疗。

（2）淋巴瘤累及中枢神经系统。

（3）HIV 感染史。

3. 剂量调整

（1）化疗 d8 时，若血小板计数≥50×10⁹/L 或中性粒细胞绝对值在（0.5～1.0）×10⁹/L 的患者，建议当天吉西他滨剂量下调 25％；后续化疗前患者血小板计数≥50×10⁹/L 或中性粒细胞绝对值≥1.0×10⁹/L，则全剂量进行随后的化疗周期（可允许化疗疗程最多延迟 3 周）。

（2）化疗第 8 天时，若血小板计数＜50×10⁹/L 或中性粒细胞绝对值＜0.5×10⁹/L 的患者，建议取消当天吉西他滨治疗；后续化疗前患者血小板计数≥50×10⁹/L 或中性粒细胞绝对值≥1.0×10⁹/L，则全剂量进行随后的化疗周期（可允许化疗疗程最多延迟 3 周）。

（九）GemOx±R 方案

如表 2-7-11 所示。

表 2-7-11　GemOx±R 方案

药物	剂量	给药频率	给药方式	给药时间
利妥昔单抗	375 mg/m²	qd	iv	d0

药物	剂量	给药频率	给药方式	给药时间
吉西他滨	1 000 mg/m²	qd	iv	d1
奥沙利铂	100 mg/m²	qd	iv	d1

注：每 14 d 重复。

1. 适应证

GemOx±R 方案是适用于复发或难治性 DLBCL 患者的二线化疗方案，尤其适用于老年患者。

2. 方案变异

多数试验研究中吉西他滨用量为 1 000 mg/m²，奥利沙铂用量为 100 mg/m²。少数研究中，吉西他滨用量为 1 200 mg/m²，d1；奥利沙铂用量为 120 mg/m²，d2。

（十）ICE±R 方案

如表 2-7-12 所示。

表 2-7-12　ICE±R 方案

药物	剂量	给药频率	给药方式	给药时间
利妥昔单抗	375 mg/m²	qd	iv	d0
依托泊苷	100 mg/m²	qd	iv	d1～d3
异环磷酰胺（IFO）	5 g/m²	qd	iv（持续 24 小时输注）	d2
美司钠	5 g/m²	qd	iv（IFO 开始前 1 小时开始，持续至 IFO 结束后 12 小时）	d2
卡铂	5×（CCr＋25）≤800 mg	qd	iv	d2

注：每 21 d 重复。

1. 方案变异

少数研究中异环磷酰胺及卡铂给药时间为 d4；化疗 d7 开始给予 G-CSF 5 μg/kg，持续 7d。

2. 注意事项

本方案中异环磷酰胺剂量较大，常见泌尿道毒性副作用，故治疗过程中可用 100% 剂量美司钠预防，具体剂量用法如上表。

3. 计算公式

（1）Calvert 公式：卡铂剂量（mg）＝所设定的 AUC×［肌酐清除率 CCr（mL/min）＋25］；单次剂量≤800 mg；AUC＝5。

（2）肌酐清除率 CCr 计算公式：

男性：CCr＝（140－年龄）×体重（kg）/［0.818×血清肌酐值（μmol/L）］。

女性：男性计算结果×0.85。

（十一）伊布替尼

如表 2-7-13 所示。

适应证：此方案适用于非生发中心型弥漫性大 B 细胞淋巴瘤（non-GCB DLBCL）。伊布替尼持续用药，直至疾病进展或者不能耐受时停药。

表 2-7-13　伊布替尼

药物	剂量	给药频率	给药方式	给药时间
伊布替尼	560 mg	qd	po	qd

（十二）来那度胺±利妥昔单抗（R^2）

如表 2-7-14 所示。

表 2-7-14　R^{2}方案

药物	剂量	给药频率	给药方式	给药时间
利妥昔单抗	375 mg/m^2	qd	iv	d0
来那度胺	10～25 mg	qd	po	d1～d21

注：每 28 d 重复。

1. 方案变异

少数研究中来那度胺用药剂量为 20 mg，给药时间为 d2～d22；若患者肌酐清除率在 30～59 mL/min，则来那度胺剂量降至 10 mg。在第一周期的 d1、d8、d15、d22 及第 2～6 周期的 d1 给予利妥昔单抗 375 mg/m^2，后续每 8 周接受一次利妥昔单抗维持治疗，总共 12 次。利妥昔单抗也可按照以下方法使用：375 mg/m^2，每周一次，连续 4 次后，每 8 周一次、共计 9 次。

2. 剂量调整

如果存在 3 级或 4 级非血液学毒性或 4 级血液学毒性的情况，则建议将来那度胺剂量从 20 mg、15 mg、10 mg 和 5 mg 依次下调。

3. 不良反应

主要表现为血液毒性、利妥昔单抗相关的不良反应。

（十三）中枢神经系统淋巴瘤（PCNSL）防治方案

如表 2-7-15～表 2-7-17 所示。

表 2-7-15　HD-MTX 方案

药物	剂量	给药频率	给药方式	给药时间
氨甲蝶呤	3.5 g/m^2	qd	iv，持续 3 h	d1

注：每 21 d 重复。

表 2-7-17　HD-MTX＋HD-Ara-C±RTX 方案

药物	剂量	给药频率	给药方式	给药时间
氨甲蝶呤	3.5 g/m^2	qd	iv，持续 3 h	d1
阿糖胞苷	2 g/m^2	q12h	iv，持续 2 h	d2～d3
利妥昔单抗	375 mg/m^2	qd	iv	d-5，d0

注：每 21 d 重复。

表 2-7-17　HD-MTX＋替莫唑胺±RTX 方案

药物	剂量	给药频率	给药方式	给药时间
利妥昔单抗	375 mg/m^2	qd	iv	d0
氨甲蝶呤	3.5 g/m^2	qd	iv，持续 3 h	d1
替莫唑胺	150 mg/m^2	qd	po	d1～d5

注：每 21 d 重复

1. 方案变异

大剂量氨甲蝶呤方案适用于中枢神经淋巴瘤防治。氨甲蝶呤的剂量各项研究报道不一，为 $3\sim8\,g/m^2$，qd，d1；常用剂量为 $3.5\,g/m^2$，qd，d1。用于中枢神经系统淋巴瘤预防时，常于第 2、第 4、第 6 个 R-CHOP疗程的 d15 给药；用于中枢神经系统淋巴瘤治疗时，每 3 周重复。氨甲蝶呤需在短时间内快速滴注，常将 $0.5\,g/m^2$ 剂量在 15 分钟内滴完，剩余剂量在 3 h 内滴完。

2. 不良反应防治

大剂量 MTX 使用后可能出现严重的消化道黏膜损伤等不良反应，必须以亚叶酸钙进行解救，常用方法为：亚叶酸钙首剂 50 mg 静脉注射，MTX 结束后 12 小时开始，之后以 15 mg 静脉注射，q6 h，共计 8 次或直至血清 MTX 浓度 $<0.1\,\mu M$。如果血清 MTX 浓度在 MTX 输注结束后 0 h $\geqslant20\,\mu M$，或 24 h $\geqslant1\,\mu M$，或 48 h $\geqslant0.1\,\mu M$，则应使用亚叶酸钙 50 mg 静脉注射，q6 h，或者 100 mg 静脉注射，q3 h，直至血清 MTX 浓度 $<0.1\,\mu M$。

七、预后

预后评估通常采用国际预后指数（international prognostic index，IPI）、经年龄校正的国际预后指数（age-adjusted international prognostic index，aaIPI）进行评估、危险分层，也可采用分期调整的国际预后指数（stage modified international prognostic index）、美国国立综合癌症网络（national comprehensive cancer network，NCCN）的国际预后指数（NCCN-IPI）（表 2-7-18）。DLBCL 异质性很强，除了年龄、临床分期、IPI 等因素，尚有病理亚型、细胞起源、细胞遗传学异常、基因突变、具体的结外受累部位等因素影响预后。

表 2-7-18　弥漫性大 B 细胞淋巴瘤的预后评分及危险分层

国际预后指数		
所有患者：	国际预后指数，所有患者：	
·年龄>60 岁	·低危	0 或 1
·血清 LDH 水平>正常	·低／中危	2
·体能状态 2-4	·中／高危	3
·Ⅲ或Ⅳ期	·高危	4 或 5
·结外受累处>1 个		

经年龄校正的国际预后指数		分期调整的国际预后指数	
年龄≤60 岁的患者：	国际预后指数，年龄≤60 岁的患者：	Ⅰ或Ⅱ期患者：	国际预后指数，Ⅰ或Ⅱ期患者：
·Ⅲ或Ⅳ期	·低危　　　　0	·年龄>60 岁	·低危　　0 或 1
·血清 LDH 水平>正常	·低/中危　　1	·血清 LDH 水平>正常	·高危　　2－4
·体能状态 2－4	·中/高危　　2	·体能状态 2－4	
	·高危　　　　3	·ⅠE 或 ⅡE 期	

NCCN-IPI			
年龄（岁）：		风险分组：	
＞40 到≤60	1	· 低危	0—1
＞60 到＜75	2	· 低/中危	2—3
≥75	3	· 中/高危	4—5
		· 高危	≥6
正常化 LDH：			
＞1 到≤3	1	—	—
＞3	2	—	—
安阿伯Ⅲ—Ⅳ期	1	—	—
结外病变*	1	* 病变在骨髓、中枢神经系统、肝/胃肠道或肺	
体能状态≥2	1		

（方　峻）

第八节　伯基特淋巴瘤

一、概述

伯基特淋巴瘤（Burkitt lymphoma，BL）是高度侵袭性的非霍奇金淋巴瘤（NHL），常发生在结外部位或表现为急性白血病。它是由形态一致的小无裂细胞组成，细胞大小介于大淋巴细胞和小淋巴细胞之间，胞浆有空泡，核仁圆，侵犯血液和骨髓时即为 ALL L3 型（图 2-8-1）免疫表型为 $CD20^+$，$CD22^+$，$CD5^-$。t（8；14）与 MYC 基因重排有诊断意义。其恶性程度高，细胞倍增周期短，生长迅速，若不及时治疗，患者可在数个月内死亡。病变可累及全身各组织器官，中枢神经系统是 BL 常继发累及的部位。在流行区儿童多见，颌骨累及是其特点；在非流行区，病变主要累及回肠末端和腹部脏器。

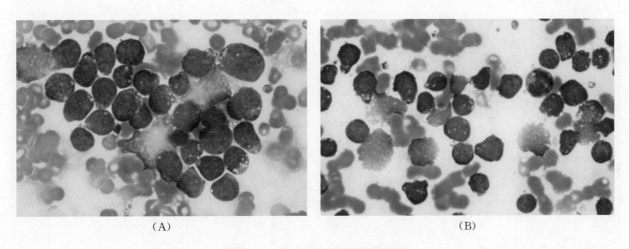

(A) (B)

图 2-8-1　Burkitt 淋巴瘤侵犯骨髓

（A）（B）骨髓涂片示肿瘤细胞中等大小，中等量嗜碱性胞质，染色质呈网状，可有多个小核仁，胞质内有空泡。

二、病因病理

一般认为感染及免疫因素起重要作用，理化因素及遗传因素等也有不可忽视的作用。病毒学说颇受重视。80％以上患者血清中 EB 病毒抗体滴定度明显增高，普通人群中滴定度高者发生 Burkitt 淋巴瘤的机会也明显增多，提示 EB 病毒可能是 Burkitt 淋巴瘤的病因。

三、临床表现

临床上主要以无痛性淋巴结肿大为主要表现，节外病变可侵犯胃肠道、骨、骨髓、皮肤、唾液腺、甲状腺、神经系统等多种器官和组织，因侵犯部位不同，临床表现呈现多样性。

四、诊断

（一）辅助检查

1. 实验室检查

全血细胞计数、尿常规、粪常规、血生化全项、乙肝五项、HBV-DNA 及 HIV。还需完善腰椎穿刺行脑脊液检查。

2. 影像学检查

颈部、胸部、腹部、盆腔增强 CT，心电图，心脏超声检查，中枢神经系统受累行 MRI。若条件允许，需行 PET-CT。还可完善浅表淋巴结和腹部盆腔 B 超。

3. 骨髓检查

骨髓穿刺和活检。

4. 病理活组织检查

可疑淋巴结完整切除或切取活检。侵犯骨髓者行骨髓穿刺及活检。较深部位病灶可考虑在 B 超/CT 引导下行空芯针穿刺活检。

5. 免疫学检查

免疫学检查是淋巴瘤亚型分型的重要依据。CD20、CD3、CD10、Ki-67、BCL2、BCL6、MYC、IRF4/MUMI 等有参考意义（图 2-8-2）。

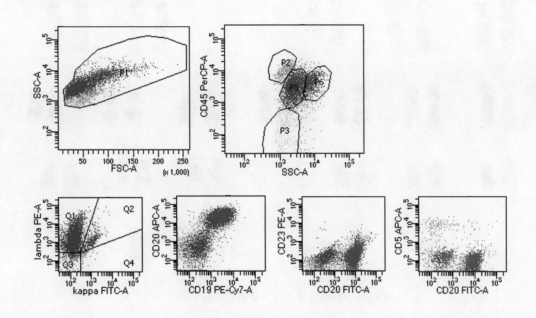

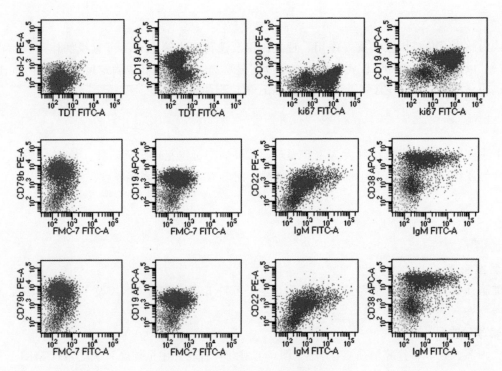

图 2-8-2　Burkitt 免疫表型特点

　　肿瘤细胞中等到强表达膜 IgM 和轻链，表达 B 细胞相关抗原 CD19、CD20、CD22、CD10、CD79b、CD79a，表达 bcl-6、CD38、bcl-2 常阴性或者弱阳性，原始细胞标志 TDT 和 CD34 阴性，ki67 几乎 100％细胞阳性，需注意与 B-ALL/LBL 鉴别，后者不同程度表达 CD34、TDT 等原始细胞标志。

6. 遗传学与基因检测

　　t（8；14）（q24；32）与 *MYC* 基因重排有诊断意义（图 2-8-3）。另外还需检测 *BCL2*、*BCL6* 基因重排、EBER-ISH、11q 异常等。

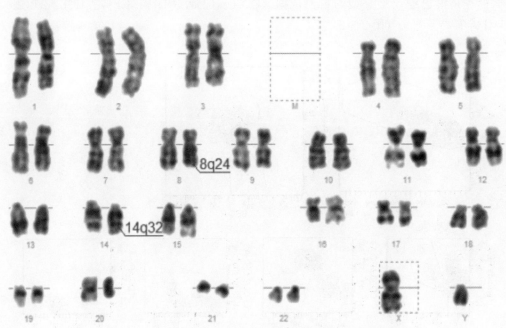

图 2-8-3　Burkitt 淋巴瘤患者骨髓细胞 G 带核型

　　46，XY，t（8；14）（q24；q32），箭头所示为异常。

（二）分期

依据 Lugano 分期（2014 年版）可将分为Ⅰ、Ⅱ、Ⅲ、Ⅳ共 4 期（表 2-8-1）。

表 2-8-1 Lugano 分期

分期	表现
Ⅰ期	仅侵及单一淋巴结区域（Ⅰ），或侵及单一结外器官不伴有淋巴结受累（ⅠE）
Ⅱ期	侵及≥2 个淋巴结区域，但均在膈肌同侧（Ⅱ），可伴有同侧淋巴结引流区域的局限性结外器官受累（ⅡE）
Ⅲ期	侵及膈肌上下淋巴结区域，或侵及膈上淋巴结＋脾受累（ⅢS）
Ⅴ期	侵及淋巴结引流区域外的结外器官

（三）诊断

分型分类诊断必须依赖活检病理、临床特点、细胞形态学、免疫表型和遗传学改变综合判断。分期诊断需依赖影像学等检查明确淋巴瘤的分布范围。

五、鉴别诊断

Burkitt 淋巴瘤需与弥漫大 B 细胞淋巴瘤，前体 B 淋巴母细胞淋巴瘤，前体 T 淋巴母细胞淋巴瘤，套细胞淋巴瘤、母细胞样变异型、滤泡过度增生等相鉴别。

六、治疗

Burkitt 淋巴瘤进展较快，如不积极治疗，几周或几个月内即会死亡，采用常规的利妥昔单抗＋CHOP 方案疗效欠佳，目前多使用短期、多药物、剂量强化的化疗联合方案联合中枢神经系统治疗，获得非常好的疗效，大部分患者可以长期生存，使得治愈成为可能。考虑 BL 的高增殖性，化疗的同时需给予积极的水化、碱化等支持治疗，以预防肿瘤细胞溶解综合征。放疗在 BL 中的作用有限，自体造血干细胞移植可延长患者的生存期。

常用化疗方案：

（1）CODOX-M 与 IVAC 交替方案＋利妥昔单抗：利妥昔单抗 375 mg/m²，d0。CODOX-M 方案：环磷酰胺 800 mg/m²，d1；或者 200 mg/m²，d2～d5；长春新碱 1.5 mg/m²（最大 2 mg），d1、d8；多柔比星 40 mg/m²，d1；泼尼松 60 mg/（m²·d），d1～d7；氨甲蝶呤 1200 mg/m²，d10（1 h 内），或者 240 mg/（m²·h），d10（2～24 h）。CNS 预防：阿糖胞苷 70 mg，d1、d3 鞘内注射；氨甲蝶呤 12 mg，d15 鞘内注射。IVAC 方案：异环磷酰胺 1 500 mg/m²，d1～d5；依托泊苷 60 mg/m²，d1～d5；阿糖胞苷 2 000 mg/m²，d1～d2（q12h 共 4 次）。CNS 预防：氨甲蝶呤 12 mg，d5 鞘内注射。建议低危组（LDH 正常；Ⅰ期且腹部病灶完全切除，或者单个腹外病灶直径＜10 cm）使用 CODOX-M 方案 3 个周期，高危组（Ⅰ期合并腹部大肿块，或者单个腹外病灶直径＞10 cm，或Ⅱ至Ⅳ期）两方案交替 4 个周期。

（2）HyperCVAD/MA 方案＋利妥昔单抗：利妥昔单抗 375 mg/m²，d0。HyperCVAD 方案（第 1，3，5，7 疗程）：环磷酰胺 300 mg/m²（3 h，q12h），d1～d3；长春新碱 1.5 mg/m²（最大 2 mg），d4、d11；多柔比星 50 mg/m²，d4；地塞米松 40 mg，d1～d4 和 d11～d14。MA 方案（第 2，4，6，8 疗程）：氨甲蝶呤 1 000 mg/m²，d1（持续 24 h）；阿糖胞苷 3 000 mg/m²，d1～d2（q12h 共 4 次）。CNS 预防：每疗程 d2 给予鞘内治疗：氨甲蝶呤 12 mg；d7 阿糖胞苷 40 mg 共 16 次。CNS 治疗：CNS 侵犯的患者每周鞘内化疗 2 次，直至脑脊液恢复正常，此后每周 1 次，连用 4 周。

（3）剂量调整的 EPOCH 方案＋利妥昔单抗：利妥昔单抗 375 mg/m²，d0。剂量调整的 EPOCH

方案（每疗程21d，共6～8个疗程）：长春新碱0.4 mg/m²（持续24h），d1～d4；多柔比星10 mg/m²（持续24h），d1～d4；依托泊苷50 mg/m²（持续24h），d1～d4；环磷酰胺750 mg/m²，d5；泼尼松60 mg/m²，d1～d5。从d6开始，给予G-CSF支持治疗直至中性粒细胞≥5.0×10⁹/L。EPOCH方案下一疗程剂量调整策略：每周监测血常规2次。每疗程后中性粒细胞≥0.5×10⁹/L，下一疗程环磷酰胺、多柔比星和依托泊苷剂量提高20%，每疗程1～2次中性粒细胞<0.5×10⁹/L，下一疗程维持原剂量。每疗程3次或3次以上<0.5×10⁹/L，下一疗程上述3种药物的剂量减少20%，每疗程1次或以上血小板计数<25×10⁹/L，下一疗程上述3种药物的剂量减少20%。

七、预后

虽然最重要的预后征象尚未确定，但在成人和儿童有某些不利转归的征象，包括老龄、进展期、不佳的体能状态、过度的肿瘤负荷、高LDH和CNS或骨髓累及。在儿科患者中转归不佳的因素为年龄大于15岁，好转归的预后因素为可切除的腹部肿瘤，不能获得CR是很差的预后征象。对淋巴瘤的肉芽肿反应与局部病变有关，散发性Burkitt's淋巴瘤的病例转归较好。少数Burkiu's淋巴瘤患者表现为白血病，原先分类为FAB-急性淋巴细胞白血病（ALL）L3型。采用ALL的传统治疗对Burkitt's淋巴瘤患者效果不佳，而新的化疗虽然有严重毒性，但是有较好的转归。

（常　伟）

第九节　外周T细胞淋巴瘤

一、概述

外周T细胞淋巴瘤（peripheral T-cell lymphoma，PTCL）是一组起源于成熟T淋巴细胞的高度异质性的侵袭性非霍奇金淋巴瘤，预后较差。其发病率具有显著的地域差异，在中国，PTCL约占非霍奇金淋巴瘤的25%～30%，显著高于欧美国家的10%～15%。根据2016年世界卫生组织造血与淋巴组织肿瘤的分类标准，PTCL包括外周T细胞淋巴瘤、非特指型（PTCL-NOs）、血管免疫母细胞性T细胞淋巴瘤、结外NK/T细胞淋巴瘤、鼻型、ALK阳性间变性大细胞淋巴瘤、ALK阴性间变大细胞淋巴瘤、肠病相关性T细胞淋巴瘤、成人T细胞淋巴瘤/白血病、蕈样肉芽肿、乳房植入物相关间变性大细胞淋巴瘤等20余种病理类型。其中，PTCL-NOs为最常见的病理类型，约占PTCL的26%，多见于中老年人，中位发病年龄为59岁，男性多见。

二、病因病理

病因不明确，可能与EBV感染相关。

三、临床表现

常见临床表现为无痛性进行性淋巴结肿大，肿大淋巴结压迫周围组织器官引起的相应症状。60%的患者可能出现结外受累，皮肤和胃肠道为常见结外受累部位，约50%的患者伴有发热、盗汗、体重减轻（B症状），部分患者可伴有皮肤瘙痒、疲乏等表现。约2/3的患者诊断时为Ⅲ、Ⅳ期，病程呈侵袭性，预后差，5年生存率约30%。

四、诊断

（一）诊断

病理诊断为金标准，推荐行淋巴结或肿块的完整切除或部分切取活检，或内镜下活检（如鼻咽镜、胃镜、肠镜、胸腔镜、腹腔镜等）；切除或部分切取活检有困难时可考虑 B 超或 CT 引导下的淋巴结或肿物的粗针穿刺活检。病理检查免疫组化抗原谱包括 CD20、CD3、CD10、BCL6、CD5、CD30、CD2、CD4、CD8、CD7、CD56、CD57、CD21、CD23、ALK、TdT、CD79α、KI67、EBER-ISH。

（二）检查

1. 体格检查

全面体检，判断韦氏环是否受累、浅表淋巴结是否肿大、皮肤软组织是否受侵、肝脾是否肿大等，评价患者一般体能状况及有无贫血、出血等。

2. 实验室检查

（1）常规实验室检查：血常规、尿常规、大便常规、血生化、血沉、β_2-MG、乳酸脱氢酶（LDH）、感染筛查（首次入院查乙肝、丙肝、HIV、RPR）、EBV-DNA、胃部受累患者行 HP 检查、育龄期妇女行 β-HCG 检查以除外妊娠。

（2）骨髓检查：骨髓涂片细胞学检查＋活检＋流式细胞学检测。

（3）脑脊液检查：侵袭性外周 T 细胞淋巴瘤的预防性腰穿和鞘注目前没有循证医学支持。对于Ⅳ期患者，若伴有鼻窦、椎旁、骨髓、睾丸、乳腺受侵的患者可考虑行脑脊液检查，以除外中枢神经系统浸润。

3. 影像学检查

首选全身 PET-CT 检查，若经济条件受限，推荐行鼻咽＋颈部＋胸部＋腹部＋盆腔增强 CT、浅表淋巴结 B 超（包括颌下、双侧颈部、锁骨上、双侧滑车上、双侧腋窝、双侧腹股沟、双侧腘窝淋巴结）；可疑中枢神经系统受累患者推荐行头部增强 MRI±全脊髓增强 MRI 检查；可疑骨受累患者行骨扫描和/或局部增强 MRI 检查。

4. 其他检查

心脏超声心动图和常规心电图；有肺部基础疾病患者推荐行肺功能检查；可疑鼻咽部受累患者行电子纤维鼻咽镜检查；可疑胃肠道受侵患者行胃镜、肠镜检查。

（三）分期

一般采用 Ann Arbor 分期 Lugano 修订版分期系统（表 2-9-1）。

表 2-9-1　Ann Arbor 分期 Lugano 修订版

分期	累及淋巴结	结外（E）状态
Ⅰ	一个淋巴结或一个淋巴结区受累	单个结外病变，不伴有淋巴结受累
Ⅱ	横膈同侧 2 个或以上淋巴结区受累	Ⅰ/Ⅱ期淋巴结病变合并局部延续性淋巴结外部位受侵
Ⅱ bulky	Ⅱ期病变同时有"大肿块"	不适用
Ⅲ	横膈两侧的淋巴结区受累	不适用
	横膈以上淋巴结区受累合并脾受侵	
Ⅳ	同时有非延续性的结外器官受侵	不适用

（四）预后判断

1. 国际预后指数（IPI）

根据以下指标：年龄＞60 岁；血清 LDH ＞正常；体力状态 2～4 级；分期Ⅲ－Ⅳ期；结外受累＞1 处。患者满足下列一项记 1 分（表 2-9-2）。

表 2-9-2　国际预后指数

预后分级	不良因素得分
低危	0 或 1
低/中危	2
中/高危	3
高危	4 或 5

2. 年龄调整国际预后指数（aaIPI）

对于年龄≤60岁患者，根据以下指标：血清 LDH ＞正常；体力状态 2～4 级；分期Ⅲ、Ⅳ期。患者满足下列一项记 1 分（表 2-9-3）。

表 2-9-3　年龄调整国际预后指数

预后分级	不良因素得分
低危	0
低/中危	1
中/高危	2
高危	3

3. PIT 预后指数

根据以下指标：年龄＞60岁；血清 LDH ＞正常；体力状态 2～4 级；骨髓受累。患者满足下列一项记 1 分（表 2-9-4）。

表 2-9-4　PIT 预后指数

预后分级	不良因素得分
1组	0
2组	1
3组	2
4组	3 或 4

4. 校正的 PIT 预后指数

根据以下指标：年龄＞60岁；血清 LDH ＞正常；体力状态 2～4 级；Ki67≥80％。患者满足下列一项记 1 分（表 2-9-5）。

表 2-9-5　校正的 PIT 预后指数

预后分级	不良因素得分
1组	0 或 1
2组	2
3组	3 或 4

5. 国际 T 细胞淋巴瘤项目组预后分组

根据以下指标：年龄＞60 岁；血清 LDH ＞正常；血小板计数＜$150×10^9$/L。患者满足下列一项记 1 分（表 2-9-6）。

表 2-9-6　国际 T 细胞淋巴瘤项目组预后分组

预后分级	不良因素得分
1 组	0
2 组	1
3 组	2
4 组	3

五、鉴别诊断

外周 T 细胞淋巴瘤是一组起源于高度异质性的侵袭性非霍奇金淋巴瘤，包含了 20 余种病理类型，病理亚型间需要鉴别诊断，主要依靠免疫组化、TCR 重排、EBER 原位杂交等进行鉴别。

六、治疗

（一）治疗原则

PTCL-NOS 是一组异质性疾病，目前缺乏大样本随机对照临床研究，最佳治疗方案及治疗策略尚不明确。

（1）对于 ALK 阳性的间变大细胞性淋巴瘤和具有双特异性磷酸酶 22（DUSP22）重排的 ALK 阴性的 ALCL 患者，Ⅰ、Ⅱ期推荐行 CHOP 或 CHOP 样方案（如 CHOPE、剂量调整的 EPOCH、Brentuximab vedotin＋CHP 等）化疗 6 周期，加或者不加局部受累野放疗（30～40 Gy），或者 CHOP 或 CHOPE 化疗 3～4 周期，加局部受累野放疗（30～40 Gy）；对于Ⅲ、Ⅳ期患者，推荐方案为 CHOP 或 CHOPE 化疗 6 周期。

（2）其他病理类型的 PTCL 患者较 ALK 阳性的间变大细胞性淋巴瘤预后差，首选临床试验，或者行 6 周期 CHOP 或 CHOP 样方案（如 CHOPE、CHOP-14、CHOP-21、剂量调整的 EPOCH、Hyper-CVAD、Brentuximab vedotin＋CHP 等）化疗，加或者不加受累野放疗。

（3）对于大肿块或残留病灶常规化疗疗效不佳时，可予受累野放疗。

（4）对于侵及睾丸、鼻旁窦、椎旁等有中枢神经系统浸润风险的患者，可加用鞘内注射 MTX（10～12 mg，4～6 周期）预防性中枢神经系统浸润。

（5）除 IPI 低危的 ALK 阳性的间变大细胞性淋巴瘤以外，其他化疗后完全缓解的患者可考虑观察或者联合 ASCT 进行巩固治疗。

（6）对于复发或难治患者，若适合大剂量化疗，首选参加临床试验，对于适合大剂量化疗且有移植可能的患者，二线治疗方案包括：DHAP、ESHAP、GDP、GEMOX、ICE、吉西他滨、来那度胺等，对于不适合大剂量化疗的患者，二线方案包括阿仑单抗、硼替佐米、普拉曲沙、罗米地辛、贝利司他、西达本胺、brentuximab vedotin、来那度胺、吉西他滨、苯达莫司汀等，若挽救治疗有效，建议行干细胞移植。

（二）治疗方案

1. CHOP-14

CTX	750 mg/m²	iv	d1
VCR	1.4 mg/m²	iv	d1（最大剂量 2 mg）
ADM	50 mg/m²	iv	d1
PDN	100 mg	po	d1～d5

每 21d 为一周期。

2. CHOP-21

CTX	750 mg/m²	iv	d1
VCR	1.4 mg/m²	iv	d1（最大剂量 2 mg）
ADM	50 mg/m²	iv	d1
PDN	100 mg	po	d1～d5

每 21d 为一周期。

3. CHOPE

CTX	750 mg/m²	iv	d1
VCR	1.4 mg/m²	iv	d1（最大剂量 2 mg）
ADM	50 mg/m²	iv	d1
VP-16	100 mg/m²	iv	d1～d3
PDN	100 mg	po	d1～d5

每 21 d 为一周期

4. 剂量调整的 EPOCH

VP-16	50 mg/（m² · d）	iv（96 h 连续输注）	d1～d4
VCR	0.4 mg/（m² · d）	iv（96 h 连续输注）	d1～d4
ADM	10 mg/（m² · d）	iv（96 h 连续输注）	d1～d4
CTX	750 mg/m²	iv	d5
PDN	60 mg/（m² · d）	po	d1～d5

每 21d 为一周期（剂量调整方法同弥漫大 B 细胞淋巴瘤）。

5. HyperCVAD

A 方案

CTX	300 mg/m²	iv（持续 2 h 以上）	q12h，d1～d3
Mesna	600 mg/（m² · d）	iv（CTX 用药前 1 h 至最后 1 次 CTX 后 12 h）	
ADM	50 mg/m²	iv（持续 2 h 以上）	d4
DEX	40 mg/d	po/iv	d1～d4，d11～d14
VCR	2 mg	iv	d4，d11

B 方案

| MTX | 1 g/m²（CF 解救） | iv | d1 |
| Ara-c | 3 g/m² | q12hiv | d2～d3 |

每疗程中中枢神经系统预防：

| MTX | 12 mg |
| DXM | 5 mg |

NS	5 mL		鞘注 d2
Ara-c	70 mg		
NS	5 mL		鞘注 d7

A 方案与 B 方案每 3 周交替。

6. Brentuximab vedotin＋CHP

Brentuximab vedotin	1.8 mg/kg	iv	d1
CTX	750 mg/m²	iv	d1
ADM	50 mg/m²	iv	d1
PDN	100 mg	po	d1～d5

每 21d 为一周期。

7. DHAP

DXM	40 mg/d	iv	d1～d4
Ara-c	2 g/m²	iv（2 h）	q12h，d2（顺铂后）
DDP	100 mg/m²	iv（持续静脉滴注 24 h）	d1

每 21 d 为一周期。

8. ESHAP

VP-16	60 mg/（m²·d）	iv（1 h）	d1～d4
甲泼尼龙	500 mg/（m²·d）	iv	d1～d4
Ara-c	2 g/m²	iv（2 h）	q12h，d5
DDP	25 mg/m²	iv（持续静脉滴注 24 h）	d1—d4

每 21 d 为一个周期。

9. GDP

GEM	1 000 mg/m²	iv	d1，d8
DDP	75 mg/m²	iv	d1～d5
DXM	40 mg/m²	iv	d1～d4

每 21 d 为一周期。

10. GEMOX

| GEM | 1 000 mg/m² | iv | d1 |
| L-OHP | 100 mg/m² | iv | d1 |

每 14 d 为一周期。

11. ICE

VP-16	100 mg/m²	iv	d1～d3
CBP（AUC＝5，最大剂量不超过 800 mg）		iv	d2
IFO	5 g/m²	iv（持续 24 h）	d2
Mesna	5 g/m²	iv（持续 24 h）	d2

每 21 d 为一周期。

12. 单药吉西他滨

| GEM | 1200 mg/m² | iv（30 m） | d1，d8 |

每 28 d 为一周期。

13. 阿仑单抗

3 mg	iv	d1
10 mg	iv	d3
30 mg	iv	d5
30 mg	1周3次至12周	

14. 西达本胺

30 mg po	biw

七、预后

与B细胞淋巴瘤相比，PTCL总体预后较差。其中，ALK阳性的ALCL及具有DUSP22重排的ALK阴性的ALCL预后相对较好，ALK阳性的ALCL的5年OS率为85%，有DUSP22重排ALK阴性的ALCL的5年OS约为90%，而AITL的5年OS率仅约30%，肠病相关T细胞淋巴瘤5年OS率约为20%。

八、随访

患者治疗结束后第1~2年每3个月复查1次，第3~5年每6个月复查1次，5年以上每年复查1次。复查包括病史、体格检查、实验室检查及影像学检查。

（张利玲）

第十节 结外NK/T细胞淋巴瘤

一、概述

结外NK/T细胞淋巴瘤（extranodal natural killer/T-cell lymphoma，ENKTL）是一种特殊类型的侵袭性非霍奇金淋巴瘤（NHL），发病呈一定的区域性和种族易感性，亚洲常见，尤其在中国、日本、朝鲜；中美洲、南美洲较为多见；西方罕见。男性多于女性，男女比例为2∶1~4∶1，中位年龄约44岁。根据原发部位可分为两种亚型：上呼吸消化道NK/T细胞淋巴瘤（UNKTL）和上呼吸消化道外NK/T细胞淋巴瘤（EUNKTL）。UNKTL指原发部位位于包括鼻腔、鼻咽、鼻旁窦、口咽和喉咽等部位的NK/T细胞淋巴瘤，此型多见；EUNKTL指原发部位位于上呼吸消化道以外者，如皮肤、睾丸、胃肠道、软组织和脾脏、胰腺、肾脏等。67%~80%原发于鼻腔的ENKTL患者初诊时为Ⅰ、Ⅱ期，肿瘤局限于鼻腔或邻近组织。

二、病因病理

ENKTL的病因不明确，大量研究结果显示80%~100%的ENKTL与EBV感染有关。

三、临床表现

原发于鼻腔的患者主要表现为鼻塞、鼻出血、分泌物增多等，疾病进展侵及邻近组织，可导致鼻中隔穿孔、硬腭穿孔、咽痛、眼球活动障碍、听力下降等；发生于鼻外者病变可累及多个解剖部位，表现为皮肤包块、溃疡、肠穿孔等，部分患者伴有 B 症状。部分患者病程中可能合并"噬血细胞综合征"，一旦出现，预后极差。

四、诊断

（一）诊断

病理诊断为金标准，推荐行淋巴结或肿块的完整切除或部分切取活检，或内镜下活检（如鼻咽镜、喉镜、胃镜、肠镜、胸腔镜、腹腔镜等）；切除或部分切取活检有困难时可考虑 B 超或 CT 引导下的淋巴结或肿物的粗针穿刺活检。发生于不同部位的结外 NK/T 细胞淋巴瘤病理特征相似，表现为原发黏膜部位广泛溃疡和弥漫性淋巴细胞浸润，特征性表现为血管中心性病变，肿瘤细胞侵犯小血管壁或血管周围组织，导致组织缺血和广泛坏死。典型的免疫表型为 $CD2^+$、$CD56^+$、细胞表面 $CD3^-$、胞浆 $CD3\varepsilon^+$，细胞毒性相关蛋白（如穿孔素、TIA-1、颗粒酶 B）（＋）。其他 T 细胞和 NK 细胞的相关标志常为阴性，如 CD5、CD4、CD8、CD16 和 CD57；CD43、CD45RO、HLA-DR、CD25 常阳性。所有肿瘤细胞不表达 B 细胞标志。大多患者伴有 EBV 感染，原位杂交检测 EBV 编码的 RNA（EBER）是最可靠的检测手段。对于 $CD56^-$ 患者，若存在细胞毒性相关蛋白（＋），同时伴有 EBV 感染，也诊断为 NK/T 细胞淋巴瘤。

（二）检查

1. 体格检查

全面体检，判断鼻腔有无肿块、韦氏环是否受累、浅表淋巴结是否肿大、皮肤软组织是否受侵、肝脾是否肿大等，评价患者一般体能状况及有无贫血、出血等。

2. 实验室检查

（1）常规实验室检查：血常规、尿常规、大便常规、血生化、血沉、β_2-MG、乳酸脱氢酶（LDH）、凝血功能、感染筛查（首次入院查乙肝、丙肝、HIV、RPR）、EBV-DNA、胃部受累患者行 HP 检查、育龄期妇女行 β-HCG 检查以除外妊娠。

（2）骨髓检查：骨髓涂片细胞学检查＋活检＋流式细胞学检测。

（3）脑脊液检查：建议患者行脑脊液筛查，以排除中枢神经系统浸润。

3. 影像学检查

首选全身 PET-CT 检查，鼻腔或口咽部受累患者加做鼻咽/口咽增强 MRI。若经济条件受限，推荐行鼻咽＋颈部＋胸部＋腹部＋盆腔增强 CT、浅表淋巴结 B 超（包括颌下、双侧颈部、锁骨上、双侧滑车上、双侧腋窝、双侧腹股沟、双侧腘窝淋巴结）；可疑中枢神经系统受累患者推荐行头部增强 MRI±全脊髓增强 MRI 检查；可疑骨受累患者行骨扫描和/或局部增强 MRI 检查。

4. 其他检查

电子纤维鼻咽喉镜检查；心脏超声心动图和常规心电图；有肺部基础疾病患者推荐行肺功能检查；可疑胃肠道受侵患者行胃镜、肠镜检查。

（三）分期

1. Ann Arbor 分期

目前仍参考 Ann Arbor 分期系统 Lugano 修订版（表 2-10-1），但是该分期系统无法正确反映结外原发肿瘤的侵犯程度（EUNKTL）。

表 2-10-1 Ann Arbor 分期 Lugano 修订版

分期	累及淋巴结	结外（E）状态
Ⅰ	一个淋巴结或一个淋巴结区受累	单个结外病变，不伴有淋巴结受累
Ⅱ	横膈同侧 2 个或以上淋巴结区受累	Ⅰ/Ⅱ期淋巴结病变合并局部延续性淋巴结外部位受侵
Ⅱ 大包块（bulky）	Ⅱ期病变同时有"大包块"	不适用
Ⅲ	横膈两侧的淋巴结区受累	不适用
Ⅲ	横膈以上淋巴结区受累合并脾受侵	—
Ⅳ	同时有非延续性的结外器官受侵	不适用

各期患者根据全身症状的有无再分为 A 组或 B 组：A 不具有 B 中所述全身症状之一者；B 有以下全身症状之一者：①不明原因的发热（38℃以上，单有皮肤瘙痒或有明显感染原因的短期发热不包括在 B 症状内）；②消瘦半年内体重下降（超过原体重的 10%）；③盗汗。

2. NK/T 细胞淋巴瘤临床分期（UNKTL）

Ⅰ期：病变局限于鼻腔。

Ⅱ期：病变超出鼻腔（皮肤/骨/鼻窦/韦氏环环）。

Ⅲ期：膈上淋巴结受累（包括颈淋巴结）。

Ⅳ期：膈肌上下及远处或骨髓侵犯。

各期患者根据全身症状的有无再分为 A 组或 B 组。

（四）预后判断

国际淋巴瘤预后指数 IPI 对 ENKTCL 的预后有一定局限性。在含左旋门冬酰胺酶化疗时代，PINK-E 预后模型对 ENKTL 的预后预测更加合理准确，风险因素包括年龄＞60 岁、Ⅲ、Ⅳ期、远处淋巴结受累、非鼻型病变和 EBV-DNA 水平，每一个风险因素计 1 分，预后分级如表 2-10-2。

表 2-10-2 国际淋巴瘤预后分级

预后分级	不良因素得分
低危	0～1
中危	2
高危	≥3

五、鉴别诊断

NK/T 细胞淋巴瘤需要与 EBV 感染相关的 T 或 NK 细胞增殖性疾病、Wegjener 肉芽肿、鼻腔/鼻咽非淋巴细胞来源恶性肿瘤等进行鉴别，主要依据病理免疫组化、TCR 重排、EBER 原位杂交等检查来鉴别诊断。

六、治疗

（一）治疗原则

（1）目前 ENKTL 尚无标准治疗方案，首先根据患者的原发部位分为 UNKTL 和 EUNKTL，然后进行分期，再根据患者的原发部位及分期进行分层治疗。

（2）对于局限期 UNKTL（Ann Arbor 分期Ⅰ、Ⅱ）患者，根据中国医学科学院肿瘤医院主导的中国多中心研究显示，对于初治Ⅰ期不伴有危险因素（分期、年龄、体能状态、LDH 及原发肿瘤鼻旁侵犯）患者，单纯行局部放疗，5 年总生存（OS）和无进展生存（PFS）分别为 86.6% 和 73.3%。对于有危险因素的早期患者，采用放化疗联合的综合治疗（包括同步放化疗、序贯放化疗和三明治放化疗），最佳化疗方案和治疗模式尚待确定，同步放化疗方案可考虑 DeVIC 和 VIPD 方案，序贯放化疗方案可考虑 SMILE 方案，三明治放化疗方案可考虑 GELOX 方案。照射野及照射剂量与患者肿瘤局部控制率及预后密切相关，推荐行扩大受累野照射，放疗剂量≥50 Gy，局部区域控制率达 90% 以上，5 年生存率达 70%～80%；若使用小野低剂量（＜50 Gy）照射，局部复发率高达 50%，5 年生存率仅达 40%～50%。

（3）对于进展期（Ann Arbor 分期Ⅲ、Ⅳ期）的 UNKTL 和Ⅰ～Ⅳ期 EUNKTL，一线治疗以含门冬酰胺酶的方案化疗为主（如 SMILE、AspaMetDex、P-Gemox），配合或不配合放疗。

（4）对于复发难治 ENKTL 患者，挽救方案同其他淋巴瘤，可考虑 DICE、GEMOX、GDP 或临床试验，对于挽救治疗有效患者，可考虑行自体干细胞移植，如果挽救失败，尽早咨询异基因移植。

（三）治疗方案

1. DeVIC

DXM	40 mg	iv	d1～d3
VP-16	100 mg/m²	iv（超过 2 h）	d1～d3
IFO	1.5 g/m²	iv（超过 3 h）	d1～d3
CBP	300 mg/m²	iv（超过 30 m）	d1

每 21 d 为一个周期。

2. VIPD

VP-16	100 mg/m²	iv	d1～d3
IFO	1200 mg/m²	iv	d1～d3
DDP	33 mg/m²	iv	d1～d3
DXM	40 mg	iv	d1～d4

每 21 d 为一个周期。

3. SMILE

MTX	3 g/m²	iv（6 h）	d1（CF 解救）
DXM	40 mg/d	iv	d1～d4
IFO	1.5 g/m²	iv（1 h）	d2～d4
Mesna	300 mg/m²	iv	tid，d2～d4
VP-16	100 mg/m²	iv	d2～d4
左旋门冬酰胺酶	6 000 U/m²	iv	qd，d2、d4、d6、d8

每 21 d 为一个周期。

4. GELOX

GEM	1 000 mg/m²	iv	d1、d8
L-OHP	130 mg/m²	iv	d1
左旋门冬酰胺酶	6 000 U/m²	iv	d1～d7

每 21 d 为一个周期。

5. AspaMetDex

MTX	3 g/m²	iv	d1

| DXM | 40 mg | iv | d1~d4 |
| 左旋门冬酰胺酶 | 6 000 U/m² | iv | qd, d2, d4, d6, d8 |

每 21 d 为一个周期。

6. P-Gemox

GEM	1000 mg/m²	iv（30 m）	d1
L-OHP	100 mg/m²	iv	d1
PEG-Asp	2 500 IU/m²	im	d2

每 21 d 为一个周期。

7. DICE

DXM	10 mg	iv	d1~d4
IFO	1 g/m²	iv	d1~d4（美司钠解救）
DDP	25 mg/m²	iv	d1~d4
VP-16	60 mg/m²	iv	d1~d4

每 21 d 重复。

8. GEMOX

| GEM | 1 000 mg/m² | iv | d1 |
| L-OHP | 100 mg/m² | iv | d1 |

每 14 d 为一个周期。

9. GDP

GEM	1 000 mg/m²	iv	d1, d8
DDP	75 mg/m²	iv	d1~d5
DXM	40 mg/m²	iv	d1~d4

每 21 d 为一个周期。

七、预后

ENKTL 患者的预后与诊断时的分期和治疗方案的选择密切相关。67%~80%的原发于鼻腔的 EN-KTL 患者初诊时肿瘤局限于鼻腔或邻近组织，多为Ⅰ、Ⅱ期，接受扩大受累野照射和 50 Gy 根治剂量，局部区域控制率可达到 90%以上，5 年生存率达 70%~80%；原发于鼻腔以外的鼻型 NKTCL 患者多为Ⅲ、Ⅳ期，对化疗不太敏感，预后极差，5 年总生存率为 7%~31%。

八、随访

患者治疗结束后第 1~2 年每 3 个月复查 1 次，3~5 年每 6 个月复查 1 次，5 年以上每年复查 1 次。复查包括病史、体格检查、实验室检查及影像学检查。

（张利玲）

第十一节　霍奇金淋巴瘤

一、概述

淋巴瘤分为霍奇金淋巴瘤（HL）和非霍奇金淋巴瘤（NHL）两大类。1832 年 Thomas Hodgkin

通过总结 7 例疾病的临床病史和尸解特点首先报道，后来以他的名字进行命名，约占所有淋巴瘤的 8%。本病可发生于任何年龄，5 岁以前很少发病，5 岁以后逐渐增多，大多数患者 15~30 岁发病，55 岁或以上年龄是另一个发病高峰。发病者男性多于女性，男女比例在 5~11 岁为 3∶1，9~19 岁为 1.5∶1。根据 WHO 分类，霍奇金淋巴瘤分为经典型（CHL）和结节性淋巴细胞为主型（NLPHL）两种亚型，其中，CHL 约占 95%，仅有 5% 诊断为 NLPHL。而 CHL 又分为结节硬化型，混合细胞型，淋巴细胞消减型及淋巴细胞丰富型四种亚型。

二、病因病理

总体而言，霍奇金淋巴瘤的发病机制仍不清楚，现在认为与遗传倾向和感染具有一定相关，尤其是 EBV 病毒感染。在发展中国家，大部分 HL 病例为 EBV 阳性；在发达国家，有 40%~50% 的 HL 病例与 EBV 感染有关，这些病例主要为儿童和老年人，而在青年结节硬化型 HL 患者中较少见。一般而言，在所有 HL 患者中，家族性 HL 的发病率不到 5%，提示 HL 的发生具有一定遗传倾向，但并非主要致病因素。

三、临床表现

霍奇金淋巴瘤最常见的临床表现为无痛性、进行性浅表淋巴结肿大，其中大约 70% 首先表现为颈部淋巴结肿大。随着病情进展，逐渐累积邻近淋巴结和组织器官，所以具有相应的肿大淋巴结局部压迫表现及淋巴结外组织受累表现。同时，20%~30% 的患者可能伴随发热、皮肤瘙痒、盗汗、消瘦等全身症状。

四、诊断

（一）辅助检查

实验室检查：全血细胞计数、血沉（ESR）、肝功能、肾功能、乳酸脱氢酶（LDH）、C 反应蛋白（CRP）、碱性磷酸酶（AP）、HBV 表面抗原/抗体和核心抗体、HBV-DNA 及 HCV、HIV。

影像学检查：为更准确分期，并为中期评估准备，如无禁忌，推荐所有患者进行 PET-CT 检查；如果无法进行，颈部、胸部、腹部、盆腔增强 CT 也可考虑。常规进行心电图、心脏超声检查，肺功能检查。浅表淋巴结和腹/盆腔 B 超不推荐常规检查。

骨髓穿刺和活检：若行 PET-CT 检查可不选择。

病理活组织检查：建议可疑淋巴结完整切除或切取活检。淋巴结或结外病灶空芯针穿刺活检不常规推荐。

免疫学检查：免疫学检查是淋巴瘤亚型分型的重要依据。CHL 典型表型：CD45$^-$、CD20$^-$（或异质性阳性）、PAX$^+$（弱阳性）、BOB.1 和 OCT-2 至少一个失表达，CD30$^+$、CD15$^{+/-}$、LMP1$^{+/-}$ 或 EBER$^{+/-}$；NLPHL 典型表型：CD45$^+$、CD20$^+$、PAX$^+$、BOB.1 和 Oct-2 均阳性、EMA$^{+/-}$、IgD$^{+/-}$、CD30$^-$、CD15$^-$、LMP1$^-$ 或 EBER$^-$。

（二）分期

依据 Lugano 分期（2014 年版，CT、MRI 或 PET-CT 作为分期检查方法）可将霍奇金淋巴瘤分为 Ⅰ、Ⅱ、Ⅲ、Ⅳ共 4 期，具体见表 2-11-1。

表 2-11-1 霍奇金淋巴瘤 Lugano 分期

分期		特征
局限期	Ⅰ期	仅侵及单一淋巴结区域（Ⅰ），或侵及单一结外器官不伴有淋巴结受累（ⅠE）
	Ⅱ期	侵及≥2个淋巴结区域，但均在膈肌同侧（Ⅱ），可伴有同侧淋巴结引流区域的局限性结外器官受累（ⅡE）（例如：甲状腺受累伴颈部淋巴结受累，或纵隔淋巴结受累直接延伸至肺脏受累）
	Ⅱ期大包块①	Ⅱ期伴有大包块者
进展期	Ⅲ期	侵及膈肌上下淋巴结区域，或侵及膈上淋巴结＋脾受累（ⅢS）
	Ⅳ期	侵及淋巴结引流区域之外的结外器官（Ⅳ）

说明：①所示：根据2014年Lugano改良分期标准，不再对淋巴瘤的大包块（bulky）病灶进行具体的数据限定，只需在病例中明确记载最大病灶之最大径即可。②Ann Arbor分期对于淋巴结分布区域的定义（仍然适用于Lugano分期）：膈上（共12个区域，由于不能被一个放射野涵盖，因此左右各为一个区域）：韦氏环（Waldeyer）环（鼻咽及口咽部的淋巴组织环，包括腭扁桃体、咽后壁腺样体、舌扁桃体及该部位其他淋巴组织为一个区域）、左/右颈部（单侧耳前、枕部、颌下、颏下、颈内、锁骨上为一个区域）、左/右锁骨下、左/右腋窝（含胸部及内乳）、左/右滑车上（含肘窝）、纵隔（含气管旁、胸腺区域）、左/右肺门。膈下（共9个区域）：脾脏、上腹部（脾门、肝门、腹腔）、下腹部（腹主动脉旁、腹膜后、肠系膜周围、腹部其他非特指淋巴为一个区域）、左/右髂血管旁、左/右腹股沟（含股部）、左/右腘门。③B症状：不明原因体重下降10%（诊断前6个月内），发热＞38℃并排除其他原因发热，盗汗（夜间大量出汗，需要更换衣服被褥）。④扁桃体、韦氏环、脾脏视为淋巴器官。

（三）诊断

诊断必须依赖活检病理，临床特点，细胞形态学，免疫表型等综合判断。分期诊断需依赖影像学等检查明确淋巴瘤的分布范围。同时霍奇金淋巴瘤应参考预后评估进行分层治疗，所以所有患者在诊断时均应进行预后评估。

五、鉴别诊断

霍奇金淋巴瘤的主要表现为淋巴结肿大，总体来说，应与同样可表现为淋巴结肿大的其他疾病，如非霍奇金淋巴瘤、淋巴结反应性增生、淋巴结急慢性炎症、传染性单核细胞增生症、淋巴结结核、结节病、转移癌等相鉴别。需要注意的是，一些常见部位的淋巴结肿大，如颈部淋巴结肿大应排除鼻咽癌、甲状腺癌等；纵隔肿块须除外肺癌、胸腺瘤；腋下淋巴结肿大应与乳腺癌相鉴别。病理组织学诊断是霍奇金淋巴瘤确诊的必要依据，以上疾病的鉴别主要依靠病理组织学检查。

六、治疗

经典型霍奇金淋巴瘤应依据分期及有无预后不良因素进行分层治疗。Ⅰ、Ⅱ期霍奇金淋巴瘤患者的治疗原则为化疗联合放疗的综合治疗。根据有无不良预后因素，分为预后良好组和预后不良组。根据GHSG HD7临床研究的结果，即使对于Ⅰ、Ⅱ期无不良预后因素（该研究中，不良预后因素定义为：纵隔大肿块，结外病变，广泛脾受侵，血沉升高）的患者，单纯放疗（扩大野30 Gy＋受累野10 Gy）的长期疾病控制率仍然弱于放化疗联合（ABVD方案2周期＋扩大野30 Gy＋受累野10 Gy）。同时，根据HD10的研究结果，同样对于Ⅰ、Ⅱ期无不良预后因素的患者，2周期ABVD方案化疗序贯20 Gy受累野放疗并不弱于4周期ABVD方案化疗序贯30 Gy受累野放疗。所以，基于以上研究结果，对于Ⅰ、Ⅱ期预后良好组：2～4个周期ABVD方案化疗联合放疗均可考虑。根据EORTC/LYSA/FIL H10研究结果，也可基于PET-CT中期疗效评价结果进行后续治疗调整，2周期ABVD方案化疗后PET-CT阴性者，继续给予ABVD方案后序贯放疗；而PET-CT阳性者行增强剂量的BEA-COPP方案强化并序贯放疗。

根据HD11研究结果，对于Ⅰ、Ⅱ期合并预后不良患者，4个周期ABVD方案联合30 Gy受累野放疗疗效并不弱于4周期BEACOPPbaseline联合放疗。但是，根据HD14的研究结果，4个周期ABVD方案联合30 Gy受累野放疗，疾病控制率低于2周期BEACOPP escalated序贯2周期ABVD方案联合30 Gy受累野放疗，但总生存并无明显差异。所以，对于Ⅰ、Ⅱ期合并预后不良组，4个周期ABVD方案联合30 Gy受累野放疗仍然是标准治疗，但是对于小于60岁的年轻患者，可选择强化方案，2周期剂量增强BEACOPP方案化疗后给予ABVD方案2周期及联合放疗（30 Gy）。同样，参考EORTC/LYSA/FIL H10研究结果，也可以根据ABVD方案治疗后中期PET-CT结果进行调整，选择后续是否需要强化治疗。

Ⅲ-Ⅳ期经典型霍奇金淋巴瘤的治疗原则通常为化疗。根据HD2000的研究结果，6周期ABVD，4周期BEACOPP escalated联合2周期BEACOPPbaseline，以及6周期CEC方案比较，虽然ABVD的疾病控制率低于其他两种强化治疗方案，但是总生存并无明显差异。所以对于进展期患者，6周期ABVD仍然是标准方案。对于小于60岁的年轻患者，为加强疾病控制，可选择给予增强剂量的BEA-COPP方案化疗4～6周期。根据Peter Johnson等2016年发表的研究结果，强烈建议初始进行ABVD方案化疗的患者，2周期治疗后进行中期PET-CT评估，后续治疗可参考中期评估结果进行调整。若中期PET-CT检查结果为阴性，对于老年及应用博来霉素肺毒性风险明显增加的患者，后续4周期可采用AVD方案进行化疗；若检查结果为阳性，建议可调整为增强剂量BEACOPP方案强化治疗。若一线治疗疗效未达到CR者，适合行自体造血干细胞移植挽救治疗。

经过标准初始治疗，大约80%以上霍奇金淋巴瘤患者可以获得长期无病生存，但是仍然约有20%的患者会经历难治或复发。根据Norbert Schmitz等在2002年发表的研究结果，复发/难治性霍奇金淋巴瘤的患者，如果经解救治疗获得缓解，经过自体造血干细胞移植解救，虽然总生存并无差异，但是疾病控制率远优于未行移植患者；同时，考虑到缺乏对复发/难治性霍奇金淋巴瘤不行移植解救的循证依据。所以目前，对于复发/难治性霍奇金淋巴瘤的患者，治疗仍然首选大剂量化疗联合自体造血干细胞移植，挽救方案可选择DHAP（地塞米松、大剂量阿糖胞苷、顺铂）、ICE（异环磷酰胺、卡铂、依托泊苷）、IGEV（异环磷酰胺、吉西他滨和长春瑞滨）等。

根据Ⅱ期临床研究结果，CD30抗体耦联药物brentuximab vedotin单药治疗移植失败的复发/难治性霍奇金淋巴瘤患者，大约1/3的患者可以达到CR，根据2016年更新的结果，这些患者5年PFS超过20%，OS超过40%。但是目前该药国内还未上市，所以考虑药物可及性，目前并不作为常规推荐。

根据CheckMate 205临床研究的结果，PD-1抑制剂Nivolumab治疗移植及brentuximab vedotin均失败的复发/难治性霍奇金淋巴瘤患者的结果，大约2/3的患者可以获得缓解，中位PFS时间长达10个月。根据KEYNOTE087的结果，另一种PD-1抑制剂Pembrolizumab治疗同样患者，超过2/3的患者可以获得缓解。基于以上临床研究的结果，Nivolumab及Pembrolizumab均被FDA批准用于复发/难治霍奇金淋巴瘤患者的治疗。在国内，除以上两种PD-1抑制剂，在2018年ISHL会议上发表了卡瑞利珠单抗治疗至少经过两线治疗失败的复发/难治性霍奇金淋巴瘤患者的Ⅱ期研究结果；2019年ASCO会议上发表了迪利单抗治疗至少二线解救失败后的复发/难治性霍奇金淋巴瘤患者的Ⅱ期研究结果，均有大约80%的患者可以获得缓解。所以，对于经过二线治疗失败后的患者，以上四种PD-1抑制剂均可用于复发/难治性霍奇金淋巴瘤患者的治疗。

七、疗效评估

霍奇金淋巴瘤的疗效评估主要依据 2014 Lugano 疗效评价标准，推荐 PET-CT 或者全身增强 CT 扫描检查评估。PET-CT 采用 Deauville 评分系统进行评估，Deauville 1～2 分为 PET 阴性，4～5 分为 PET 阳性，3 分一般判断为阴性，但在基于中期 PET-CT 评价进行降级治疗时 3 分应判定为阳性。Ⅲ、Ⅳ 期患者建议化疗结束后再次行 PET-CT 检查确认疗效，具体见表 2-11-2。

表 2-11-2　2014 Lugano 霍奇金淋巴瘤疗效评估

	病灶区域	PET-CT 评效	CT 评效
CR	淋巴结及结外受累部位	5PS 评分 1、2、3 分，伴或不伴有残余病灶；（注：韦氏环、结外高代谢摄取器官如脾脏或 G-CSF 刺激后的骨髓，代谢可能高于纵隔/肝血池，此时评判 CR 应与本底水平相比）	靶病灶（淋巴结）长径（Ldi）≤1.5 cm
			无结外病灶
	不可测病灶	不适用	消失
	器官增大	不适用	退至正常
	新发病灶	无	无
	骨髓	无骨髓 FDG 敏感疾病证据	形态学正常，若不确定需行 IHC 阴性
PR	淋巴结及结外受累部位	5PS 评分 4～5 分，伴摄取较基线减低，残余病灶可为任意大小	最多 6 个靶病灶 PPD（Ldi×垂直于 Ldi 的短径）总和，即 SPD 缩小≥50％
		中期评估，上述情况提示治疗有效	当病灶小至无法测量：5 mm×5 mm
		终末期评估，上述情况提示疾病尚有残留	当病灶消失：0 mm×0 mm
	不可测病灶	不适用	消失/正常，残余病灶/病灶未增大
	器官增大	不适用	脾脏长径缩小＞原长径增大值的 50％；常默认脾脏正常大小 13 cm，若原为 15 cm，判 PR 需长径＜14 cm
	新发病灶	无	无
	骨髓	残余摄取高于正常骨髓组织但较基线减低；如果骨髓持续存在结节性局部异常改变，需 MRI 或活检或中期评估来进一步诊断	不适用
SD	靶病灶（淋巴结/结节性肿块、结外病灶）	无代谢反应：中期/终末期评效 5PS 评分 4～5 分、代谢较基线相比无明显改变	最多 6 个靶病灶 SPD 增大＜50％，无 PD 证据
	不可测病灶	不适用	未达 PD
	器官增大	不适用	未达 PD
	新发病灶	无	无
	骨髓	同基线	不适用

	病灶区域	PET-CT 评效	CT 评效
PD	单独的靶病灶（淋巴结/结节性肿块、结外病灶）	5PS 评分 4～5 分伴摄取较基线增加，和/或中期或终末期评效时出现新发摄取增高	至少 1 个靶病灶进展即可诊断，淋巴结/结外病灶需同时符合下述要求： Ldi＞1.5 cm PPD 增加≥50%（较最小状态） Ldi 或 Sdi 较最小状态增加：0.5 cm（≤2 cm 病灶）或 1.0 cm（＞2 cm 病灶） 脾脏长径增长＞原长径增大值的 50%，常默认脾脏正常大小 13 cm，若原为 15 cm，判 PD 需长径＞16 cm 若基线无脾大，长径需在基线基础上至少增加 2 cm 新出现或复发的脾大
	不可测病灶	无	新发病灶或原有非可测病灶明确进
	新发病灶	出现淋巴瘤相关新发高代谢灶（排除感染、炎症等），若未明确性质需行活检或中期评估	原已缓解病灶再次增大 新发淋巴结任意径线＞1.5 cm 新发结外病灶任意径线＞1.0 cm，若直径＜1.0 cm 需明确该病灶是否与淋巴瘤相关 明确与淋巴瘤相关的任意大小的病灶
	骨髓	新出现或复发的高代谢摄取	新发或复发的骨髓受累

常用一线化疗方案：

ABVD 方案（每 28 d 重复）：

多柔比星（ADM）	25 mg/m²	iv	d1，d15
博来霉素（BLM）	10 mg/m²	iv	d1，d15
长春花碱（VLB）	6 mg/m²	iv	d1，d15
达卡巴嗪（DTIC）	375 mg/m²	iv	d1，d15

增强剂量 BEACOPP 方案（每 21 d 重复）：

博来霉素（BLM）	10 mg/m²	iv	d8
依托泊苷（VP-16）	200 mg/m²	iv	d1～d3
多柔比星（ADM）	35 mg/m²	iv	d1
环磷酰胺（CTX）	1200 mg/m²	iv	d1
长春新碱（VCR）	1.4 mg/m²（最大 2 mg）	iv	d8
丙卡巴肼（PCB）	100 mg/m²	po	d1～d7
泼尼松（PDN）	40 mg/m²	po	d1～d14，d8 起应用 G-CSF 支持治疗

PD-1 抑制剂治疗复发/难治霍奇金淋巴瘤的用法：

Nivolumab：3 mg/kg，每 2 周 1 次，直至疾病进展或不可耐受毒性。

Pembrolizumab：200 mg/次，每 3 周 1 次，最多应用 24 个月或至疾病进展或不可耐受毒性。

信迪利单抗：200 mg/次，每 3 周 1 次，直至发生疾病进展或不可接受的毒性反应。

卡瑞利珠单抗：200 mg/次，每 3 周 1 次，直至发生疾病进展或不可接受的毒性反应。

八、预后

预后评估：

（1）Ⅰ、Ⅱ期霍奇金淋巴瘤不良预后因素，在不同的研究组有所不同，见表 2-11-3。

表 2-11-3　Ⅰ－Ⅱ期霍奇金淋巴瘤不良预后因素

预后因素	EORTC	GHSG	NCCN
年龄	≥50	—	—
ESR 和 B 症状	＞50 且无 B 症状； ＞30 且有 B 症状	＞50 且无 B 症状； ＞30 且有 B 症状	≥50 或有 B 症状
纵隔大肿块	MTR＞0.35	MMR＞0.33	MMR＞0.33
受累淋巴结区数	＞3	＞2	＞3
结外病灶	—	有	—
大肿块直径	—	—	＞10 cm

EORTC：欧洲癌症研究与治疗组织。GHSG：德国霍奇金淋巴瘤研究组。NCCN：美国国立综合癌症网络。MMR：肿块最大径/胸腔最大径。MTR：肿块最大径/胸腔 T5/6 水平横径＞0.35。

（2）Ⅲ、Ⅳ期霍奇金淋巴瘤国际预后评分（international prognostic score，IPS）：

白蛋白＜40 g/L；血红蛋白＜105 g/L；男性年龄≥45 岁；Ⅳ期病变；白细胞≥15×10^9/L；淋巴细胞占白细胞比例＜8% 和（或）计数＜0.6×10^9/L。

（吴辉菁）

参考文献

[1] Lymphoma Study Group of Japanese Pathologists.The World Health Organization classifcation of malignant lymphomas in Japan:Incidence of recently recognized entities[J].Pathol Int,2000,50(9):696-702.

[2] Solal-Celigny P,Roy P,Colombat P,et al.Follicular lymphoma international prognostic index[J].Blood,2004,104(5):1258-1265.

[3] Chihara D,et al.Diferences in incidence and trends of haematological malignancies in Japan and the United States[J].Br J Haematol,2014,164(4):536-545.

[4] Sehn LH,Chua N,Mayer J,et al.Obinutuzumab plus bendamustine versus bendamustine monotherapy in patients with rituximab-refractory indolent non-Hodgkin lymphoma(GADOLIN):a randomised,controlled,open-label,multicentre,phase 3 trial[J].Lancet Oncol,2016,17:1081-1093.

[5] Dreyling M,Santoro A,Mollica L,et al.Updated safety and efficacy from the copanlisib CHRONOS-1 trial in patients with relapsed or refractory indolent B-cell lymphoma:Low incidence of late-onset severe toxicities [abstract][J].Blood,2017,130(Suppl 1):2777.

[6] Dreyling M,Santoro A,Mollica L,et al.Phosphatidylinositol 3-kinase inhibition by copanlisib in relapsed or refractory indolent lymphoma[J].J Clin Oncol 2017,35:3898-3905.

[7] Flinn IW,Miller CB,Ardeshna KM,et al.Dynamo:A Phase 2 Study Demonstrating the Clinical Activity of Duvelisib in Patients with Relapsed Refractory Indolent Non-Hodgkin Lymphoma [abstract][J].Blood 2016,128:1218.

[8] Gopal A,Kahl B,De Vos S,et al.PI3Kδ inhibition by idelalisib in patients with relapsed indolent lymphoma[J].N Engl J Med,2014,370:1008-1018.

[9] Leonard JP,Jung SH,Johnson J,et al.Randomized trial of lenalidomide alone versus lenalidomide plus rituximab in patients with recurrent follicular lymphoma:CALGB 50401(Alliance)[J].J Clin Oncol,2015,33:3635-3640.

［10］ Witzig TE，Wiernik PH，Moore T，et al.Lenalidomide oral monotherapy produces durable responses in relapsed or re-fractory indolent non-Hodgkin's Lymphoma［J］.J Clin Oncol，2009，27：5404-5409.

［11］ Witzig TE，Flinn IW，Gordon LI，et al.Treatment with ibritumomab tiuxetan radioimmunotherapy in patients with rit-uximab-refractory follicular non-Hodgkin's lymphoma［J］.J Clin Oncol，2002，20：3262-3269.

［12］ Witzig TE，Gordon LI，Cabanillas F，et al.Randomized controlled trial of yttrium-90-labeled ibritumomab tiuxetan ra-dioimmunotherapy versus rituximab immunotherapy for patients with relapsed or refractory low-grade，follicular，or transformed B-cell non-Hodgkin's lymphoma［J］.J Clin Oncol，2002，20：2453-2463.

［13］ McLaughlin P，Grillo-Lopez AJ，Link BK，et al.Rituximab chimeric anti-CD20 monoclonal antibody therapy for relapsed indo-lent lymphoma：half of patients respond to a four-dose treatment program［J］.J Clin Oncol，1998，16：2825-2833.

［14］ Ghielmini M，Schmitz SH，Cogliatti SB，et al.Prolonged treatment with rituximab in patients with follicular lymphoma significantly increases event-free survival and response duration compared with the standard weekly x 4 schedule［J］.Blood，2004，103：4416-4423.

［15］ Neelapu SS，Locke FL，Bartlett NL，et al.Axicabtagene ciloleucel CAR T-cell therapy in refractory large B-cell lym-phoma［J］.N Engl J Med，2017，377：2531-2544.

［16］ Neelapu SS，Locke FL，Bartlett NL，et al.Long-term follow-up ZUMA-1：A pivotal trial of axicabtagene ciloleucel（Axi-Cel；KTE-C19）in patients with refractory aggressive non-Hodgkin lymphoma（NHL）［abstract］［J］.Blood，2017，130：578.

［17］ Schuster SJ，Bishop MR，Tam CS，et al.Primary Analysis of Juliet：A Global，Pivotal，Phase 2 Trial of CTL019 in Adult Patients with Relapsed or Refractory Diffuse Large B-Cell Lymphoma［abstract］［J］.Blood，2017，130：577.

［18］ van Oers MHJ，Van Glabbeke M，Giurgea L，et al.Rituximab maintenance treatment of relapsed/resistant follicular non-hodgkin's lymphoma：Long-term outcome of the EORTC 20981 Phase Ⅲ randomized Intergroup Study［J］.J Clin Oncol，2010，28：2853-2858.

［19］ Sehn LH，Chua N，Mayer J，et al.Obinutuzumab plus bendamustine versus bendamustine monotherapy in patients with rituximab-refractory indolent non-Hodgkin lymphoma（GADOLIN）：a randomised，controlled，open-label，multi-centre，phase 3 trial［J］.Lancet Oncol，2016，17：1081-1093.

［20］ Kostakoglu L，Cheson BD.Current role of FDG/CT in lymphoma［J］.Eur J Nucl Med Mol Imaging，2014，41（5）：1004-1027.

［21］ Valls L，Badve C，Avril S，et al.FDG PET imaging in hematological malignancies［J］.Blood Rev，2016，30（4）：317-331.

［22］ Cheson BD，Fisher RI，Barrington SF，et al.Recommendations for initial evaluation，staging，and response assessment of Hodgkin and non-Hodgkin lymphoma：the Lugano classification［J］.J Clin Oncol，2014，32（27）：3059-3068.

［23］ Vargo JA，Gill BS，Balasubramani GK，Beriwal S.What is the optiomal management of early-stage low-grade follicular lymphoma in the modern era？［J］.Cancer，2015，121：3325-3334.

［24］ Pugh TJ，Ballonoff A，Newman F，et al.Improved survival in patients with early stage low-grade follicular lymphoma treated with radiation［J］.Cancer，2010，116（16）：3843-3851.

［25］ Ardeshna KM，Qian W，Smith P，et al.4 Rituximab versus a watch-and＝wait approach in patients with advanced-stage，asymptomatic，non-bulky follicular lymphoma：an open label randomised phase 3trial［J］.Lancet Oncol，2014，15（4）：424-435.

［26］ 中国临床肿瘤学会指南工作委员会，中国临床肿瘤学会（CSCO）淋巴瘤诊疗指南［M］.北京：人民卫生出版社，2019.

［27］ Swerdlow SH，Harris NLPileri S，造血与淋巴组织肿瘤 WHO 分类［J］.4 版.北京：诊断病理学杂志社.

［28］ Piris MA，Onaindia A and M. M. Splenic marginal zone lymphoma. Best Pract Res Clin Haematol，2017，30（1/2）：234-238.

［29］ 皇荣，范磊，边缘区淋巴瘤的诊断和治疗进展［J］.临床荟萃，2017，32（12）：1013-1016.

［30］ 徐卫，李建勇，钱思轩.血液科临床处方手册［M］.2 版.南京：江苏凤凰科学技术出版社，2016.

［31］ 中华医学会血液学分会白血病淋巴瘤，中国抗癌协会血液肿瘤专业委员会与中国慢性淋巴细胞白血病工作组，B 细胞慢性淋巴增殖性疾病诊断与鉴别诊断中国专家共识（2018 年版）［J］. 中华血液学杂志，2018，39（5）：359-365.

［32］ Laurie H Sehn，Neil Chua，Jiri Mayer，Gregg Dueck，et al. Obinutuzumab plus bendamustine versus bendamustine monotherapy in patients with rituximab-refractory indolent non-Hodgkin lymphoma（GADOLIN）：a randomised， controlled，open-label，multicentre，phase 3 trial［J］．The Lancet Oncology，2016，17(8)：1081-1093．

［33］ Ian W. Flinn，Richard van der Jagt，Brad S. Kahl，et al. Randomized trial of bendamustine-rituximab or RCHOP/R-CVP in first-line treatment of indolent NHL or MCL：the BRIGHT study［J］．Blood，2014，123(19)：2944-2952．

［34］ Mathias J Rummel，Norbert Niederle，Georg Maschmeyer，et al. Bendamustine plus rituximab versus CHOP plus rituximab as fi rst-line treatment for patients with indolent and mantle-cell lymphomas：an open-label，multicentre，randomised，phase 3 non-inferiority trial［J］．The Lancet，2013，(9873)(381)：1203-1210．

［35］ Emanuele Zucca，Annarita Conconi，Giovanni Martinelli，et al.Final Results of the IELSG-19 Randomized Trial of Mucosa-Associated Lymphoid Tissue Lymphoma：Improved Event-Free and Progression-Free Survival With Rituximab Plus Chlorambucil Versus Either Chlorambucil or Rituximab Monotherapy［J］．Journal of Clinical Oncology Official Journal of the American Society of Clinical Oncology，2017，(17)(35)：JCO2016706994．

［36］ Hye Jin Kang & Won Seog Kim & Seok Jin Kim，et al.Phase II trial of rituximab plus CVP combination chemotherapy for advanced stage marginal zone lymphoma as a first-line therapy：Consortium for Improving Survival of Lymphoma (CISL) study［J］．Annals of Hematology，2012，91(4)：543-551．

［37］ Tsimberidou A M，Daniel Catovsky，Ellen Schlette，et al.Outcomes in Patients With Splenic Marginal Zone Lymphoma and Marginal Zone Lymphoma Treated With Rituximab With or Without Chemotherapy or Chemotherapy Alone［J］．Cancer，2006，(1)(107)：125-135．

［38］ Monica Else，Ana Marin-Niebla，Fatima de la Cruz，et al.Rituximab，used alone or in combination，is superior to other treatment modalities in splenic marginal zone lymphoma［J］．British Journal of Haematology，2012，159(3)：322-328．

［39］ Christina K，Gerassimos A. Pangalis，MariaK，et al. Treatment of Splenic Marginal Zone Lymphoma With Rituximab Monotherapy：Progress Report and Comparison With Splenectomy［J］．The Oncologist，2013，18(2)：190-197．

［40］ Noy A，Sven de Vos，Catherine Thieblemont，et al.Targeting BTK with Ibrutinib in Relapsed/Refractory Marginal Zone Lymphoma［J］．Blood，2017，(16)(129)：2224．

［41］ Thieblemont C，Cascione L，Conconi A，et al.A MALT lymphoma prognostic index generated from the dataset of the IELSG-19 prospective clinical trial［J］．Blood，2017，12(130)：771-915．

［42］ Arcaini L，Rossi D and P. M. Splenic marginal zone lymphoma：from genetics to management［J］．Blood，2016，127(17)．

［43］ Kapoor P，Ansell SM，Fonseca R，et al.Diagnosis and Management of Waldenstrom Macroglobulinemia：Mayo Stratification of Macroglobulinemia and Risk-Adapted Therapy (mSMART) Guidelines 2016［J］．JAMA Oncol，2017，10.1001/jamaoncol.2016.5763．

［44］ 中国抗癌协会血液肿瘤专业委员会，中华医学会血液学分会白血病淋巴瘤学组，中国抗淋巴瘤联盟.淋巴浆细胞淋巴瘤/华氏巨球蛋白血症诊断与治疗中国专家共识（2016 年版）［J］.中华血液学杂志，2016，37(9)：729-734．

［45］ Zou Hong，Yang Rong，Liao Zhong-Xian，et al.Serum markers in the differential diagnosis of Waldenstrom macroglobulinemia and other IgM monoclonal gammopathies［J］.Journal of clinical laboratory analysis，2018．

［46］ Diagnosis and management of Waldenström's macroglobulinemia［J］.Dimopoulos MA，Kyle RA，Anagnostopoulos A，Treon SP.J Clin Oncol，2005，23：1564-1577．

［47］ 葛均波，徐永健，王辰.内科学［M］.9 版.北京：人民卫生出版社，2018．

［48］ Oza A，Rajkumar SV.Waldenstrom macroglobulinemia：prognosis and management［J］.Blood Cancer J，2015，5：e394．

［49］ Castillo JJ，Olszewski AJ，Kanan S，et al.Overall survival and competing risks of death in patients with Waldenstrom macroglobulinaemia：An analysis of the surveillance，epidemiology and end results database［J］.Br J Haematol，2015，169：81-89．

［50］ W.Wang，P.Lin.Lymphoplasmacytic lymphoma and Waldenströmmacroglobulinaemia：clinicopathological features and differential diagnosis［J］.Pathology，2020，(52)：6-14．

［51］ Steven H.Swerdlow，Elias Campo，Nancy Lee Harris et al，WHO classification of tumours of haematopoietic and lymphoid tissues(Revised 4th edition)［J］.International agency for research on cancer，2017．

［52］ Enrico Tiacci，M.D.，Vladimir Trifonov，Ph.D.，Gianluca Schiavoni et al，Braf mutations in hairy cell luekemia［J］.N Engl J Med，2011，364(24)：2305-2315．doi：10.1056/NEJMoa1014209．

［53］ Brunangelo Falini，Maria Paola Martelli，and Enrico Tiacci，*BRAF V600E* mutation in hairy cell leukemia：from bench to bedside[J].Blood,2016,128(15):1918-1927.

[54] Tadeusz Robak and Piotr Smolewski.New mutation in hairy cell leukemia[J].Blood,2015,126(8):930-931.

[55] Elaine S.Jaffe,Daniel A.Arber,Elias Campo et al.Hematopathology(Second Edition)[J].Elsevier,2017.

[56] NCCN Clinical Practice Guidelines in Oncology(NCCN Guidelines ©) Hairy cell leukemia[OL]. https://www.nccn.org/.

[57] Zinzani, P. L., Tani, M., Marchi, E., Stefoni, V., et al. Long-term follow-up of front-line treatment of hairy cell leukemia with 2-chlorodeoxyadenosine[J].Haematologica,2004,89:309-313.

[58] Else,M.,Dearden,C.E.,Matutes,E.,et al.Long-term follow-up of 233 patients with hairy cell leukaemia,treated initially with pentostatin or cladribine,at a median of 16 years from diagnosis[J].British Journal of Haematology,145:733-740.

[59] Chihara,D.,Kantarjian,H.,O'Brien,S.,Jorgensen,J.,et al.Long-term durable remission by cladribine fol lowed by rituximab in patients with hairy cell leukaemia:update of a phase Ⅱ trial[J].British Journal of Haematology,2016,174:760-766.

[60] 李露,张莉,汪龙.治疗复发性或难治性毛细胞白血病新药:帕克莫单抗[J].中国新药与临床杂志,2019.

[61] J V Melo,D Catovsky,D A Galton.The Relationship Between Chronic Lymphocytic Leukaemia and Prolymphocytic Leukaemia.I.Clinical and Laboratory Features of 300 Patients and Characterization of an Intermediate Group[J].Br J Haematol,1986,63(2):377-387.

[62] Elaine S.Jaffe,Daniel A.Arber,Elias Campo,et al.Hematopathology(Second Edition)[J].Elsevier,2017.

[63] Elise Chapiro,Elodie Pramil,M'boyba Diop et al,Genetic Characterization of B-cell Prolymphocytic Leukemia:A Prognostic Model Involving MYC and TP53 [J].Blood,2019,134(21):1821-1831.

[64] 夏思,古学奎,B细胞型幼淋巴细胞白血病1例并文献复习[J].现代肿瘤医学,2019,27(8):1400-1402.

[65] Dohner H,Ho AD,Thaler J,et al.Pentostatin in prolymphocytic leukemia:phase Ⅱ trial of the European Organization for Research and Treatment of Cancer Leukemia Cooperative Study Group [J].Journal of the National Cancer Institute,1993,85(8):658-662.

[66] Saven A,Lee T,Schlutz M,et al.Major activity of cladribine in patients with de novo B-cell prolymphocytic leukemia [J].Journal of Clinical Oncology,1997,15(1):37-43.

[67] Mourad YA,Taher A,Chehal A,et al.Successful treatment of B-cell prolymphocytic leukemia with monoclonal anti-CD20 anti-body[J].Annals of Hematology,2004,83(5):319-321.

[68] Perz J,Topaly J,Fruehauf S,et al.Level of CD 20-expression and efficacy of rituximab treatment in patients with resistant or relapsing B-cell prolymphocytic leukemia and B-cell chronic lymphocytic leukemia[J].Leukemia & Lymphoma,2002,43(1):149-151.

[69] Dearden C.Management of prolymphocytic leukemia[J].Hematology,2015,2015(1):361-367.

[70] Melo T,Badior M,Coelho H.Sequential Kinase inhibition(Idelal-isib/Ibrutinib)induces clinical remission in B-cell prolymphocytic leukemia harboring a 17p deletion[J].Case Reports in Hematology,2017(12):1-4.

[71] Kai UC,Kim SZ,Neuhoff NV,et al.Clinical efficacy of immuno-chemotherapy with fludarabine,epirubicin and rituximab in the treatment for chronic lymphocytic leukemia and prolymphocytic leukemia[J].European Journal of Hematology,2011,87(5):426-433.

[72] Tempescul A,Feuerbach J,Ianotto JC,et al.A combination therapy with fludarabine,mitoxantrone and rituximab induces complete immunophenotypical remission in B-cell prolymphocytic leukemia[J].Annals of Hematology,2009,88(1):85-88.

[73] Bowen AL,Zomas A,Emmett E,et al.Subcutaneous CAMPATH-1H in fludarabine-resistant/relapsed chronic lymphocytic and B-prolymphocytic leukemia[J].British Journal of Hematology,1997,96(3):617-618.

[74] Chaar BT,Petruska PJ.Complete response to alemtuzumab in a patient with B prolymphocytic leukemia[J].American Journal of Hematology,2007,82(5):417-419.

[75] Gordon MJ,Raess PW,Young K,et al.Ibrutinib is an effective treatment for B-cell prolymphocytic leukemia[J].British Journal of Hematology,2017,179(3):501-502.

［76］ Eyre TA,Fox CP,Shankara P,et al.Idelalisib-Rituximab induces clinical remissions in patients with TP53 disrupted B cell prolymphocytic leukemia［J］.British Journal of Hematology,2017,177(3):486-488.

［77］ 中国抗癌协会血液肿瘤专业委员会,中华医学会血液学分会白血病淋巴瘤学组与中国抗淋巴瘤联盟.,套细胞淋巴瘤诊断与治疗中国专家共识(2016 年版)［J］.中华血液学杂志,2016,37(9):735-741.

［78］ 中国临床肿瘤学会指南工作委员会组织编写,中国临床肿瘤学会(CSCO)淋巴瘤诊疗指南［M］.北京:人民卫生出版社.

［79］ 谢彦,朱军.套细胞淋巴瘤诊断与治疗中国专家共识(2016 年版)解读［J］.临床血液学杂志,2017,30(9):683-686.

［80］ 中华医学会血液学分会白血病淋巴瘤学组,中国抗癌协会血液肿瘤专业委员会与中国慢性淋巴细胞白血病工作组,B 细胞慢性淋巴增殖性疾病诊断与鉴别诊断中国专家共识(2018 年版)［J］.中华血液学杂志,2018,39(5):359-365.

［81］ 李建勇,邱录贵.中国慢性淋巴细胞白血病诊断与治疗专家共识［J］.中华血液学杂志,2010,31(2):141-144.

［82］ Delarue R,Haioun C,Ribrag V,et al.CHOP and DHAP plus rituximab followed by autologous stem cell transplantation(ASCT)in mantle cell lymphoma(MCL):a phase Ⅱ study from the GELA［J］.Journal of Clinical Oncology,2004,14(22):6529-6530.

［83］ Olivier Hermine,Eva Hoster,Jan Walewski,et al.Addition of high-dose cytarabine to immunochemotherapy before autologous stem-cell transplantation in patients aged 65 years or younger with mantle cell lymphoma (MCL Younger):a randomised,open-label,phase 3 trial of the European Mantle Cell Lymphoma Network［J］.The Lancet,2016,388(10044):565-575.

［84］ Geisler,C.H,Kolstad A,Laurell A,et al.Long-term progression-free survival of mantle cell lymphoma after intensive front-line immunochemotherapy with in vivo-purged stem cell rescue:a nonrandomized phase 2 multicenter study by the Nordic Lymphoma Group［J］.Blood,2008,112(7):2687-2693.

［85］ Romaguera,J.E,Fayad L,Maria A,et al.High Rate of Durable Remissions After Treatment of Newly Diagnosed Aggressive Mantle-Cell Lymphoma With Rituximab Plus Hyper-CVAD Alternating With Rituximab Plus High-Dose Methotrexate and Cytarabine［J］.Journal of Clinical Oncology,2005,23(28):7013-7023.

［86］ Merli F,Luminari S,Ilariucci F,et al.Rituximab plus HyperCVAD alternating with high dose cytarabine and methotrexate for the initial treatment of patients with mantle cell lymphoma,a multicentre trial from Gruppo Italiano Studio Linfomi［J］.British journal of haematology,2012,156(3):346-353.

［87］ Thomas,D.A.,Faderl Stefan,Brien S O,et al.Chemoimmunotherapy with hyper-CVAD plus rituximab for the treatment of adult Burkitt and Burkitt-type lymphoma or acute lymphoblastic leukemia［J］.Cancer,2006,106(7):1569-1580.

［88］ Graf,S.A,Stevenson P A,Holmberg L A,et al.Maintenance rituximab after autologous stem cell transplantation in patients with mantle cell lymphoma［J］.Annals of Oncology,2015,26(11):2323-2328.

［89］ Kluin-Nelemans H C,Hoster E,Hermine O,et al.Treatment of Older Patients with Mantle-Cell Lymphoma［J］.New England Journal of Medicine,2012,367(6):520-531.

［90］ Thieblemont C,Antal Daciana,Lacotte-Thierry Laurence,et al.Chemotherapy with rituximab followed by high-dose therapy and autologous stem cell transplantation in patients with mantle cell lymphoma［J］.Cancer,2005,104(7):1434-1441.

［91］ Ritchie D.S,Seymour J F,Grigg A P,et al.The hyper-CVAD-rituximab chemotherapy programme followed by high-dose busulfan,melphalan and autologous stem cell transplantation produces excellent event-free survival in patients with previously untreated mantle cell lymphoma［J］.Annals of Hematology,2006,86(2):101-105.

［92］ Dreyling M,Lenz Georg,Hoster Eva,et al.Early consolidation by myeloablative radiochemotherapy followed by autologous stem cell transplantation in first remission significantly prolongs progression-free survival in mantle-cell lymphoma:results of a prospective randomized trial of the European MCLNetwork［J］.Blood,2005,105(7):2677.

［93］ Rummel M J,Niederle N,Maschmeyer G,et al.Bendamustine plus rituximab versus CHOP plus rituximab as fi rst-line treatment for patients with indolent and mantle-cell lymphomas:an open-label,multicentre,randomised,phase 3 non-inferiority trial［J］.The Lancet,2013,381(9873):1203-1210.

［94］ Flinn I W,Van D J R,Kahl B S,et al.Randomized trial of bendamustine-rituximab or R-CHOP/R-CVP in first-line treatment of indolent NHL or MCL:the BRIGHT study[J].Blood,2014,123(19):2944-2952.

[95] Tadeusz Robak,Jie Jin,Halyna Pylypenko,Gregor Verhoef,et al.Frontline bortezomib,rituximab,cyclophosphamide,doxorubicin,and prednisone(VR-CAP)versus rituximab,cyclophosphamide,doxorubicin,vincristine,and prednisone(R-CHOP)in transplantation-ineligible patients with newly diagnosed mantle cell lymphoma:final overall survival results of a randomised,open-label,phase 3 study[1J].Lancet Oncol,2018,1-9.

[96] Tadeusz Robak,Huiqiang Huang,Jie Jin,et al.Bortezomib-Based Therapy for Newly Diagnosed Mantle-Cell Lymphoma[J].New England Journal of Medicine,2015,372(10):944-953.

[97] Visco,C,Silvia Finotto,Renato Zambello,et al.Combination of Rituximab,Bendamustine,and Cytarabine for Patients With Mantle-Cell Non-Hodgkin Lymphoma Ineligible for Intensive Regimens or Autologous Transplantation[J].Journal of Clinical Oncology,2013,31(11):1442-1449.

[98] Michael L Wang,Hun Lee,Hubert Chuang,et al.Ibrutinib in combination with rituximab in relapsed or refractory mantle cell lymphoma:a single-centre,open-label,phase 2 trial[J].The Lancet Oncology,2015,17(1).

[99] Ruan,J,Martin P,Shah B,et al.Lenalidomide plus Rituximab as Initial Treatment for Mantle-Cell Lymphoma[J].N Engl J Med,2015,373(19):1835-1844.

[100] Wang,M,Fayad L,Wagner-Bartak N,et al,Lenalidomide in combination with rituximab for patients with relapsed or refractory mantle-cell lymphoma:a phase 1/2 clinical trial[J].Lancet Oncology,2012,13(7):716-723.

[101] Mats Jerkeman,Christian Winther Eskelund,Martin Hutchings,et al.Ibrutinib,lenalidomide,and rituximab in relapsed or refractory mantle cell lymphoma(PHILEMON):a multicentre,open-label,single-arm,phase 2 trial[J].The Lancet Haematology,2018,5(3):109-116.

[102] Baiocchi,R.A,Alinari Lapo,Lustberg M E,et al.Phase 2 trial of rituximab and bortezomib in patients with relapsed or refractory mantle cell and follicular lymphoma[J].Cancer,2011,117(11):2442-2451.

[103] 徐卫,李建勇,钱思轩.血液科临床处方手册[M].2 版.南京:江苏凤凰科学技术出版社,2016.

[104] Riedell P A and S.S,Should We Use Cell of Origin and Dual-protein Expression in Treating DLBCL[J].Clinical Lymphoma Myeloma and Leukemia,2017,18(2):91-97.

[105] Friedberg and J.W,How I treat double-hit lymphoma[J].Blood,2017,130(5):590-596.

[106] Steven H,Elias C,Nancy LH,et al.WHO Classification of Tumors.Pathology and Genetics of Tumors of Haematopoietic and Lymphoid Tissues[M].Lyon:IARC Press,2008.

[107] Cheson B,Fisher R,Barrington S,et al.Recommendations for Initial Evaluation,Staging,and Response Assessment of Hodgkin and Non-Hodgkin Lymphoma:The Lugano Classification[J].Journal of Clinical Oncology,2014,32(27):3059-3067.

[108] Mauch.Extranodal Marginal Zone B-cell Lymphoma of Mucosa-Associated Lymphoid Tissue(MALT lymphoma)in eds.Non-Hodgkin's Lymphomas[J].Philadelphia:Lippincott,2010,242.

[109] 中国临床肿瘤学会指南工作委员会组织编写,中国临床肿瘤学会(CSCO)淋巴瘤诊疗指南[M].北京:人民卫生出版社,2019.

[110] Younes A,Laurie H.Sehn,Peter Johnson,et al.Randomized Phase Ⅲ Trial of Ibrutinib and Rituximab Plus Cyclophosphamide,Doxorubicin,Vincristine,and Prednisone in Non-Germinal Center B-Cell Diffuse Large B-Cell Lymphoma[J].J Clin Oncol,2019,37(15):1285-1295.

[111] Catherine H.Han,Tracy T.Batchelor.,Diagnosis and management of primary central nervous system lymphoma[J].Cancer,2017,123(22):4314-4324.

[112] Daria Gaut,G.J.Schiller.Hematopoietic stem cell transplantation in primary central nervous system lymphoma:a review of the literature[J].International Journal of Hematology,2019.

[113] 中国临床肿瘤学会、中华医学会血液学分会中国医师协会肿瘤医师考核委员会、淋巴瘤免疫化疗 HBV 再激活预防和治疗中国专家共识[J].中国实用内科杂志,2014,34(1):32-39.

[114] 石远凯,孙燕,马军.中国蒽环类药物治疗淋巴瘤专家共识[J].中国肿瘤临床,2018,45(3):113-116.

[115] 中国临床肿瘤学会指南工作委员会,肿瘤放化疗相关中性粒细胞减少症规范化管理指南[J].中华肿瘤杂志,2017,39(11):868-878.

[116] 中国临床肿瘤学会指南工作委员会.肿瘤化疗所致血小板减少症诊疗中国专家共识(2018 年版)[J].中华肿瘤杂志,2017,39(11):868-878.

[117] Feugier P,Van Hoof A,C.Sebban,P,et al.Long-term results of the R-CHOP study in the treatment of elderly patients with diffuse large B-cell lymphoma:a study by the Groupe d'Etude des Lymphomes de l'Adulte[J].J Clin Oncol,2005,23:4117-4126.

[118] 中国临床肿瘤学会抗淋巴瘤联盟.脂质体阿霉素治疗恶性淋巴瘤和多发性骨髓瘤的中国专家共识(2019 年版)[J].临床肿瘤学杂志,2019,24(5):445-453.

[119] Michael Pfreundschuh,Niels Murawski,Samira Zeynalova,et al.Optimization of rituximab for the treatment of DLBCL:increasing the dose for elderly male patients[J].Br J Haematol,2017,179:410-420.

[120] 中国临床肿瘤学会中华医学会血液学分会.蒽环类药物心脏毒性防治指南(2013 年版)[J].临床肿瘤学杂志,2013,18(10):925-934.

[121] Richard F.Little,Stefania Pittaluga,Nicole Grant,et al.Highly effective treatment of acquired immunodeficiency syndrome-related lymphoma with dose-adjusted EPOCH:impact of antiretroviral therapy suspension and tumor biology [J].Blood,2003,101(12):4653-4659.

[122] Frédéric Peyrade,Fabrice Jardin,Catherine Thieblemont,et al.Attenuated immunochemotherapy regimen(R-miniCHOP)in elderly patients older than 80 years with diff use large B-cell lymphoma:a multicentre,single-arm,phase 2 trial[J].Lancet Oncol,2011,(12):460-468.

[123] Rodrigo Martino,Granada Perea,Marla Dolores Caballero,et al.Cyclophosphamide,pegylated liposomal doxorubicin (Caelyx ©),vincristine and prednisone(CCOP)in elderly patients with diffuse large B-cell lymphoma:Results from a prospective ph[J].Haematologica,2002,(87):822-827.

[124] Zaja F,Tomadini V,Zaccaria A,M,et al.CHOP-rituximab with pegylated liposomal doxorubicin for the treatment of elderly patients with diffuse large B-cell lymphoma[J].LEUKEMIA & LYMPHOMA,2006,47(10):2174-2180.

[125] Paul A.Fields,William Townsend,Andrew Webb,et al.De Novo Treatment of Diffuse Large B-Cell Lymphoma With Rituximab,Cyclophosphamide,Vincristine,Gemcitabine,and Prednisolone in Patients With Cardiac Comorbidity:AUnited Kingdom National Cancer Research Institute Trial[J].JOURNAL OF CLINICAL ONCOLOGY,2014,32 (4):282-288.

[126] Ulrich J.M.Mey,Katjana S.Orlopp,Dimitri Flieger,et al.Dexamethasone,High-Dose Cytarabine,and Cisplatin in Combination with Rituximab as Salvage Treatment forPatients with Relapsed or Refractory Aggressive Non-Hodgkin's Lymphoma[J].Cancer Investigation,2006,24(6):593-600.

[127] W.S.Velasquez,P.McLaughlin,S.Tucker,F,B,et al.ESHAP-An Effective Chemotherapy Regimen in Refractory and Relapsing Lymphoma:A 4-Year Follow-Up Study[J].J Clin Oncol,1994,12:1169-1176.

[128] Michael Crump,John Kuruvilla,Stephen Couban,et al.Randomized Comparison of Gemcitabine,Dexamethasone,and Cisplatin Versus Dexamethasone,Cytarabine,andCisplatin Chemotherapy Before Autologous Stem-CellTransplantation for Relapsed and Refractory AggressiveLymphomas:NCIC-CTG LY[J].12. JOURNAL OF CLINICAL ONCOLOGY,2014,32(31):3490-3496.

[129] Ajay K.Gopal,Oliver W.Press,Andrei R.Shustov,et al.Efficacy and Safety of Gemcitabine(G),Carboplatin(C),Dexamethasone(D),and Rituximab(R)in Patients with Relapsed/Refractory Lymphoma:A Prospective Multi-center Phase Ⅱ Study of by the Puget Sound Oncology Consortium(PSOC)[J].Leuk Lymphoma,2010,51(8):1523-1529.

[130] Andre's Lopez1,Antonio Gutierrez2,Andre's Palacios et al.,GEMOX-R regimen is a highly effective salvage regimen in patients with refractory/relapsing diffuse large-cell lymphoma:a phase Ⅱ study[J].European Journal of Haematology,2008,80(2):127-132.

[131] Gaetano Corazzelli,Gaetana Capobianco,Manuela Arcamone,et al.Long-term results of gemcitabine plus oxaliplatin with and without rituximab as salvage treatment for transplant-ineligible patients with refractory/relapsing B-cell lymphoma[J].Cancer Chemotherapy & Pharmacology,2009,64(5):907-916.

[132] Mounier N,Taoufik EI Gnaoui,Herve Tilly,et al.Rituximab plus gemcitabine and oxaliplatin in patients with refractory/relapsed diffuse large B-cell lymphoma who are not candidates for high-dose therapy[J].A phase Ⅱ Lymphoma

Study Association trial haematologica,2013,98(11):1726-1731.

［133］ Christian Gisselbrecht,Norbert Schmitz,Nicolas Mounie et al.Rituximab Maintenance Therapy After Autologous Stem-Cell Transplantation in Patients With Relapsed CD20＋Diffuse Large B-Cell Lymphoma:Final Analysis of the Collaborative Trial in Relapsed Aggressive Lymphoma［J］.Journal of Clinical Oncology,2012,30(36):4462-4469.

［134］ Tarun Kewalramani,Andrew D Zelenetz,Stephen D Nimer,et al.Rituximab and ICE as second-line therapy before autologous stem cell transplantation for relapsed or primary refractory diffuse large B-cell lymphoma［J］.Blood, 2004,103(10):3684-3688.

［135］ Wyndham H Wilson,Ryan M Young,Roland Schmitz,et al.Targeting B cell receptor signaling with ibrutinib in diffuse large B cell lymphoma［J］.Nature medicine,2015.

［136］ M Wang,N Fowler,N Wagner-Bartak,et al.Oral lenalidomide with rituximab in relapsed or refractory diffuse large cell,follicular and transformed lymphoma:a phase Ⅱ clinical trial［J］.Leukemia,2013,27(9):1902-1909.

［137］ F.Morschhauser,N.H.Fowler,P.Feugier,R,et al.Rituximab plus Lenalidomide in Advanced Untreated Follicular Lymphoma［J］.The New England Journal of Medicine,2018,379(10):934-947.

［138］ 徐卫,李建勇,钱思轩.血液科临床处方手册［M］.2 版.南京:江苏凤凰科学技术出版社,2016.

［139］ Andrés J M Ferreri,Kate Cwynarski,Elisa Pulczynski,et al.Chemoimmunotherapy with methotrexate,cytarabine, thiotepa,and rituximab(MATRix regimen)in patients with primary CNS lymphoma:results of the fi rst randomisation of the International Extranodal Lymphoma Study Group-32(IELSG32)phase 2 trial［J］.Lancet Haematol,2016, 3(5):217-227.

［140］ Cui Chen,Peng Sunl,Juan Cui,et al.High-dose Methotrexate plus temozolomide with or without rituximab in patients with untreated primary central nervous system lymphoma:A retrospective study from China［J］.Cancer Medicine,2019,8:1359-1367.

［141］ SHIPP, M. The International Non-Hodgkin's Lymphoma Prognostic Factors Project. A predictive model for aggressive non-hodgkin's lymphoma［J］.N Engl J Med,1993:329.

［142］ THOMAS P.MILLER,STEVE DAHLBERG,J.ROBERT CASSADY,et al.Chemotherapy Alone Compared with Chemotherapy plus Radiotherapy for Localized Intermediate-and High-Grade Non-Hodgkin"s Lymphoma［J］.New England Journal of Medicine,1998,339(1):21-26.

［143］ Zheng Zhou,Laurie H.Sehn,Alfred W.Rademaker,et al.An enhanced International Prognostic Index(NCCN-IPI)for patients with diffuse large B-cell lymphoma treated in the rituximab era［J］.Blood,2014,123(6):837-842.

［144］ Noy,Lee JY,Cesarman E,et al.AMC 048:modified CODOX-M/IVAC-rituximab is safe and effective for HIV-associated Burkitt lymphoma［J］.Blood,2015,126(2):160-166.

［145］ Mead GM,Sydes MR,Walewski J,et al.An international evaluation of CODOX-M and CODOX-M alternating with IVAC in adult Burkitt's lymphoma:results of United Kingdom Lymphoma Group LY06 study［J］.Ann Oncol,2002, 13:1264-1274.

［146］ Barnes JA,Lacasce AS,Feng Y,et al.Evaluation of the addition of rituximab to CODOX-M/IV AC for Burkitt's lymphoma:a retrospective analysis［J］.Ann Oncol,2011,22:1859-1864.

［147］ Evens AM,Carson KR,Kolesar J,et al.A multicenter phase Ⅱ study incorporating high-dose rituximab and liposomal doxorubicin into the CODOX-M/IVAC regimen for untreated Burkitt's lymphoma［J］.Ann Oncol,2013,24: 3076-3081.

［148］ Thomas DA,Faderl S,O'Brien S,et al.Chemoimmunotherapy with hyper-CVAD plus rituximab for the treatment of adult Burkitt and Burkitt-type lymphoma or acute lymphoblastic leukemia［J］.Cancer,2006,106:1569-1580.

［149］ Thomas DA,Kantarjian HM,Cortes J,et al.Long-term outcome after hyper-CVAD and rituximab chemoimmunotherapy for Burkitt(BL)or Burkitt-like(BLL) leukemia/lymphoma and mature B-cell acute lymphocytic leukemia (ALL)［abstract ］［J］.Blood,2008,112:Abstract 1929.

［150］ Dunleavy K,Pittaluga S,Shovlin M,et al.Low-intensity therapy in adults with Burkitt's lymphoma.N［J］.Engl J Med,2013,369:1915-1925.

［151］ Griffin TC,Weitzman S,Weinstein H,et al.A study of rituximab and ifosfamide,carboplatin,and etoposide chemotherapy in children with recurrent/refractory B-cell(CD20$^+$)non-Hodgkin lymphoma and mature B-cell acute lymphoblastic leukemia:Areport from the Children's Oncology Group[J].Pediatr Blood Cancer,2009,52:177-181.

[152] Richardson NC,Kasamon YL,Chen H,et al.FDA Approval Summary:Brentuximab Vedotin in First-Line Treatment of Peripheral T-Cell Lymphoma[J].The oncologist,2019,24(5):180-187.

[153] Fanale MA,Horwitz SM,Forero-Torres A,et al.Five-year outcomes for frontline brentuximab vedotin with CHP for CD30-expressing peripheral T-cell lymphomas[J].Blood,2018,131(19):2120-2124.

[154] Armitage JO.The aggressive peripheral T-cell lymphomas:2017[J].American journal of hematology,2017,92(7):706-715.

[155] Oluwasanjo A,Kartan S,Johnson W,et al.Peripheral T-Cell Lymphoma,not Otherwise Specified(PTCL-NOS)[J].Cancer treatment and research,176:83-98.

[156] Roerden M,Walz JS,Müller MR,et al.The role of autologous stem cell transplantation in peripheral T cell lymphoma:a long-term follow-up single-center experience[J].Journal of cancer research and clinical oncology,2019,145(10):2595-2604.

[157] Kuzich JA,Hutchison AP,Lim KJC,et al.Prognostic factors and the impact of frontline therapy in peripheral T-cell lymphoma:10 years of 'real-world' experience from Western Australia[J].Leukemia & lymphoma,2019:1-9.

[158] Ng SY,Jacobsen ED.Peripheral T-Cell Lymphoma:Moving Toward Targeted Therapies[J].Hematology/oncology clinics of North America,2019,33(4):657-668.

[159] Zain JM.Aggressive T-cell lymphomas:2019 updates on diagnosis,risk stratification,and management[J].American journal of hematology,2019,94(8):929-946.

[160] Deng S,Lin S,Shen J,Zeng Y.Comparison of CHOP vs CHOPE for treatment of peripheral T-cell lymphoma:a meta-analysis[J].OncoTargets and therapy,2019,12:2335-2342.

[161] Hong X,Song Y,Huang H,et al.Pralatrexate in Chinese Patients with Relapsed or Refractory Peripheral T-cell Lymphoma:A Single-arm,Multicenter Study[J].Targeted oncology,2019,14(2):149-158.

[162] Kogure Y,Yoshimi A,Ueda K,et al.Modified ESHAP regimen for relapsed/refractory T cell lymphoma:a retrospective analysis[J].Annals of hematology,2015,94(6):989-994.

[163] Yamasaki S,Kada A,Nagai H,et al.Phase Ⅱ Trial Using Romidepsin after Gemcitabine,Dexamethasone,and Cisplatin Therapy in Elderly Transplant-Ineligible Patients with Relapsed/Refractory Peripheral T-Cell Lymphoma:Study Protocol[J].Acta medica Okayama,2019,73(5):469-474.

[164] Swerdlow SH,Campo E,Pileri SA,et al.The 2016 revision of the World Health Organization classification of lymphoid neoplasms[J].Blood,2016,127(20):2375-2390.

[165] Tse E,Kwong YL.The diagnosis and management of NK/T-cell lymphomas[J].J Hematol Oncol,2017,10(1):85-86.

[166] Tse E,Kwong YL.How I treat NK/T-cell lymphomas[J].Blood,2013,121(25):4997-5005.

[167] Yamaguchi M,Suzuki R,Oguchi M.Advances in the treatment of extranodal NK/T-cell lymphoma,nasal type[J].Blood,2018,131(23):2528-2540.

[168] Suzuki R,Takeuchi K,Ohshima K,Nakamura S.Extranodal NK/T-cell lymphoma:diagnosis and treatment cues[J].Hematol Oncol,2008,26(2):66-72.

[169] Obama K,Tara M,Niina K.L-asparaginase-Based induction therapy for advanced extranodal NK/T-cell lymphoma[J].Int J Hematol,2003,78(3):248-250.

[170] Li YX,Yao B,Jin J,et al.Radiotherapy as primary treatment for stage IE and ⅡE nasal natural killer/T-cell lymphoma[J].Journal of clinical oncology:official journal of the American Society of Clinical Oncology,2006,24(1):181-189.

[171] Jaccard A,Gachard N,Marin B,et al.Efficacy of L-asparaginase with methotrexate and dexamethasone(AspaMetDex regimen)in patients with refractory or relapsing extranodal NK/T-cell lymphoma,a phase 2 study[J].Blood,2011,117(6):1834-1839.

[172] Huang Y,Yang J,Liu P,et al.Intensity-modulated radiation therapy followed by GDP chemotherapy for newly diag-

nosed stage Ⅰ/Ⅱ extranodal natural killer/T cell lymphoma,nasal type[J].Annals of hematology,2017,96(9): 1477-1483.

[173] Jiang M,Zhang H,Jiang Y,et al.Phase 2 trial of "sandwich" L-asparaginase,vincristine,and prednisone chemotherapy with radiotherapy in newly diagnosed,stage IE to ⅡE,nasal type,extranodal natural killer/T-cell lymphoma[J]. Cancer,2012,118(13):3294-3301.

[174] Kim SJ,Kim K,Kim BS,et al.Phase Ⅱ trial of concurrent radiation and weekly cisplatin followed by VIPD chemotherapy in newly diagnosed, stage IE to IIE, nasal, extranodal NK/T-Cell Lymphoma:Consortium for Improving Survival of Lymphoma study[J].J Clin Oncol,2009,27(35):6027-6032.

[175] Li YY,Feng LL,Niu SQ,et al.Radiotherapy improves survival in early stage extranodal natural killer/T cell lymphoma patients receiving asparaginase-based chemotherapy[J].Oncotarget,2017,8(7):11480-11488.

[176] Liu T, Zhu F, Xiao Y, et al. Pegaspargase, gemcitabine, dexamethasone, and cisplatin (P-GDP) combined chemotherapy is effective for newly diagnosed extranodal NK/T-cell lymphoma:a retrospective study[J].Cancer management and research,2018,10:5061-5069.

[177] Wang L,Wang ZH,Chen XQ,et al.First-line combination of GELOX followed by radiation therapy for patients with stage IE/ⅡE ENKTL:An updated analysis with long-term follow-up[J].Oncol Lett,2015,10(2):1036-1040.

[178] Yamaguchi M,Tobinai K,Oguchi M,et al.Concurrent chemoradiotherapy for localized nasal natural killer/T-cell lymphoma:an updated analysis of the Japan clinical oncology group study JCOG0211[J].Journal of clinical oncology:official journal of the American Society of Clinical Oncology,2012,30(32):4044-4046.

[179] Yang L,Liu H,Xu XH,et al.Retrospective study of modified SMILE chemotherapy for advanced-stage,relapsed,or refractory extranodal natural killer(NK)/T cell lymphoma,nasal type[J].Med Oncol,2013,30(4):720-722.

[180] Engert A, Franklin J, Eich HT, et al. Two cycles of doxorubicin, bleomycin, vinblastine, and dacarbazine plus extended—field radiotherapy is superior to radiotherapy alone in early favorable Hodgkin's lymphoma:final results of the GHSG HD7 trial[J].J Clin Oncol,2007,25:3495-3502.

[181] Engert A,Plutschow A,EichHT,et al.Reduced treatment intensity in patients with early—stage Hodgkin's lymphoma[J].N Engl JMed,2010,363:640-652.

[182] Andre' MPE,Girinsky T,Federico M et al.Early positron emission tomography response—adapted treatment in stage I and Ⅱ Hodgkin lymphoma:final results of the randomized EORTC/LYSA/FIL H10 trial[J].J Clin Oncol, 2017,35:1786-1794.

[183] Hans Theodor Eich,Volker Diehl,Helen Görgen,et al.Intensified Chemotherapy and Dose-Reduced Involved-Field Radiotherapy in Patients With Early Unfavorable Hodgkin's Lymphoma:Final Analysis of the German Hodgkin Study Group HD11 Trial[J].J Clin Oncol,2010,28:4199-4206.

[184] von Tresckow B,Plütschow A,Fuchs M,et al.Dose—intensification in early unfavorable Hodgkin's lymphoma:final analysis of the German Hodgkin Study Group HD14 trial[J].J Clin Oncol,2012,30:907-913.

[185] Johnson P,Federico M,Kirkwood A et al.Adapted treatment guided by interim PET-CT scan in advanced Hodgkin's lymphoma[J].N Engl J Med,2016,374:2419-2429.

[186] Borchmann P,Goergen H,Kobe C,et al.PET—guided treatment in patients with advanced—stage Hodgkin's lymphoma(HD18):final results of an open-label,international,randomised phase 3 trial by the German Hodgkin Study Group[J].Lancet,2017,390:2790-2802.

[187] Chen R,Gopal AK,Smith SE,et al.Five—year survival and durability results of brentuximab vedotin in patients with relapsed or refractory Hodgkin lymphoma[J].Blood,2016,128:1562-1566.

[188] Younes A,Santoro A,Shipp M et al.Nivolumab for classical Hodgkin's lymphoma after failure of both autologous stem-cell transplantation and brentuximab vedotin:a multicentre,multicohort,single-arm phase 2 trial[J].Lancet Oncol,2016,17:1283-1294.

[189] Chen R,Zinzani PL,Fanale MA,et al.Phase Ⅱ study of the efficacy and safety of pembrolizumab for relapsed/refractory classic Hodgkin lymphoma[J].J Clin Oncol,2017,35:2125-2132.

第三章 浆细胞病

第一节 多发性骨髓瘤

一、概述

多发性骨髓瘤（multiple myeloma，MM）是一种克隆性浆细胞异常增殖的恶性疾病，部分患者可以伴有骨或骨外浆细胞瘤。通常由无症状的意义未明的单克隆免疫球蛋白血症（MGUS）和冒烟型骨髓瘤（SMM）发展而来。每年约 1%MGUS、10%SMM 进展为 MM。对 MM 分子机制的研究显示，MM 是一种由复杂的基因组改变和表观遗传学异常所驱动的恶性肿瘤。最常见的基因突变在是 RAS 基因家族。

二、病因病理

多发性骨髓瘤的发病原因不明，下列因素可能与其发病相关：①病毒感染，常见的病毒为 HHV8、EBV 及肝炎病毒；②放射线及有毒化学物质；③自身免疫性疾病；④慢性炎症性疾病等。

三、临床表现

正常人的浆细胞合成的重链及轻链是成一定比例的，而恶性浆细胞分泌的轻链往往超过重链，长期及大量的尿轻链存在可以导致肾脏受损，表现为蛋白尿、血尿，重者出现肾功能不全。恶性浆细胞在骨髓内异常生长损伤骨质，干扰正常骨髓的造血及肾功能不全等因素可以导致贫血。异常免疫球蛋白的升高，常伴有正常免疫球蛋白的降低，易伴发感染，特别是呼吸道及泌尿道感染。MM 常见的症状主要为骨髓瘤相关器官功能损伤的表现，即"CRAB"症状［血钙增高（calcium elevation）、肾功能损害（renal sufficiency）、贫血（anemia）、骨病（bone disease）］。

四、诊断

（一）检查与病理项目

1. 基本检查项目

对于临床疑似 MM 的患者，应完成基本检查项目以明确诊断：

（1）血液系统检查：外周血涂片检查、全血细胞计数及分类、凝血功能、血生化检查（至少包括血清尿素氮、肌酐、白蛋白、球蛋白、乳酸脱氢酶、碱性磷酸酶、电解质全套等）、β_2 微球蛋白、血清蛋白（包括 M 蛋白含量）、免疫检查全套、血清游离轻链（FLC）检测、免疫固定电泳、心肌酶谱等。

（2）尿液检查：尿常规、24 小时尿蛋白定量、尿免疫固定电泳。

（3）骨髓检查：骨髓细胞学涂片、骨髓穿刺＋活检［包括骨髓免疫组化和（或）骨髓流式细胞术，骨髓中期细胞遗传学］（图 3-1-1），浆细胞 FISH（del 13、del 17p13、t（4；14）、t（11；14）、t（14；16）、t（14；20）和 1q21 扩增、1p 异常。

（4）影像学检查：全身低剂量 CT 扫描、腹部 B 超、胸部 X 光等。

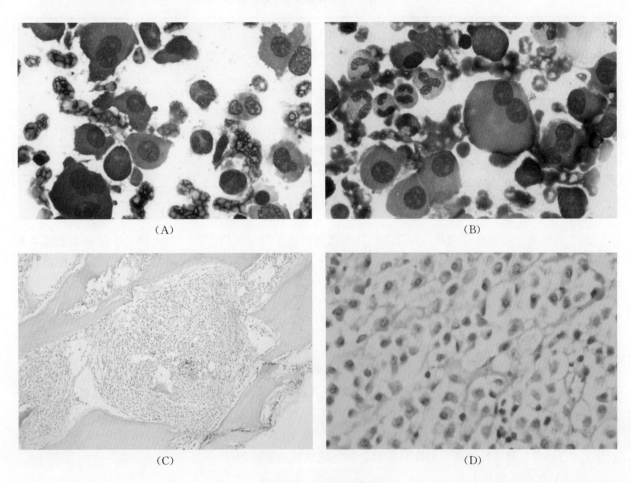

（A）　　　　　　　　　　　　　　　　　　　（B）

（C）　　　　　　　　　　　　　　　　　　　（D）

图 3-1-1　多发性骨髓瘤

（A）（B）骨髓涂片示骨髓瘤细胞一般＞10％，大小不等，形态不规则，胞质丰富，可见双核、多核、巨大型瘤细胞。成熟红细胞常呈缗钱状排列。骨髓活检切片低倍镜（C）和高倍镜（D）显示骨髓瘤细胞广泛浸润取代正常造血细胞，骨髓瘤细胞为成熟浆细胞形态。

2. 补充检查项目

全身或骨骼 MRI 或全身 FDG PET-CT 扫描、超声心动图、浆细胞增殖程度、轻链淀粉样变性评估、血黏度、HLA 分型等。2019 年美国国立综合癌症网络（NCCN）指南更新，将"全身 FDG"涵盖到"PET-CT"项目中，更指出如已完成 FDG PET-CT，则无须进行骨骼检查，而是进行静脉造影 MRI。无条件进行者，对于四肢长骨、头颅及骨盆病变，可行 X 线检查；肋骨病变可行 CT 检查；椎体检查建议行 MRI 检查。

（二）分型与分期

依照异常增殖的免疫球蛋白类型分为 IgG 型、IgA 型、IgD 型、IgM 型、IgE 型、轻链型、双克隆型、不分泌型，以及进一步可根据轻链类型分为 κ 型和 λ 型。

依据疾病的类型可以分为活动型骨髓瘤（有症状）和冒烟型骨髓瘤（无症状）、浆细胞瘤（孤立性骨外型和骨型）。

采用国际骨髓瘤工作组（IMWG）标准制定的 ISS 和 R-ISS 分期系统，如表 3-1-1 所示。

表 3-1-1　ISS 分期和 R-ISS 分期

分期	国际分期系统（ISS）	修订后的 ISS（R-ISS）
I	血清 β_2 微球蛋白＜3.5 mg/L，血清白蛋白≥3.5 g/dL	ISS I 期且有 FISH 发现的标危染色体异常以及血清 LDH≤正常上限
II	非 ISS I 或者 III 期	非 R-ISS I 或 III 期
III	血清 β_2 微球蛋白＞5.5 mg/L	ISS III 期且有 FISH 发现的高危染色体异常存在（del（17p）和/或 t（4；14）易位和/或 t（14；16）易位或血清 LDH＞正常上限

（三）诊断

参考美国国立综合癌症网络（NCCN）及国际骨髓瘤工作组（IMWG）的指南，诊断分为无症状骨髓瘤（冒烟型骨髓瘤）和有症状骨髓瘤（活动型骨髓瘤）。如果骨骼检查为阴性，须进行额外检查将活动型骨髓瘤与冒烟型骨髓瘤区分开，如全身或骨骼 MRI 或全身 FDG PET-CT 扫描。具体诊断标准为：

1. 无症状骨髓瘤（冒烟型骨髓瘤）诊断标准（须满足第 3 条加第 1 条/第 2 条）

1）血清单克隆 M 蛋白（IgA 或 IgG）≥30 g/L，或 24 h 尿轻链≥0.5 g。

2）骨髓单克隆浆细胞比例 10％～59％。

3）无相关器官及组织损害（无 SLIM、CRAB 等终末器官损害表现）。

2. 有症状骨髓瘤（活动型骨髓瘤）诊断标准（满足第 1 条及第 2 条，加上第 3 条中任何 1 项）

1）骨髓单克隆浆细胞比例≥10％和/（或）组织活检证明有浆细胞瘤。

2）血清和（或）尿出现单克隆 M 蛋白（无血、尿 M 蛋白量的限制），如未检测出 M 蛋白（诊断不分泌型 MM），则需骨髓瘤单克隆浆细胞≥30％或活检为浆细胞瘤。

3）骨髓瘤引起的相关表现。

（1）靶器官损害表现（CRAB）：

［C］校正血清钙＞2.75 mmol/L。

［R］肾功能损害（肌酐清除率＜40 mL/min 或血肌酐＞177μmol/L）。

［A］贫血（血红蛋白低于正常下限 20 g/L 或＜100 g/L）。

［B］溶骨性破坏，通过影像学检查（X 线片、CT 或 PET-CT）显示 1 处或多处溶骨性病变。

（2）无靶器官损害表现，但出现以下 1 项或多项指标异常（SLIM）：

［S］骨髓单克隆浆细胞比例≥60％。

［LI］受累/非受累血清游离轻链比≥100。

［M］全身 MRI 检查出现＞1 处 5 mm 以上局灶性骨质破坏。

注：①无血、尿 M 蛋白量的限制，如未检测出 M 蛋白（诊断不分泌型 MM），则须骨髓瘤单克隆浆细胞≥30％或活检为浆细胞瘤；②其他类型的终末器官损害也偶有发生，若证实这些脏器的损害与骨髓瘤相关，可进一步支持诊断和分类；③校正血清钙（mmol/L）＝血清总钙（mmol/L）－0.025×血清白蛋白浓度（g/L）＋1.0（mmol/L），或校正血清钙（mg/dl）＝血清总钙（mL/dl）－血清白蛋白浓度（g/L）＋4.0（mL/dl）；④浆细胞单克隆性可通过流式细胞学、免疫组化、免疫荧光的方法鉴定其轻链 κ/λ 限制性表达，骨髓浆细胞比例优先于骨髓细胞涂片和骨髓活检方法，在穿刺和活检比例不一致时，选用浆细胞比例高的数值；⑤建议使用英国 The binding site group 的检测技术，需要受累轻链数值至少≥100 mL/L。

2019 年 IMWG 诊断的新标准为受累/非受累的血清游离轻链比≥100，且受累的血清游离轻链水平＞100 mg/dL 或更高；克隆性骨髓浆细胞≥60％；骨骼 MRI 有两个或多个局灶性病变。

五、鉴别诊断

MM 须与下列疾病鉴别可出现 M 蛋白的：反应性浆细胞增多症、意义未明的单克隆免疫球蛋白病（MGUS）及 IgM 型 MGUS、华氏巨球蛋白血症（WM）及冒烟型 WM、AL 型淀粉样变性。②引起骨痛和骨质破坏的疾病：骨转移、骨肿瘤、老年性骨质疏松症、甲状旁腺功能亢进症等。③引起肾损害的疾病：高血压、糖尿病、过敏性紫癜，或感染引起急性肾小球肾炎或其他免疫疾病引起的肾炎、肾衰竭。确诊原发病或骨髓涂片找到成堆的癌细胞有助于鉴别。

六、治疗

（一）治疗原则

（1）对有症状的 MM 应采用系统治疗，包括诱导、巩固治疗（含干细胞移植）及维持治疗。无症状骨髓瘤暂不推荐治疗。

（2）对适合自体移植的病人，诱导治疗中避免使用干细胞毒性药物，避免使用烷化剂及亚硝脲类药物。

（二）初始治疗

1. 冒烟型骨髓瘤的治疗

疾病随时间进展才可能转变为症状性骨髓瘤，开始任何抗骨髓瘤治疗都为时过早，因此，只需要进行每 3～6 个月评估的动态监测/随访，或推荐高风险冒烟型骨髓瘤患者参加临床试验。FISH 活检术及多参数流式细胞术对冒烟型骨髓瘤患者的个体化随访/监测制定有一定的价值。

2. 孤立性浆细胞瘤（骨和骨外）的治疗

无论是骨型还是骨外型浆细胞瘤首选对受累野进行放疗，如果存在结构性损害或神经压迫问题造成的神经损害，考虑手术治疗。疾病进展至 MM 者，按 MM 治疗。每 3～6 个月动态评估，需要不断测定 M 蛋白以确认疾病的敏感性。

指南新增放射治疗原则，一般治疗信息/剂量如下

（1）孤立性骨型：对受累野放疗（40～50 Gy，1.8～2.0 Gy/次）。

（2）孤立性骨外型：对受累野放疗（40～50 Gy，1.8～2.0 Gy/次）。

（3）姑息治疗：①有无法控制的疼痛，或将发生病理性骨折，或将发生脊髓压迫时可采用小剂量 RT（8 Gy×1 次，或 10～30 Gy/2.0～3.0 Gy 次）。②应只对受累野进行放疗，以免影响干细胞采集或影响潜在的后续治疗。

3. 活动型骨髓瘤的治疗

NCCN 指南对于活动型骨髓瘤的治疗主要包括 3 部分：骨髓瘤治疗、骨病预防、支持治疗。多发性骨髓瘤的首选治疗是双药或三药联合化疗，其次是自体干细胞移植（ASCT）。骨髓瘤相关骨病和其他干预措施的辅助治疗也提高了生存率。

（1）诱导治疗：患者的年龄（原则上≤65 岁）、体能及伴随疾病状况决定其造血干细胞移植条件的适合性。移植候选患者应注意尽量不选用损伤造血干细胞并影响其动员采集的方案，硼替佐米皮下使用可减少周围神经病变发生率。

适于移植患者的诱导治疗可选下述方案：

硼替佐米/地塞米松（VD）。

来那度胺/地塞米松（RD）。

来那度胺/硼替佐米/地塞米松（RVD）。

硼替佐米/阿霉素/地塞米松（PAD）。

硼替佐米/环磷酰胺/地塞米松（VCD）。

硼替佐米/沙利度胺/地塞米松（VTD）。

沙利度胺/阿霉素/地塞米松（TAD）。

沙利度胺/地塞米松（TD）。

沙利度胺/环磷酰胺/地塞米松（TCD）。

长春新碱/阿霉素/地塞米松（VAD）。

不适合移植患者的初始诱导方案，除以上方案外尚可选用以下方案：

美法仑/醋酸泼尼松/硼替佐米（VMP）。

美法仑/醋酸泼尼松/沙利度胺（MPT）。

美法仑/醋酸泼尼松/来那度胺（MPR）。

美法仑/醋酸泼尼松（MP）。

适宜移植者治疗方案无更新，一线药物依然是硼替佐米和来那度胺。皮下给药是硼替佐米的首选给药方式。非移植候选者除原有方案外，急性肾功能不全时首选治疗为硼替佐米、环磷酰胺、地塞米松，在肾功能得到改善后建议改用硼替佐米、来那度胺、地塞米松方案化疗。

（2）自体造血干细胞移植（ASCT）：肾功能不全及老年并非移植禁忌证。相比于晚期移植，早期移植者无事件生存期更长。对于原发耐药患者，ASCT可作为挽救治疗措施。对于移植候选者，建议采集足够2次移植所需的干细胞量。若第1次移植后获得CR或VGPR者，可不考虑序贯第2次移植；若首次移植后未达VGPR，可序贯第2次移植。高危患者可能更能获益于双次移植。序贯第2次移植一般在首次移植后6个月内进行。对于ASCT后未获得CR以上疗效者，为进一步提高疗效反应深度和强化疾病控制，可采用原诱导方案做2～4个疗程的短期巩固治疗。

（3）巩固治疗：为进一步提高疗效反应深度以及强化疾病控制，对于ASCT后未获得CR以上疗效者可采用原诱导方案短期巩固治疗2～4个疗程。

（4）维持治疗：维持治疗可延长疗效持续时间以及无进展生存时间。可选用来那度胺、硼替佐米或沙利度胺单药，或联合糖皮质激素。

（5）异基因造血干细胞移植：年轻、高危患者可考虑异基因造血干细胞移植。

（三）复发 MM 的治疗

随着新药的广泛应用，MM患者的缓解深度及缓解持续时间越来越好，但是患者最终仍将复发或进展。复发患者的异质性较大，需要对复发患者进行个体化评估以决定治疗的时机及药物。针对复发MM的治疗开始之前，通过完善病史、体检、细胞遗传学检测及针对"SLIM、CRAB"相关检查，来明确是仅有生化复发还是临床复发或活动性复发。仅有生化复发的患者不需要立即治疗，这些患者如果出现单克隆球蛋白增速加快（如3个月或更短时间增加1倍）时，才应该开始治疗。对于无症状的生化复发患者，受累免疫球蛋白上升速度缓慢，仅需观察，建议3个月随访1次。对于伴有SLIM、CRAB的临床复发患者，需要尽快启动治疗。

对于6个月以内复发的患者，可换用其他作用机制的药物联合方案；对6～12个月复发的患者，首选换用其他作用机制的药物联合方案，也可使用原药物再治疗；对于12个月以上复发的患者，可使用原方案再诱导治疗，也可换用其他作用机制的药物方案。如果从未使用过某一类（种）新型作用机制的药物，首选包含这类（种）药物的方案。对于复发的MM患者，应尽可能延长患者的治疗时间。对于经治MM，新增埃罗妥珠单抗、泊马度胺、地塞米松作为2A类推荐。

复发 MM 治疗方案如下：

首先推荐进入适合的临床试验。条件合适者进行自体或异基因造血干细胞移植。伊沙佐米、来那度胺、地塞米松（IRD）；硼替佐米、来那度胺、沙利度胺是治疗复发 MM 的关键药物，常与在功能上具有相加或协同作用的药物（如蒽环类、烷化剂、糖皮质激素）联合使用，具体参见初治方案。对于对硼替佐米、来那度胺双耐药的患者，可以考虑 DCEP±V、DTPAE±V 方案（其中沙利度胺可用来那度胺代替）。

（四）原发耐药 MM 的治疗

换用未用过的新方案，如能获得 PR 及以上疗效，条件合适者应尽快行 ASCT；符合临床试验者进入临床试验。除以上方案外，有以下方案可供选择：

地塞米松、环磷酰胺、依托泊苷、顺铂±硼替佐米（DCEP±V）。

地塞米松、沙利度胺、顺铂、阿霉素、环磷酰胺、依托泊苷±硼替佐米（DCEP±V）。

大剂量环磷酰胺（HDCTX）。

低剂量环磷酰胺/醋酸泼尼松（CP）。

MM 治疗的具体化疗方案如表 3-1-2 所示。

表 3-1-2　MM 治疗的具体化疗方案

方案	药物	剂量	用法	时间
ABCM	阿霉素	30 mg/m²	iv	d1
	卡莫司汀	30 mg/m²	iv	d1
	环磷酰胺	100 mg/m²	po	d22～d25
	美法仑	6 mg/m²	po	d22～d25
DCEP	地塞米松	40 mg/d	iv/po	d1～d4
	环磷酰胺	400 mg/m²	iv，持续	d1～d4
	依托泊苷	40 mg/m²	iv，持续	d1～d4
	顺铂	10 mg/m²	iv，持续	d1～d4
DT-PACE	地塞米松	40 mg/d	iv/po	d1～d4
	沙利度胺	400 mg/d	po	维持
	阿霉素	10 mg/m²	iv	d1～d4
	顺铂	10 mg/m²	iv，持续	d1～d4
	环磷酰胺	400 mg/m²	iv，持续	d1～d4
	依托泊苷	40 mg/m²	iv，持续	d1～d4
MP（每 4～6周一周期）	美法仑	10 mg/m²	po	d1～d4
	泼尼松	50 mg/m²	po	d1～d4
M2	美法仑	8 mg/m²	po	d1～d4
	卡莫司汀	20 mg/m²	iv	d1
	环磷酰胺	400 mg/m²	iv	d1
	长春新碱	1.2 mg/m²	iv	d1
	泼尼松	40 mg/m²，20 mg/m²	po	d1～d7，d8～d14

方案	药物	剂量	用法	时间
PEDA	顺铂	20 mg/m²	iv	d1~d4
	依托泊苷	100 mg/m²	iv	d1~d4
	地塞米松	40 mg/d	iv	d1~d5
	阿糖胞苷	1 g/m²	iv	d5
VAD	长春新碱	0.4 mg/m²	iv	d1~d4
	阿霉素	9 mg/m²	iv	d1~d4
	地塞米松	40 mg	po	d1~d4, d9~d12, d17~d20
LD	雷利度胺	25 mg/d	po	d1~d21
	地塞米松	40 mg/d	iv/po	d1~d4, d9~d12, d17~d20
LR	雷利度胺	25 mg/d	po	每月 wks1~wks3
	利妥昔单抗	375 mg/m²	iv	wks2~wks5, wks13~wks16
L+DVD	雷利度胺	10 mg/d	po	d1~d21
	脂质体阿霉素	40 mg/m²	iv	d1
	长春新碱	2 mg	iv	d1
	地塞米松	40 mg/d	po	d1~d4
L+MP	雷利度胺	5~10 mg/d	po	d1~d21
	美法仑	0.18~0.25 mg/(kg·d)	po	d1~d4
	泼尼松	2 mg/(kg·d)	po	d1~d4
CTD	沙利度胺	200 mg	po	d1~d28
	环磷酰胺	50 mg/d, bid	po	d1~d21
	地塞米松	50 mg/d, qod	po	d1~d4, d15~d21
MPT	沙利度胺	100 mg/d	po	d1~d28
	美法仑	4 mg/m²	po	d1~d7
	泼尼松	40 mg/m²	po	d1~d7
TD	沙利度胺	200 mg/d	po	d1~28 d1~d4, d9~d12, d17~d20 （奇数周期）
	地塞米松	40 mg/d	po	d1~d4（偶数周期）
TDD	沙利度胺	100 mg/d	po	d1~d28
	脂质体阿霉素	40 mg/m²	iv	d1
	地塞米松	40 mg/d	po	d1~d4, d9~d12, d17~d20
TP	沙利度胺	200 mg/d	po	qd
	泼尼松	50 mg	po	qod

方案	药物	剂量	用法	时间
VD	硼替佐米	1.3 mg/m²	iv	d1, d4, d8, d11 d1~d20（奇数周期）
	地塞米松	40 mg/d	iv	d1~d4（偶数周期）
VMP	硼替佐米	1.0~1.3 mg/m²	iv	d1, d4, d8, d11, d22, d25, d29, d32
	美法仑	9 mg/m²	iv	d1~d4
	泼尼松	60 mg/m²	po	d1~d4
PAD	硼替佐米	1.3 mg/m²	iv	d1, d4, d8, d11
	阿霉素	0, 4, 5, 9 mg/m²	iv	d1~d4 第1周期：d1~d4, d8~d11, d15~d18
	地塞米松	40 mg/d	iv	第2~4周期：d1~d4
VTD	硼替佐米	1.3 mg/m²	iv	d1, d4, d8, d11
	沙利度胺	100~200 mg/d	po	d1~d28
	地塞米松	20 mg/m²	iv	d1~d4, d9~d12, d17~d20
VM	硼替佐米	1.3 mg/m²	iv	d1, d4, d8, d11
	美法仑	0.025~0.25 mg/（kg·d）	po	d1~d4
VR	硼替佐米	1.0 或 1.3 mg/m²	iv	d1, d4, d8, d11
	雷利度胺	5, 10, 15, 20 mg/d	po	d1~d14
VT	硼替佐米	1.3 mg/m²	iv	d1, d4, d8, d11
	沙利度胺	50, 100, 150, 200 mg/d	po	维持
VRD	硼替佐米	1.3 mg/m²	iv	d1, d4, d8, d11
	来那度胺	25 mg/d	po	d1~d14
	地塞米松	20 mg/m²	iv	d1~d4, d9~d12, d17~d20
IRD	伊沙佐米	4 mg	po	d1, d8, d15
	来那度胺	25 mg/d	po	d1~d21
	地塞米松	40 mg	po	d1, d8, d15, d22
BCD	硼替佐米	1.3 mg/m²	iv	d1, d4, d8, d11
	环磷酰胺	500 mg/m²	iv	d1, d8
	地塞米松	20 mg/d	iv	d1, d2, d4, d5, d6, d11, d12

（五）对症支持治疗

1. 骨病的预防和治疗

口服或静脉使用双膦酸盐（包括氯屈膦酸、帕米膦酸二钠和唑来膦酸）。双膦酸盐适用于所有需要治疗的有症状 MM 患者，不管有无溶骨性骨病变。无症状骨髓瘤不建议使用双膦酸盐，除非进行临床试验。静脉制剂使用时应严格掌握输注速度。静脉使用双膦酸盐建议在 MM 诊断后前 2 年每月 1 次、2

年之后每3个月1次持续使用。口服双膦酸盐可以长期使用，若出现了新的骨相关事件，则重新开始至少2年的治疗。使用双膦酸盐治疗时应监测肾功能水平，并根据肾功能调整药物剂量，地诺单抗是肾功能不全患者的首选。如果在原发病治疗有效的基础上出现肾功能恶化，应停用双膦酸盐，直至肌酐清除率恢复到基线值±10%。使用双膦酸盐应同时监测腭骨坏死情况，唑来膦酸和帕米膦酸二钠有引起下颌骨坏死的报道尤以唑来膦酸为多，双膦酸盐使用前应该进行口腔检查使用中避免口腔侵袭性操作。如需进行口腔侵袭性操作，需在操作前后停用双膦酸盐3个月，并加强抗感染治疗。对即将发生或已有长骨病理性骨折、脊椎骨折压迫脊髓或脊柱不稳者可行外科手术治疗。低剂量的放射治疗（10～30 Gy）可用于缓解药物不能控制的骨痛。在干细胞采集前，避免全身放疗。

2. 其他对症支持治疗

（1）高钙血症：水化、碱化，如尿量正常，则日补液2 000～3 000 mL；补液同时合理使用利尿剂以保持尿量＞1 500 mL/d；药物治疗包括大剂量糖皮质激素、降钙素以及双膦酸盐、地诺单抗；应用作用较快的针对原发病治疗的方案如含硼替佐米的方案可快速纠正高钙血症；合并肾功能不全时可行血液或腹膜透析。

（2）高黏滞血症：有症状者建议采用血浆置换作为辅助治疗。

（3）贫血：造血功能受损时应首先考虑使用促红细胞生成素促进造血；在用促红细胞生成素的同时，酌情补充铁剂、叶酸、维生素B_{12}等造血原料。使用达雷木单抗前建议测定类型和筛查。

（4）感染：应用蛋白酶体抑制剂、免疫抑制剂易产生感染的风险，应采取适当的预防措施，并在必要时调整MM治疗。存在反复的严重感染时，应考虑静脉注射免疫球蛋白治疗。对于接受ASCT的患者，应接种肺炎球菌结合疫苗、流感嗜血杆菌疫苗和流感病毒疫苗。如接受高剂量地塞米松方案治疗者，应提供抗卡氏肺囊虫肺炎（PJP）、抗疱疹病毒及抗真菌预防治疗。NCCN指南建议所有接受蛋白酶体抑制剂或达雷木单抗治疗者进行带状疱疹预防。

（5）肾功能不全：水化、碱化、利尿，以避免肾功能不全；避免使用非甾体类抗炎药物，避免静脉注射造影剂。根据eGFR水平调整唑来膦酸的用量，唑来膦酸的积聚可导致肾损害。长期使用双膦酸盐类药物者应动态评估肾功能。有肾功能衰竭者，应积极透析；进行血浆置换（2B类推荐）。如有肾功能不全临床指征，考虑进行肾活检诊断肾损害水平。

（6）凝血/血栓：对接受以沙利度胺或来那度胺为基础方案的患者，建议预防性抗凝治疗。阿司匹林（81～325 mg）用于免疫调节剂治疗的患者作为抗凝治疗。对于血栓高危患者建议进行抗凝治疗。已有研究证明，年龄＞70岁，或BMI＜18.5kg/m²是血栓形成的危险因素，并证明了抗凝血药物对于预防血栓形成有价值。

七、预后

（一）随访/监测

当有临床指征时，考虑使用初始检查期间采用的相同成像方式进行随访评估活动型骨髓瘤的进展。根据IMWG标准评估疾病的缓解、预后及分层危险因素。

（二）影响预后因素

根据IMWG，影响预后的因素有：年龄、CRP水平、血清LDH水平、骨髓浆细胞浸润程度、肾功能、ISS及R-ISS分期及细胞遗传学异常等。

（罗子怡　周芙玲）

第二节　POEMS 综合征

一、概述

POEMS 综合征是一种浆细胞异常增生导致的免疫系统功能受损而引起的副肿瘤综合征。最早于 1980 年由 Bardwick 命名，并总结了 POEMS 综合征的五大典型症状，即多发性神经病（polyneuropathy）、脏器肿大（organomegaly）、内分泌障碍（endocrinopathy）、单克隆免疫球蛋白（monoclonal gammopathy）和皮肤改变（skin change）。1984 年日本学者 Nakanis 用这五个典型症状的英文首字母连在一起大写，将其命名为"POEMS 综合征"。在此之前，POEMS 综合征一度被称为 Crow-Fukase 综合征和 Nakanishi 综合征。本病少见，到 1986 年我国才出现首例 POEMS 综合征的报道。中位发病年龄为 51 岁，男性多于女性，比例为（2～3）∶1，关于该病的流行病学调查各国均有。

二、病因病理

POEMS 综合征的病因病机尚不明确，近年来认为可能与血管内皮生长因子（VEGF）、前炎症性细胞因子（proinflammatory cytokines）、基质金属蛋白酶（MMP）以及 HHV-8 感染有关。

三、临床表现

POEMS 综合征除上述五大典型症状外，其他表现还有水肿、肺动脉高压、视盘水肿和胸、腹腔积液等。

四、诊断

最新的诊断标准为 Dispenzieri 2014：必须符合 2 个强制性主要诊断标准，且存在 3 个主要诊断标准中的一个或以上，以及 6 个次要诊断标准中的至少 1 个。2 个强制性的主要诊断标准为多发性周围神经病和单克隆浆细胞增生；3 个主要诊断标准包括 Castleman 病、硬化性骨病和血清血管内皮生长因子水平升高；6 个次要诊断标准包括脏器肿大、血管外容量增加、内分泌改变（endocrinopathy）、皮肤改变、视盘水肿、血栓形成和其他症状。

五、鉴别诊断

区别于多发性骨髓瘤（MM）最主要的特征是：①多发性骨髓瘤的主要症状是明显的骨痛、骨髓浆细胞浸润和肾功能损害，而 POEMS 综合征无上述病理变化及症状；②POEMS 综合征的主要特征性症状是多发的周围神经病变、血管外容量增加及内分泌改变，而多发性骨髓瘤没有；③POEMS 综合征存在血管内皮生长因子水平的升高；④POEMS 综合征患者大多数是孤立性的骨硬化性骨病；⑤POEMS 综合征比多发性骨髓瘤的生存期长；⑥单克隆免疫球蛋白类型不同，POEMS 综合征的单克隆免疫蛋白主要为 λ 型。

浆细胞病中较为常见的包括多发性骨髓瘤（MM）、意义未明单克隆丙种球蛋白血症（MGUS）、冒烟型多发性骨髓瘤（SMM）、轻链淀粉样变（AL）和巨球蛋白血症（WM）。这些疾病本质都是浆细胞异常，但是其临床表现存在很大差异。MGUS 和 SMM 症状轻，几乎没有脏器受累；而 MM 具有其特征性的脏器受累，最常见的为贫血、高钙血症、肾功能衰竭、溶骨性骨病；淀粉样变较前面几种疾病少见，但可以累及任何器官，最常见的包括心脏（限制型心肌病）、肾脏（肾病综合征、肾功能衰竭）、肝脏、消化道、周围神经等；巨球蛋白血症则具有其特征性的 IgM 型 M 蛋白，常表现为高黏滞血症、贫血、淋巴结及肝脾大；POEMS 综合征是一种较少见的特殊浆细胞疾病，以严重的周围神经损害、皮肤改变、内分泌病变、脏器肿大、浆膜腔积液为特点。

六、治疗

POEMS综合征的治疗缺乏大量的临床随机对照研究。所有的治疗仅依赖于临床经验或是借鉴于其他疾病（如多发性骨髓瘤）。尽管最近多数研究证明血管内皮生长因子（VEGF）与疾病的活动性相关，但是目前POEMS综合征的治疗方法中，直接治疗单克隆浆细胞增生（PCD）要比抗血清血管内皮生长因子治疗拥有更多成功的临床经验。POEMS综合征的治疗大致分为合并骨髓受累的治疗和不合并骨髓受累的治疗。

（一）伴有骨髓受累的POEMS综合征患者治疗

1. 孤立性或多灶性骨硬化性浆细胞瘤

不仅是孤立的浆细胞瘤，2个或者3个以上的浆细胞瘤也可以在一定的治疗周期（通常3～36个月）通过局部的放射线治疗而使得浆细胞瘤痊愈。梅奥诊所对伴有浆细胞瘤的35例患者进行放射治疗，患者出院后进行4年的随访，患者的总生存率为97％，生存率为52％。

2. 弥漫性浸润性骨髓瘤

患者一旦伴有弥漫性浸润性骨髓瘤，放射治疗的效果就会降低。无论骨髓穿刺是否发现浆细胞比例升高，如果出现了骨质破坏，都应将放射治疗作为患者的一线治疗。对于弥漫性骨髓受累的患者的治疗：一种情况是根据临床症状，观察患者在进行了6～12个月的放射治疗后，有无血清M蛋白变化和血清血管内皮生长因子水平的下降，从而决定是否要全身治疗；更为多见的另一种情况是一旦出现全身性的弥漫性的骨髓浸润，提示需要进行全身性的治疗，再根据骨髓溶解程度大小来判断是否要加用局部的放射线治疗作为辅助治疗。放射线治疗要根据病人的具体情况，通常要在全身治疗最少6个月后才能进行放射线治疗。

（二）不伴有骨髓瘤的POEMS综合征治疗

POEMS综合征的药物治疗种类较多，疗效不一，利弊均有。具体分为以下几种：

（1）糖皮质激素：可以改善患者的部分症状，但是这种改善只是暂时性的。

（2）烷化剂：目前研究最多的是以烷化剂为基础的化学治疗，临床有效性明显。

（3）外周血干细胞移植：低剂量和高剂量的外周血造血干细胞移植，目前认为是一种有效的治疗。

（4）环磷酰胺：有个案报道，回顾性的分析环磷酰胺的治疗效果也较明显。

（5）硼替佐米、沙利度胺：作为新药，也被一些报道证明有效。

（6）贝伐单抗：抗血清血管内皮生长因子（VEGF），贝伐单抗的治疗效果个体差异大。部分POEMS综合征患者应用贝伐单抗治疗后临床症状得到改善，也有报道称在治疗改善后还有复发的可能性，有些患者使用后无效，甚至有些患者使用后出现了死亡。

（7）免疫球蛋白和血浆置换：梅奥诊所研究显示，静脉注射免疫球蛋白和血浆置换是没有效果的。这一点非常值得关注，在临床上很多患者都进行过免疫球蛋白及血浆置换治疗，有些患者一开始被误诊为吉兰巴雷综合征（GBS），在进行免疫球蛋白冲击治疗后诉症状略有好转，可能是因为患者早期的脱髓鞘症状较重，也可能成因为对症支持治疗改善了部分症状。

（8）联合治疗：①化疗联合高剂量的外周血干细胞移植已被多数研究证明很有效；②来那度胺联合地塞米松也被证明是有效的（法国报道的20例患者在治疗后均可见疾病的好转，但有些患者在接受来那度胺治疗时出现了严重的副反应如血液毒性和皮肤过敏等）；③贝伐单抗和造血干细胞移植联合应用，患者症状得到改善；④美法仑联合地塞米松：中国报道了第一个POEMS综合征前瞻性的临床治疗试验。美法仑联合地塞米松治疗12个周期，此治疗纳入了31例POEMS综合征患者，发现有81％的患者有血液反应，100％的患者有血管内皮生长因子反应，100％的患者有神经系统症状反应，临床有效性明显。

（9）对症支持：对于所有 POEMS 综合征患者对症支持治疗都是必要的。

（10）其他治疗：包括反式维 A 酸、噻氯匹定、阿加曲班等均是个案报道。

POEMS 综合征具体化疗方案如表 3-2-1 所示。

表 3-2-1　POEMS 综合征具体化疗方案

方案	药物	剂量	用法	时间
MD	美法仑	$10 \ mg/m^2$	po	d1～d4
	地塞米松	40 mg/d	iv/po	d1～d4
LD	来那度胺	10～25 mg	po	d1～d21
	地塞米松	40 mg	iv/po	d1, d8, d15, d22
CD	环磷酰胺	50 mg/d, bid	po	d1～d21
	地塞米松	50 mg/d, qod	po	d1～d4, d15～d21
TD	沙利度胺	200 mg/d	po	d1～d28
	地塞米松	40 mg/d	po	d1～d4, d9～d12, d17～d20（奇数周期） d1～d4（偶数周期）
BD	硼替佐米	$1.3 \ mg/m^2$	iv	d1, d4, d8, d11
	地塞米松	40 mg/d	iv	d1～d4, d9～d12, d17～d20（奇数周期） d1～d4（偶数周期）
BCD	硼替佐米	$1.3 \ mg/m^2$	iv	d1, d4, d8, d11
	阿霉素	$0，4，5，9 \ mg/m^2$	iv	d1～d4
	地塞米松	40 mg/d	iv	第 1 周期：d1～d4, d8～d11, d15～d18 第 2～4 周期：d1～d4
VTD	硼替佐米	$1.3 \ mg/m^2$	iv	d1, d4, d8, d11
	沙利度胺	100～200 mg/d	po	d1～d28
	地塞米松	$20 \ mg/m^2$	iv	d1～d4, d9～d12, d17～d20
VRD	硼替佐米	$1.3 \ mg/m^2$	iv	d1, d4, d8, d11
	来那度胺	25 mg/d	po	d1～d14
	地塞米松	$20 \ mg/m^2$	iv	d1～d4, d9～d12, d17～d20
Bevacizumab	贝伐珠单抗	5 mg/kg	iv	d1, d14, d28

七、预后

POEMS 综合征为慢性病程，其预后取决于伴发疾病的性质和状况，经治疗后缓解的患者仍有可能复发。死因多为呼吸衰竭、心力衰竭、恶病质等。另外，长期使用糖皮质激素和免疫抑制剂引起的严重感染、肾功能衰竭、小动脉血栓形成、弥散性血管内凝血等都可能导致死亡。多学科的联合治疗，以及早期发现、早期诊断、早期治疗，有利于疾病的预后。

（罗子怡　周芙玲）

第三节 系统性轻链型淀粉样变性

一、概述

淀粉样变性（amyloidosis）是由单克隆免疫球蛋白轻链错误折叠形成淀粉样蛋白，并沉积于组织器官，可累及包括肾、心脏、肝、皮肤软组织、外周神经、肺、腺体等多种器官及组织，造成组织结构破坏、器官功能障碍并进行性进展的疾病，主要与克隆性浆细胞异常增殖有关，少部分与淋巴细胞增殖性疾病有关。其中系统性轻链（AL）型淀粉样变性是临床最常见的一种系统性淀粉样变性。有关淀粉样变性的流行病学调查较少，现有研究表明其年发病率为（3～8 例）/100 万人，随着社会环境因素的改变及人口老龄化的发展，该病的发病率正呈逐渐升高的趋势。

二、病因病理

淀粉样蛋白经刚果红染色呈砖红色，偏振光显微镜下呈现出苹果绿色双折光；电镜下表现为直径 8～14 nm、无分支、排列紊乱的纤维丝状结构；X 线衍射显微镜下可见其 β 片层结构。

三、临床表现

AL 型淀粉样变性除原发性淀粉样变性外，可伴发多发性骨髓瘤、风湿免疫性疾病、慢性感染等，如有下述情况临床应注意 AL 型淀粉样变性的可能：①中老年患者；②出现大量蛋白尿或表现为肾病综合征，蛋白尿以白蛋白尿为其特点；③多不伴血尿；④易出现低血压尤其是直立性低血压，或既往高血压而近期血压正常或偏低；⑤严重肾功能衰竭时仍存在肾病综合征；⑥肾体积增大，即使慢性肾功能衰竭终末期，肾体积也无明显缩小；⑦左心室肥厚，不伴高血压或左心室高电压；⑧不明原因 N 端脑钠肽前体升高。

四、诊断

（一）实验室检查

1. 血液检查

血常规、肝肾功能、电解质、凝血功能、血清蛋白电泳（包括 M 蛋白含量）、免疫固定电泳、血清免疫球蛋白定量、N 端脑钠肽前体、血清游离轻链。

2. 尿液检查

尿常规、尿蛋白定量、尿免疫固定电泳、24 h 尿轻链。

3. 骨髓检查

骨髓细胞学涂片分类、骨髓活检（刚果红染色）、骨髓免疫组化（针对如下分子的抗体：CD5、CD19、CD23、CD25、CD20、CD38、CD56、CD138、κ 轻链、λ 轻链）。

4. 组织病理

刚果红染色及偏振光检查、淀粉样变性分型相关检查。

5. 影像学检查

胸部 X 线平片、头颅和骨盆 X 线平片。

6. 其他

心电图、心脏超声、腹部超声。

（二）诊断标准

1. AL 型淀粉样变性组织病理诊断

①刚果红染色阳性，高锰酸钾预处理后仍为阳性，在偏振光下呈苹果绿色双折光；②免疫球蛋白游离轻链（κ、λ）抗体免疫组化或免疫荧光检查结果为单一轻链阳性；③电镜下可见细纤维状结构，无分支，僵硬，排列紊乱。

2. 活检部位的选择

可以从出现症状的组织（如肾）中或容易取得的组织（如皮下脂肪、骨髓、唾液腺）中取得诊断性活检样本。从有症状的器官中取得的活检样本的诊断阳性率高于从易得组织中取得的样本。腹部脂肪抽吸是获取组织行刚果红染色最简单易行的方法，但阴性结果并不能排除淀粉样变性。有症状的器官活检的阳性率＞95％，脂肪为75％～80％，而骨髓仅为50％～65％。国内有研究数据表明，联合皮肤脂肪和直肠黏膜活检，诊断 AL 型淀粉样变性的阳性率与肾活检一致，在有肾活检禁忌的患者中可考虑上述部位的活检。

3. 疾病的分型与分期

根据组织病理结果中单克隆轻链沉积的类型，可将 AL 型淀粉样变性分为 λ 轻链型和 κ 轻链型。临床上以 λ 轻链型为主，λ 轻链型约占 AL 型淀粉样变性的80％。κ 轻链型患者更容易出现肝受累，肾功能不全患者的比例也更高。

五、鉴别诊断

AL 型淀粉样变性需要与两类疾病鉴别：一类是其他类型的淀粉样变性，另一类是其他可出现 M 蛋白的疾病。需要鉴别的其他类型淀粉样变性主要有 AA 型淀粉样变性、遗传性淀粉样变性和局部 AL 型淀粉样变性。需要鉴别的可出现 M 蛋白的疾病：多发性骨髓瘤、意义未明的单克隆丙种球蛋白病、POEMS 综合征等。

六、治疗

（一）治疗原则

淀粉样变性的治疗途径主要有以下3种：最常见也最有效的治疗是通过干扰前体蛋白产生，从而阻止淀粉样纤维丝的形成和淀粉样蛋白的产生和沉积；第2种治疗途径是稳定前体蛋白的天然结构，从而阻止其转变成错误折叠的蛋白；第3种途径则直接以淀粉样沉积物为靶标，通过破坏淀粉样蛋白纤维的结构稳定性使其不能继续维持 β 折叠构象。目前临床治疗的方法主要针对第1种途径。对于 AL 型淀粉样变性的治疗，主要是对恶性单克隆浆细胞的清除。

（二）化疗方案

AL 型淀粉样变性化疗的目的是尽快达到一个充分、长期的血液学缓解，同时尽量减小治疗的不良反应，降低治疗相关死亡率。无论是对于新诊断的还是复发、难治的 AL 型淀粉样变性患者，包括硼替佐米、来那度胺和沙利度胺等新药的方案都表现出了一定的疗效，而以美法仑为主的方案在临床中也有其应用价值。

1. 硼替佐米为主的治疗方案

硼替佐米在 AL 型淀粉样变性中已得到了广泛的应用。含硼替佐米的方案可作为新确诊患者和复发患者的一线治疗方案。硼替佐米联合地塞米松（BD）和环磷酰胺＋硼替佐米＋地塞米松（CyBorD）是临床最常用的两种方案。心脏严重受累的患者（Ⅲ期）应从小剂量开始应用硼替佐米并行心电监护，若能耐受则逐渐加量。对于Ⅲ～Ⅳ级神经病变的患者，应避免使用硼替佐米。推荐皮下注射硼替佐米以减轻毒性；但为了保证充分的吸收，对于严重的水钠潴留患者可给予静脉注射。

2. 来那度胺为主的化疗方案

来那度胺治疗 AL 型淀粉样变性有一定的疗效，但毒性较明显。主要的不良反应为血细胞减少、疲劳、抽搐和皮疹，治疗过程中有 86% 的患者发生 3 级或以上的不良反应，因此推荐的起始剂量是 15 mg/d。对于复发的患者，来那度胺＋地塞米松方案也有疗效，但即使从 15 mg/d 起始，也有 50% 的患者发生 3 级或以上的不良反应。对神经系统受累的患者，可选择含来那度胺的方案作为一线方案。

来那度胺＋地塞米松治疗的患者中，总体血液学缓解率为 38%～47%，其中 5%～16% 达到 CR，中位总体生存率的范围为 1～2 年。来那度胺＋环磷酰胺＋地塞米松方案的研究结果显示，该方案的血液学缓解率约 60%，CR 率仅为 5%～11%，患者的中位总体生存率为 17～38 个月。

3. 沙利度胺为主的化疗方案

在使用含沙利度胺的方案时需警惕治疗相关的毒性。建议以 50 mg/d 开始使用，如能耐受再缓慢加量。基于沙利度胺的方案包括沙利度胺＋地塞米松（TD）、CTD 等。

4. 美法仑为主的化疗方案

在新药时代，美法仑＋泼尼松（MP）方案已不再是最优方案。地塞米松代替泼尼松后缓解率和总体生存率有明显提高。

AL 型淀粉样变性常用化疗方案如表 3-3-1 所示。

表 3-3-1　AL 型淀粉样变性常用化疗方案

方案	药物	剂量	用法	时间
RD	来那度胺	10～25 mg	po	d1～d21
	地塞米松	40 mg	iv/po	d1, d8, d15, d22
TD	沙利度胺	200 mg/d	po	d1～d28
	地塞米松	40 mg/d	po	d1～d4, d9～d12, d17～d20（奇数周期） d1～d4（偶数周期）
BD	硼替佐米	1.3 mg/m²	iv	d1, d4, d8, d11
	地塞米松	40 mg/d	iv	d1～d4, d9～d12, d17～d20（奇数周期） d1～d4（偶数周期）
BAD	硼替佐米	1.3 mg/m²	iv	d1, d4, d8, d11
	阿霉素	0, 4, 5, 9 mg/m²	iv	d1～d4
	地塞米松	40 mg/d	po	第 1 周期：d1～d4, d8～d11, d15～d18 第 2～4 周期：d1～d4
VTD	硼替佐米	1.3 mg/m²	iv	d1, d4, d8, d11
	沙利度胺	100～200 mg/d	po	d1～d28
	地塞米松	20 mg/m²	iv	d1～d4, d9～d12, d17～d20
VRD	硼替佐米	1.3 mg/m²	iv	d1, d4, d8, d11
	来那度胺	25 mg/d	po	d1～d14
	地塞米松	20 mg/m²	iv	d1～d4, d9～d12, d17～d20
MP	美法仑	10 mg/m²	po	d1～d4
	泼尼松	50 mg/m²	po	d1～d4

方案	药物	剂量	用法	时间
DRd	CD38	16 kg/kg	iv	d1, d8, d15, d22, d28
	来那度胺	25 mg/d	po	d1~d14
	地塞米松	20 mg/m²	iv	d1~d4, d9~d12, d17~d20
VCD	硼替佐米	1.3 mg/m²	iv	d1, d4, d8, d11
	环磷酰胺	50 mg/d, bid	po	d1~d21
	地塞米松	50 mg/d, qod	po	d1~d4, d15~d21

七、预后

AL 型淀粉样变性的预后相关危险因素主要与两类有关：一类与靶器官损伤有关，另一类与浆细胞病变相关。靶器官损伤越严重，浆细胞病变程度越严重，预后越不佳。

AL 型淀粉样变性的预后差异很大，心脏受累程度对预后的影响大于其他任何器官，根据肌钙蛋白和 N 端脑钠肽前体的水平分期判断预后水平。建议临床优先使用梅奥诊所 2012 分级系统来判断心脏对 AL 型淀粉样变性的预后。肾脏受累对患者的生存影响小于心脏，但对生存质量及治疗方案的选择有重要影响，根据肾小球滤过率和尿蛋白水平建立的肾脏分期系统可以判断肾脏预后。

（罗子怡　周芙玲）

第四节　意义未明的单克隆丙种球蛋白病

一、概述

意义未明的单克隆丙种球蛋白病（MGUS）是一种常见的以血浆或尿液中单克隆免疫球蛋白增多，而临床上无恶性浆细胞病表现为主要特点癌前病变，发病率在 50 岁以上人群中超过 3%，黑人中的发病率为白人发病率的 2~3 倍。MGUS 目前存在三种临床亚型：非 IgM（IgG 或 IgA）MGUS、IgM MGUS 和轻链 MGUS，不同亚型的 MGUS 最终转化不同，预后也不尽相同。IgG/A 型 MGUS 是迄今为止最常见的 MGUS，可以演变为 MM、AL 型淀粉样变性及相关疾病，每年约 1% 的患者可能发生演变。

二、病因病理

该病病因尚不明确，可能与遗传因素、免疫抑制、接触某些药物有关。病毒、细菌、肿瘤、自身抗原等作为抗原刺激，导致发生抗原抗体反应，刺激单克隆 B 细胞-浆细胞过度增殖并分泌单克隆免疫球蛋白的学说并未得到证实。

MGUS 多为浆细胞轻度增殖，M 蛋白轻度增高，多无 CRAB 征（MM 患者合并高钙血症、肾功能不全、贫血、骨骼损害），2012 年国际肾脏病与单克隆免疫球蛋白病研究组将由异常浆细胞克隆增殖分泌的 M 蛋白及其片段所致的肾脏损伤命名为"单克隆免疫球蛋白血症相关性肾损害"（MGRS），来区别仅有良性血液学异常，无器官功能损害的"意义未明的单克隆丙种球蛋白病"（MGUS）。

三、临床表现

MGUS 大多没有临床表现或体征，但 MGUS 患者每年平均发展为 MM 或其他程度的其他淋巴增生性疾病的风险为 1%，IgG 或 IgA MGUS 患者发展为 MM，IgM MGUS 患者发展为 WM 或其他淋巴增生性疾病，而轻链 MGUS 可能发展为轻链 MM。MGUS 患者容易伴发其他疾病，如细菌和病毒感染、骨质疏松症、恶性肿瘤、血栓形成、肾脏疾病。此外，IgM MGUS 由于体内 M 蛋白增多，还有神经系统疾病（主要与周围神经脱髓鞘有关）、血液系统疾病（如溶血性贫血，单克隆免疫球蛋白与红细胞抗原结合所导致）。IgA MGUS 还可以伴发高脂血症、黄疸、高黏血症、动脉粥样硬化等代谢紊乱疾病，IgG MGUS 可能伴发硬化性黏液水肿、坏死性黄色肉芽肿、SWEET 综合征、坏疽性脓皮病。

四、诊断

诊断 IgM MGUS 必须同时满足以下 3 个条件：

（1）血清 M 蛋白＜3 g/dL。

（2）骨髓中克隆性的浆细胞比例＜10％。

（3）没有终末器官损害的表现，如贫血、高黏血症、淋巴结病变、肝脾肿大或其他可以归因于淋巴细胞、浆细胞恶性增生的疾病。

五、鉴别诊断

是否开始治疗取决于有无器官损害症状。MGUS 与恶性病鉴别的要点即在于是否有终末器官损害。

1. 鉴别 MGUS 与 MM、SMM、WM（表 3-4-1）

（1）高钙血症。在缺乏骨病表现时，中度升高的稳定的高钙血症可能由于甲状旁腺亢进引起，需要检测甲状旁腺素来确诊。

（2）肾脏病。可通过计算 eGFR 值、血清肌酐值（＞2 mg/dL）、肾损害（eGFR＜40 mL/min 及微量白蛋白尿）、肾活检相鉴别。

（3）贫血。老年人贫血可能由以下多种因素引起：铁、叶酸、维生素 B_{12} 缺乏；营养失衡；胃肠慢性失血；慢性病贫血；MDS。

（4）骨病。指南建议，全身骨骼 X 片（包括胸部、头颅、肱骨、股骨、骨盆、前后位及侧位脊柱）是检测 MGUS 骨损害的标准方法。

表 3-4-1　鉴别 MGUS 与 MM、SMM、WM

MM	SMM	WM
除非另有说明，否则必须满足所有 3 个标准： ①克隆性骨髓淋巴浆细胞＞10％。 ②血清和（或）尿液中存在单克隆免疫球蛋白（非分泌性多发性骨髓瘤的患者除外）。 ③存在可以归因于潜在浆细胞增生性疾病的终末器官损害的表现，特别是： 高钙血症：血清钙≥11.5 mg/dL。 肾功能不全：血清肌酐＞2 mg/dL 或估计的肌酐清除率低于 40 mL/min。 贫血：正色素正细胞性贫血，血红蛋白值比正常下限低 2 g/dL 或血红蛋白值＜10 g/dL。 骨病变：由于浆细胞增生性疾病或病理性骨折引起的网状病变或严重骨质减少病变	必须同时满足以下 2 个条件： 血清单克隆蛋白（IgM，IgG 或 IgA）≥3 g/dL 和（或）骨髓淋巴浆细胞浸润≥10％。 没有证据表明贫血、高黏血症、淋巴结病变、肝脾肿大或其他可以归因于淋巴细胞、浆细胞恶性增生的疾病	**IgM 单克隆增生性丙种球蛋白病** 必须符合以下所有标准： 表现出浆细胞样或浆细胞分化和典型的免疫表型（例如，表面 IgM^+、$CD5^{+/-}$、$CD10^-$、$CD19^+$、$CD20^+$ $CD23^-$）的小淋巴细胞≥10％的骨髓淋巴细胞浸润（通常是小梁间）；排除其他淋巴细胞增生性疾病，包括慢性淋巴细胞白血病和套细胞淋巴瘤等。 贫血、高黏血症、淋巴结病变、肝脾肿大或其他可以归因于淋巴细胞恶性增生的疾病。 **IgM 骨髓瘤** 必须符合以下所有标准： 有症状的单克隆浆细胞增殖性疾病，其特征是血清 IgM 单克隆增殖。 骨髓活检中存在 10％的浆细胞。 荧光原位杂交中存在与潜在浆细胞疾病和（或）易位 t（11；14）相关的溶解性骨病变

2. 鉴别 MGUS 与其他 M 蛋白相关的疾病

需要与 AL 型淀粉样变性、轻链沉积病、与 M 蛋白抗体活性相关的疾病、冷球蛋白血症、POEMS 综合征、获得性范科尼综合征、Schnitzler 综合征、硬化性黏液水肿相鉴别。

六、治疗

本病无须特殊治疗，但由于本病有发展为 WM 或其他淋巴增生性疾病的趋势，故需要终生随访，以防止发生严重并发症或病情恶化，尽量提高患者生活质量。

七、预后

可以使用 Mayo Clinic 风险分层模型来预测进展，因为该模型中的三个预后因素可以在所有 MGUS 患者中轻松确定。随访包括仔细的病史询问，体格检查和实验室研究（M 蛋白的定量、全血细胞计数、血肌酐和血钙）。

（李鹏鹏　周芙玲）

第五节　骨孤立性浆细胞瘤

一、概述

骨孤立性浆细胞瘤（solitary plasmacytoma，SP）是指原发于骨髓的、单个孤立的浆细胞瘤，是一种比较少见的恶性浆细胞病，后期可发展为多发性骨髓瘤。骨孤立性浆细胞瘤约占全部恶性浆细胞病的 3%，男女发病率约为 3：1，大多患者在 50 岁以后发病，但也有报道患者发病年龄在 20～30 岁。在所有浆细胞瘤中约占 5%。

二、病因病理

骨孤立性浆细胞瘤病因尚不明确，可能与以下因素有关：①射线；②病毒感染；③遗传因素；④慢性炎症刺激；⑤长期接触某些化学物品。

病理表现：肿瘤组织由单一的肿瘤性浆细胞组成，瘤细胞分化程度存在明显的差异，高分化者瘤细胞形态似正常浆细胞；而低分化者瘤细胞异型性明显，核分裂象多见，在肿瘤的不同区域亦有明显分化程度的差异。

SP 是 B 淋巴细胞单克隆性增生形成的肿瘤。瘤细胞呈轻链限制性，即瘤细胞只表达 Igκ 或 Igλ，这对于鉴别浆细胞的肿瘤性增生和反应性增生很有帮助，Ig 轻链的限制性表达提示单克隆性增生，由于反应性增生呈多克隆性，因此同时表达 Igκ 和 Igλ，文献报道 SP 多呈 Igλ。SP 可表达 B 细胞分化标记 CD79a，但不表达 CD20，这是由于 CD79 的表达谱较 CD20 宽，涵盖了从前 B 细胞到浆细胞分化阶段。重链染色，SP 多表达 IgG、IgA，而 IgM、IgD、IgE 阳性少见，并可呈双重链表达。

三、临床表现

典型临床表现为局部骨骼肿块伴有疼痛。本病起病隐匿，持续时间较长，容易被忽视，病变可累及全身所有部位骨骼，以脊柱最为多见，脊柱部位恶性肿瘤比较少见，其中本病占 30% 左右。其他好发部位有胸骨、肋骨、骨盆、锁骨、肩胛骨等，而颅骨受侵少见。根据受累部位不同，临床表现多样，脊椎病变往往表现出腰背持续隐痛和钝痛，若椎弓根受到破坏可伴有神经根（束）的压迫症状和体征，髋骨受累可导致跛行。

四、诊断

（一）实验室检查与辅助检查

1. 组织病理活检

表现为单一形态的浆细胞浸润。形态同正常浆细胞无明显区别，也可表现为幼稚浆细胞。

2. 骨髓检查

多次多部位骨髓穿刺均为正常骨髓象，浆细胞数少于10％。骨髓活检正常。

3. 影像学检查

在X线影像上，病变多为独立存在的溶骨样改变，受损区域较大，边界清晰，部分患者可见病理性骨折。CT和MRI检查可以更加清晰地显示病变累及的范围和软组织情况，骨孤立性浆细胞瘤的CT和MRI表现为扩张性溶骨性改变，骨质的破坏区完全被软组织肿块所代替，骨质膨胀，边界清晰，常突破骨皮质并在附近形成软组织肿块影。

4. 实验室检查

约有半数患者的血和（或）尿中可检测到M成分，但含量低于多发性骨髓瘤，除M成分外，其余类型的免疫球蛋白均在正常范围内。

（二）诊断

目前尚无统一的诊断标准，但普遍接受的有以下5条：①影像学上呈现为单一的溶骨性损害。②肿瘤组织病理活检证实为浆细胞瘤。③多部位骨髓穿刺无克隆性浆细胞增生，浆细胞比例小于10％。④无浆细胞异常增生而引起的贫血、高钙血症或肾功能不可逆的损害。⑤一般不伴有单克隆免疫球蛋白或其轻链增多，单克隆丙种球蛋白大于20 g/L者应高度怀疑多发性骨髓瘤。

五、鉴别诊断

骨孤立性浆细胞瘤需与以下疾病鉴别：

（1）多发性骨髓瘤。也可伴有骨痛、溶骨性损害及M成分增多，并且病理活检也显示有浆细胞的异常增生。但本病同时存在贫血、高钙血症和肾功能受损，血清单克隆免疫球蛋白含量多在30 g/L以上，骨髓中浆细胞比例多大于15％。

（2）骨肿瘤或骨转移瘤。与骨孤立性浆细胞瘤在X线平片上有相似之处，但骨肿瘤和骨转移瘤进展较快，且有原发灶和全身症状，肿瘤病理活检可提供鉴别依据。

（3）脊椎结核。目前少见，该病可使脊椎结构遭受破坏，出现病理性塌陷、骨折，但本病多累及多段脊椎，且有全身症状，结核菌素试验和病理活检可以鉴别。

（4）其他浆细胞疾病。如原发性巨球蛋白血症、MGUS、髓外浆细胞瘤，以及POEMS综合征等，这些疾病具有各自特点，且多不侵犯骨骼。

六、治疗

治疗原则：治疗以局部放射治疗为首选，如果病变局限且易于切除，可以手术切除后进行局部放射治疗。本病原则上不采用全身治疗，但对于放疗无明显效果，疾病得不到有效控制甚至发展为多发性骨髓瘤的患者可参照多发性骨髓瘤治疗方案给予全身治疗。

放射治疗：骨孤立性浆细胞瘤具有放射敏感性，局部放射治疗一直是首选的治疗手段。83％～96％的患者病情经过局部放疗后可以得到有效的控制。有报道用40 Gy以上的剂量放疗，仅有6％的病例无缓解；低于40 Gy则未缓解率达到31％。现多采用40～50 Gy的放射剂量，分20次完成。超过

50 Gy并不能提高缓解率。照射范围应包括 MRI 所显示的病灶的全部，并覆盖病灶边缘外 2 cm。如为肋骨，照射野应包括受累骨骼在内并与其相邻肋骨的全部。

肿瘤的大小也是决定放疗剂量的因素之一。在 35 Gy 的剂量下，对于肿瘤直径小于 5 cm 的患者几乎全部可以得到缓解；而同样的剂量对于肿瘤直径大于 5 cm 的患者缓解率仅有 38%。目前对于肿瘤直径小于 5 cm 的骨孤立性浆细胞瘤的患者的总照射剂量大多为 40 Gy，分 20 次；而对于肿瘤直径大于 5 cm 的患者照射剂量可以提高到 50 Gy，分 25 次完成。

手术治疗：对于脊椎受损发生压缩性骨折或有脊髓压迫症状时，应行脊椎、椎弓根或椎板切除术并予以固定。手术应在放疗前实施，术后予以局部放疗；同时也应考虑手术时放置的金属支持物可能会对术后放疗产生屏蔽作用。

全身治疗：有报道放疗后给予辅助化疗可以减少进展为多发性骨髓瘤的可能，在有两处骨损害或肿块直径在 5 cm 以上者可予以辅助全身治疗。当病情发展为多发性骨髓瘤时，应采用与多发性骨髓瘤相同的全身治疗方案。

七、预后

本病总的平均生存时间为 7.5～12 年，10 年无病生存率为 15%～46%，不良预后因素为：发病年龄大于 40 岁，病灶大于 5 cm，M 蛋白水平较高且在治疗后持续存在，脊椎受累。

（李鹏鹏　周芙玲）

第六节　骨外浆细胞瘤

一、概述

骨外浆细胞瘤是指起源于骨或骨髓之外的其他组织的单克隆性浆细胞异常增殖性疾病。本病发病率低，约占全部浆细胞肿瘤的 3%，发病年龄多在 50～60 岁，平均 55 岁，男女比例约为 3:1。

二、病因病理

本病发病原因同骨孤立性浆细胞瘤一样尚不明确，因本病好发于上呼吸道，故可能与上呼吸道慢性感染有关。

病理诊断：切片镜下可见弥漫性浆细胞浸润，部分患者瘤细胞间可见淀粉样变。病理分级可参照 Bartal 对多发性骨髓瘤的三级分类法，对预后判定有指导作用。

Ⅰ级（低度恶性）：肿瘤细胞与正常浆细胞十分相似，难以区分，具有偏位的胞核，染色质呈轮辐状，可见核旁空晕，胞质嗜碱性，偶见核分裂象。

Ⅱ级（中度恶性）：50% 的肿瘤细胞细胞核大，核仁明显，细胞质丰富，嗜碱性，可见核旁空晕。核质成熟不同步。

Ⅲ级（高度恶性）：肿瘤细胞似浆母细胞，胞核巨大，有明显的中位核仁，细胞质稀少，核旁空晕不明显或缺失。

三、临床表现

临床表现取决于受累部位，约 90% 的骨外浆细胞瘤起源于头颈部，其中约 75% 起源于上呼吸道，包括鼻咽部和鼻窦、唾液腺和喉部。本病可累及全身任何部位，临床表现与同部位的其他占位性病变相似。如鼻腔的骨外浆细胞瘤常有鼻塞、鼻出血、局部隆起伴有压痛症状，上呼吸道受累常有呼吸道阻塞症状，脾脏浆细胞瘤常为多发性，导致脾肿大，淋巴结淋巴瘤表现为多个淋巴结肿大。由于临床表现特异性不强，故组织病理活检对骨外浆细胞瘤的确诊尤为重要。

四、诊断

（一）实验室检查与辅助检查

（1）骨髓穿刺和骨髓活检。骨髓浆细胞比例低于5%，骨髓活检无浆细胞浸润。

（2）实验室检查。免疫球蛋白定量一般在正常范围，少部分患者有单一成分的免疫球蛋白水平的轻度增高或尿本周蛋白阳性，14%～25%患者的血、尿蛋白电泳和免疫电泳可检测到低水平M成分。

（3）影像学检查。发生于鼻腔或鼻窦的骨外浆细胞瘤在X线上可见局限性的骨组织破坏。CT和MRI可见软组织团块影，内窥镜可观察空腔脏器的病变。

（4）病理学检查。病理活检是确诊骨外浆细胞瘤的唯一手段。切片镜下可见弥漫性浆细胞浸润，部分患者瘤细胞间可见淀粉样变。病理分级可参照Bartal对多发性骨髓瘤的三级分类法，对预后判定有指导作用。

（二）诊断

目前推荐的诊断标准为：①组织病理活检证实为髓外单一部位单克隆性浆细胞增生；②骨髓浆细胞比例小于5%；③骨骼影像学检查无溶骨性损害；④无贫血、高钙血症及肾功能受损；⑤血清无或低水平的M成分。

五、鉴别诊断

骨外浆细胞瘤临床表现和影像学检查与同部位的其他肿瘤差异不大，通过组织病理检查可以鉴别。

与其他浆细胞增生性疾病相鉴别：须与反应性浆细胞增生相鉴别，后者病因明确，为多克隆增生；与免疫母细胞性淋巴瘤鉴别，后者伴有全身症状，可有多处淋巴结肿大，病理活检为淋巴母细胞样或小无裂细胞，免疫组化可显示B或T细胞表面标志。

六、治疗

放射治疗：由于骨外浆细胞瘤对放射治疗敏感，故放射治疗为首选治疗。常规放射剂量为40～60Gy，若怀疑患者有临近淋巴结的累及，则放射野应包括临近淋巴结。局部放疗可使80%以上的患者病情得到缓解，肿瘤减小或消失，血清单克隆免疫球蛋白减少或消失。

手术治疗：针对可以完整切除病灶的患者，连同病灶附近的淋巴结一同切除也是很好的选择，特别是原发于上呼吸道的局限性浆细胞瘤，手术治疗可以达到很好的疗效。

化疗：针对广泛播散或治疗后复发或分化不良的病例，应采用联合化疗方案，参照多发性骨髓瘤化疗方案。

七、预后

本病的预后比骨孤立性浆细胞瘤好，更好于多发性骨髓瘤，10年生存率为50%～89%，原发于上呼吸道的局限性骨外浆细胞瘤预后最好，而发生于头颈部以外的多发性骨外浆细胞瘤易于扩散，预后较差。

（李鹏鹏　周芙玲）

参考文献

［1］　葛均波,徐永健,王辰.内科学［M］.9版.北京:人民卫生出版社,2018.

［2］ 中国医师协会血液科医师分会,中华医学会血液学分会,中国医师协会多发性骨髓瘤专业委员会.中国多发性骨髓瘤诊治指南(2017 年修订)[J].中华内科杂志,2017,56(11):866-870.

［3］ Rajkumar S V,Dimopoulos M A,Palumbo A,et al.International Myeloma Working Group updated criteria for the diagnosis of multiple myeloma[J].The Lancet Oncology,2014,15(12):538-548.

［4］ Shaji K. Kumar,NCCN Clinical Practice Guidelines in Oncology(NCCN Guidelines ©) Multiple Myeloma[OL].https://www.nccn.org/.

［5］ Michels TC,Petersen KE.Multiple Myeloma:Diagnosis and Treatment[J].Am Fam Physician,2017,95(6):373-383.

［6］ Kumar S,B Paiva,KC Anderson,et al.Myeloma International Working Group consensus criteria for response and minimal residual disease assessment in multiple myeloma [J].Lancet Oncol,2016,17.

［7］ Lu J,JH Lee,SY Huang,et al.with treatment Continuous lenalidomide and low-dose dexamethasone in transplant-ineligible Asia in myeloma multiple diagnosed newly with patients:sub analysis of the FIRS Trial [J].BrJ,2017,176(5):743-749.

［8］ Hou J,Jin J,Xu Y,et al.Randomized,double-blind,placebo-controlled phase Ⅲ study of ixazomib plus lenalidomide-dexamethasone in patients with relapsed/refractory multiple myeloma:China continuation study [J].J Hematol Oncol,2017,10(1):137-138.

［9］ Meral Beksac,et al.The evolving treatment paradigm of multiple myeloma:From past to present and future[J].Turk J Haematol,2008,25(2):60-70.

［10］ Huang B,Lu J,Wang X,et al.Prognostic value of lactate dehydrogenase in Chinese patients with newly diagnosed transplant eligible multiple myeloma[J].Leuk Lymphoma,2017,58(7):1740-1742.

［11］ Li Y,Liu J,Huang B,et al.Application of PET/CT in treatment response evaluation and recurrence prediction in patients with newly-diagnosed multiple myeloma[J].Oncotarget,2017,8(15):25637-25649.

［12］ Alexanian R.Treatment for multiple myeloma.Combination chemotherapy with different melphalan dose regimens[J].JAMA,1969,208(9):1680-1685.

［13］ Hou J,et al.A multicenter,open-label,phase 2 study of lenalidomide plus low-dose dexamethasone in Chinese patients with relapsed/refractory multiple myeloma:the MM-021 trial[J].J Hematol Oncol,2013,19(6):41-43.

［14］ Lu J,Lee JH,Huang SY,et al.Continuous treatment with lenalidomide and low-dose dexamethasone in transplant-ineligible patients with newly diagnosed multiple myeloma in Asia:subanalysis of the FIRST trial[J].Br J Haematol,2017,176(5):743-749.

［15］ Stork M.Retreatment with lenalidomide is an effective option in heavily pretreated refractory multiple myeloma patients[J].Neoplasma,2018,6(26):185-187.

［16］ Stewart,A.K.How thalidomide works against cancer[J].Science,2014,17;343(6168):256-257.

［17］ Jagannath S,et al.A phase 2 study of two doses of bortezomib in relapsed or refractory myeloma[J].Br J Haematol,2004,127(2):165-172.

［18］ San Miguel JF,et al.Bortezomib plus melphalan and prednisone for initial treatment of multiple myeloma[J].N Engl J Med,2008,359(9):906-917.

［19］ Huang B,Li J,Zhou Z,et al.High prevalence of hepatitis B virus infection in multiple myeloma[J].Leuk Lymphoma,2012,53(2):270-274.

［20］ Kumar S.Randomized,multicenter,phase 2 study(EVOLUTION)of combinations of bortezomib,dexamethasone,cyclophosphamide,and lenalidomide in previously untreated multiple myeloma[J].Blood,2012,119(19):4375-4382.

［21］ Broijl A,et al.Treatment of relapsed and refractory multiple myeloma[J].Haematologica,2016,101(4):396-406.

［22］ Garderet L,et al.Superiority of the triple combination of bortezomib-thalidomide-dexamethasone over the dual combination of thalidomide-dexamethasone in patients with multiple myeloma progressing or relapsing after autologous transplantation:the MMVAR/IFM 2005-04 Randomized Phase Ⅲ Trial from the Chronic Leukemia Working Party of the European Group for Blood and Marrow Transplantation[J].J Clin Oncol,2012,30(20):2475-2482.

［23］ 翁翔,顾超,翟丽娜,等.硼替佐米在多发性骨髓瘤治疗中的应用[J].中国肿瘤,2014,23(8):674-679.

[24] Zhao H，Huang XF，Gao XM，et al.What is the best first-line treatment for POEMS syndrome：autologous transplantation，melphalan and dexamethasone，or lenalidomide and dexamethasone？[J].Leukemia，2019，33（4）：1023-1029.

[25] Nagao Y，Mimura N，Takeda J，et al.Genetic and transcriptional landscape of plasma cells in POEMS syndrome[J].Leukemia，2019，33（7）：1723-1735.

[26] Gavriatopoulou M，Musto P，Caers J，et al.Eurpean myeloma network recommendations on diagnosis and management of patients with rare plasma cell dyscrasias[J].Leukemia，2018，32（9）：1883-1898.

[27] Wang C，Huang XF，Cai QQ，et al.Prognostic study for overall survival in patients with newly diagnosed POEMS syndrome[J].Leukemia，2017，31（1）：100-106.

[28] Kourelis TV，Buadi FK，Gertz MA，et al.Risk factors for and outcomes of patients with POEMS syndrome who experience progression after first-line treatment[J].Leukemia，2016，30（5）：1079-1085.

[29] Brown R，Ginsberg L.POEMS syndrome：clinical update[J].Journal of neurology，2019，266（1）：268-277.

[30] Dispenzieri A.POEMS syndrome：2017 Update on diagnosis，risk stratification，and management[J].American journal of hematology，2017，92（8）：814-829.

[31] Li J，Zhou DB，Huang Z，et al.Clinical characteristics and long-term outcome of patients with POEMS syndrome in China[J].Ann Hematol，2011，90（7）：819-826.

[32] 蒋显勇，赵小鹏，葛昌文，等.155例初治POEMS综合征患者的骨髓细胞形态学表现[J].中国实验血液学杂志，2015，23（4）：1165-1167.

[33] Abe D，Nakaseko C，Takeuchi M，et al.Restrictive usage of monoclonal immunoglobulin lambda light chain germline in POEMS syndrome.[J].Blood，2008，112（3）：836-839.

[34] 魏蓉，张燕香.沙利度胺联合VAD治疗多发性骨髓瘤的血清VEGF变化[J].同济大学学报（医学版），2006，27（5）：62-64.

[35] 周道斌，李剑.POEMS综合征的诊断和治疗[J].中国肿瘤临床，2014，3（13）：831-835.

[36] 赵小强，岳晶晶，阮林海.硼替佐米为主的化疗方案治疗多发性骨髓瘤的疗效和安全性观察[J].临床合理用药杂志，2016，9（22）：90-91.

[37] 顾宏涛，舒汨汨，高广勋，等.标准和减低剂量硼替佐米联合阿霉素及地塞米松治疗多发性骨髓瘤疗效比较[J].中华血液学杂志，2013，34（7）：622-625.

[38] 赵弘，惠吴函，冀冰心，等.硼替佐米皮下注射治疗POEMS综合征的有效性和安全性初步分析[J].药物不良反应杂志，2016，18（1）：31-34.

[39] 黄骁.VEGF在POEMS综合征发病中的作用及靶向治疗的研究进展[J].医学综述，2011，17（3）：420-422.

[40] 朱琳玲.POEMS综合征的研究进展[J].中国医药指南，2016，14（18）：34-35.

[41] 中华医学会神经病学分会等.中国POEMS综合征周围神经病变诊治专家共识[J].中华神经科杂志，2019，52（11）：893-897.

[42] Huang XH，Liu ZH.The clinical presentation and management of systemic light-chain amyloidosis in China[J].Kidney Dis（Basel），2016，2（1）：1-9.

[43] Pinney JH1，Smith CJ，Taube JB，LachmannHJ，et al.Systemic amyloidosis in England：an epidemiological study[J].Br J Haematol，2013，161（4）：525-532.

[44] Kyle RA，Gertz MA.Primary systemic amyloidosis：clinical and laboratory features in 474 cases[J].SeminHematol，1995，32（1）：45-59.

[45] 李婷，黄湘华，陈文萃，等.皮肤脂肪及直肠黏膜活检对诊断系统性轻链淀粉样变性的意义[J].肾脏病与透析肾移植杂志，2015，24（5）：425-428，486.

[46] Gillmore JD，Wechalekar A，Bird J，et al.Guidelines on the diagnosis and investigation of AL amyloidosis[J].Br J Haematol，2015，168（2）：207-218.

[47] Dispenzieri A，Buadi F，Kumar SK，et al.Treatment of immunoglobulin light chain amyloidosis：Mayo Stratification of Myeloma and Risk-Adapted Therapy（mSMART）Consensus Statement[J].Mayo Clin Proc，2015，90（8）：1054-1081.

[48] Reece DE，Hegenbart U，Sanchorawala V，et al.Efficacy and safety of once-weekly and twice-weekly bortezomib in

patients with relapsed systemic AL amyloidosis：results of a phase 1/2 study[J].Blood,2011,118(4)：865-873.

[49] Reece DE,Sanchorawala V,Hegenbart U,et al.Weekly and twice-weekly bortezomib in patients with systemic AL amyloidosis：results of a phase 1 dose-escalation study[J].Blood,2009,114(8)：1489-1497.

[50] Reece DE,Hegenbart U,Sanchorawala V,et al. Long-term follow-up from a phase 1/2 study of single-agent bortezomib in relapsed systemic AL amyloidosis[J].Blood,2014,124(16)：2498-2506.

[51] Kastritis E,Wechalekar AD,.Bortezomib with or without dexamethasone in primary systemic(light chain)amyloidosis [J].J Clin Oncol,2010,28(6)：1031-1037.

[52] Palladini G,Sachchithanantham S,Milani P,et al. A European collaborative study of cyclophosphamide,bortezomib, and dexamethasone in upfront treatment of systemic AL amyloidosis[J].Blood,2015,126(5)：612-615.

[53] Venner CP,Gillmore JD,Sachchithanantham S,et al. A matched comparison of cyclophosphamide,bortezomib and dexamethasone（CVD）versus risk-adapted cyclophosphamide,thalidomide and dexamethasone（CTD）in AL amyloidosis[J].Leukemia,2014,28(12)：2304-2310.

[54] Huang X,Wang Q,Chen W,et al.Bortezomib with dexamethasone as first-line treatment for AL amyloidosis with renal involvement[J].Amyloid,2016,23(1)：51-57.

[55] Palladini G,Russo P,Milani P,et al. A phase Ⅱ trial of cyclophosphamide,lenalidomide and dexamethasone in previously treated patients with AL amyloidosis[J].Haematologica,2013,98(3)：433-436.

[56] Kumar SK,Hayman SR,Buadi FK,et al.Lenalidomide,cyclophosphamide,and dexamethasone(CRd)for light-chain amyloidosis：long-term results from a phase 2 trial[J].Blood,2012,119(21)：4860-4867.

[57] Kastritis E,Terpos E,Roussou M,et al.A phase 1/2 study of lenalidomide with low-dose oral cyclophosphamide and low-dose dexamethasone(RdC)in AL amyloidosis[J].Blood,2012,119(23)：5384-5390.

[58] Palladini G,Perfetti V,Perlini S,et al. The combination of thalidomide and intermediate-dose dexamethasone is an effective but toxic treatment for patients with primary amyloidosis(AL)[J].Blood,2005,105(7)：2949-2951.

[59] Wechalekar AD,Goodman HJ,Lachmann HJ,et al. Safety and efficacy of risk-adapted cyclophosphamide, thalidomide,and dexamethasone in systemic AL amyloidosis[J].Blood,2007,109(2)：457-464.

[60] Palladini G,Perfetti V,Obici L,et al.Association of melphalan and high-dose dexamethasone is effective and well tolerated in patients with AL(primary)amyloidosis who are ineligible for stem cell transplantation[J].Blood,2004, 103(8)：2936-2938.

[61] Jaccard A,Moreau P,Leblond V,et al. High-dose melphalan versus melphalan plus dexamethasone for AL amyloidosis[J].N Engl J Med,2007,357(11)：1083-1093.

[62] Dispenzieri A,Lacy MQ,Kyle RA,et al.Eligibility for hematopoietic stem-cell transplantation for primary systemic amyloidosis is a favorable prognostic factor for survival[J].J Clin Oncol,2001,19(14)：3350-3356.

[63] 中国系统性淀粉样变性协作组,国家肾脏疾病临床医学研究中心.系统性轻链型淀粉样变性诊断和治疗指南[J].中华医学杂志,2016,96(44)：3540-3548.

[64] 翟勇平,刘海宁,于亚平,等.硼替佐米联合地塞米松治疗原发性系统性淀粉样变性[J].中华血液学杂志,2010,31(5)：319-322.

[65] 张曼,潘凌蕴,杜晓凤,等.淀粉样变性病人在硼替佐米联合地塞米松治疗初期健康感受的质性研究[J].循证护理,2018,4(10)：938-941.

[66] Gertz MA,Falk RH,Hazenberg BP,et al.Definition of organ involvement and treatment response in immunoglobulin light chain amyloidosis（AL）：A consensus opinion from the 10（th）International Symposium on Amyloid and Amyloidosis[J].American Journal of Hematology,2005,4(4).

[67] Wechalekar AD,Lachmann HJ,Offer M,et al.Efficacy of bortezomib in systemic AL amyloidosis with relapsed/refractory clonal disease[J].Haematologica,2008,2(2).

[68] Merlini G,Bellotti V.Molecularmechanismsofamyloidosis[J].New England Journal of Medicine,2003,349(06).

[69] 高恬,张聪丽,李剑,等.抗CD38抗体Daratumumab治疗复发/难治性原发性轻链型淀粉样变二例报告并文献复习[J].中华血液学杂志,2019,40(4)：336-338.

[70] 路瑾,王辉,黄晓军.硼替佐米联合地塞米松、环磷酰胺治疗原发系统性淀粉样变性疗效观察[J].中华血液学杂志,

2013,34(4):345-348.

[71]　Robert A. Kyle, Dirk R. Larson, Terry M. Therneau, et al. Long-Term Follow-up of Monoclonal Gammopathy of Undetermined Significance[J]. New England Journal of Medicine, 2018, 378(3):241-249.

[72]　Landgren O, Kyle R A, Hoppin J A, et al. Pesticide exposure and risk of monoclonal gammopathy of undetermined significance in the Agricultural Health Study[J]. Blood, 2009, 113(25):6386-6391.

[73]　Disease Associations With Monoclonal Gammopathy of Undetermined Significance: A Population-Based Study of 17,398 Patients[J]. Mayo Clin Proc, 2009, 84(8):685-693.

[74]　Dhodapkar, M. V. MGUS to myeloma: a mysterious gammopathy of underexplored significance[J]. Blood, 2016, 128(23):2599-2606.

[75]　Merlini G, Palladini G. Differential diagnosis of monoclonal gammopathy of undetermined significance[J]. Hematology, 2012, 2012(24):595-603.

[76]　The clinical relevance and management of monoclonal gammopathy of undetermined significance and related disorders: recommendations from the European Myeloma Network[J]. Haematologica, 2014, 99(6):984-996.

[77]　Landgren O, Kyle R A, Rajkumar S V. From Myeloma Precursor Disease to Multiple Myeloma: New Diagnostic Concepts and Opportunities for Early Intervention[J]. Clinical Cancer Research, 2011, 17(6):1243-1252.

[78]　Bianchi G, Kyle R A, Colby C L, et al. Impact of optimal follow-up of monoclonal gammopathy of undetermined significance on early diagnosis and prevention of myeloma-related complications[J]. Blood, 2010, 116(12):2019-2025.

[79]　MM 的临床病理特点的对比及 MM 伴肾功能不全的危险因素分析[D]. 2017.

[80]　张之南,郝玉书,赵永强,等. 血液病学[M]. 2 版. 北京:人民卫生出版社,2014.

[81]　Dimopoulos MA, Moloupolos LA, Maniatis A, et al. Solitary plasmacytoma of bone and asymptomatic multiple myeloma[J]. Blood, 2000, 96(6):2037-2039.

[82]　Dimopoulos MA, Papadimitriou C, Anagnostopoulos A, et al. High dose therapy with autologous stem cell transplantation for solitary bone plasmacytoma complicated by local relapse or isolated distant recurrence[J]. Leukemia & lymphoma, 2003, 44(1):153-156.

[83]　Wilder RB, Ha CS, Cox JD, et al. Persistence of myeloma protein for more than one year after radiotherapy is an adverse prognostic factor in solitary plasmacytoma of bone[J]. Cancer, 2002, 94(5):1532.

[84]　杨帆. 髓外浆细胞瘤临床病理特点和研究进展[J]. 临床与实验病理学杂志, 2003, 19(2):189.

[85]　杨迪生,范顺武,陶慧民,等. 骨的孤立性浆细胞瘤和髓外浆细胞瘤[J]. 中华肿瘤杂志, 1996, 18(1):41-44.

[86]　杨帆,刘卫平,蒋莉莉,等. 43 例孤立性浆细胞瘤临床病理和免疫表型研究[J]. 四川大学学报(医学版), 2006, 37(1):93-96.

[87]　Jaffe ES, Harris NL, Stein H, et al. World Health Organization classification of tumours, pathology and genetics of tumours of thehaematopoietic and lymphoid tissues[M]. Lyon:IARC Press, 2001.

[88]　Alexiou C. Extramedullary plasmacytoma: tumor occurrence and therapeutic concepts[J]. Cancer, 1999, 85.

[89]　张之南,郝玉书,赵永强,等. 血液病学[M]. 2 版. 北京:人民卫生出版社,2018.

[90]　杨帆. 髓外浆细胞瘤临床病理特点和研究进展[J]. 临床与实验病理学杂志, 2003, 19(2):189-190.

[91]　Alexiou C, Kau RJ, Dietzfelbinger H, et al. Extramedullary plasmacytoma[J]. Cancer, 1999, 85(11):2305-2306.

[92]　Bartl R, Frisch B, FatehMoghadam A, et al. Histologic classification and staging of multiple myeloma[J]. Am J Clin Pathol, 1987, 87(3):344-345.

[93]　Galieni P, Cavo M, Polsoni A, et al. Clinical outcome of extramedullary plasmacytoma[J]. Haematologica, 2000, 85(1):47-49.

第四章　骨髓增生异常综合征

一、概述

骨髓增生异常综合征（myelodysplastic syndromes，MDS）是一组起源于造血干细胞的克隆性疾病，临床以外周血细胞减少、无效造血、发育异常和高风险转化为急性髓系白血病（acute myeloid leukemia，AML）为特征。世界卫生组织（WHO）将其归类于慢性骨髓恶性肿瘤疾病。MDS 的异质性和临床预后差异性很大，中位生存期最少可小于 6 个月，最长可大于 5 年。MDS 中位生存期 71.6 个月，5 年生存率为 61.3%。

二、病因病理

MDS 的主要病理生理本质是：①起源于造血干细胞的克隆性疾病；②粒系、红系和巨核细胞系一系或多系发育异常；③无效造血（ineffective haematopoiesis）。临床表现主要是外周血一系或多系血细胞计数减少，以及由此导致的临床症状和体征，疾病结局是骨髓衰竭或演变为 AML。

研究发现，MDS 中特定基因突变具有重要临床意义，但大多数突变并不与特定疾病类型相关（SF3B1 除外）。细胞遗传学异常发生于约 50% 的 MDS 患者中，其中最常见的单一异常为 $5q^-$，其次是 $+8$、$-Y$、$20q^-$ 和 -7。随着二代测序技术的发展，在超过 90% 的 MDS 患者中可检测到重现性体细胞突变，驱动突变的数量对预后有独立影响，这些突变主要包括表观遗传学调控（*TET2*、*IDH1/2*、*DNMT3*、*ASXL1* 和 *EZH2*）、RNA 剪接体（*SF3B1*、*SRSF2*、*U2AF35* 和 *ZRSR2*）、DNA 损伤应答（*TP53*）和酪氨酸激酶信号传导（*JAK2*、*RUNX1*、*KRAS*、*NRAS*、*BRAF* 和 *FLT3*）。DNA 甲基转移酶（DNMT3A 和 DNMT3B）的作用是将甲基基团添加到位于 CpG 残留 5 号位的 DNA 胞嘧啶残基上。*DNMT3A* 突变发生在约 10% 的 MDS 患者身上，其中最常见的突变（40%～60%）为具有附加功能的 R882，可潜在地影响酶导致其去甲基化。TET 家族的酶（TET1、TET2 和 TET3）在一个依赖酮戊二酸的酶反应中将 5-甲基胞嘧啶氧化为 5-羟甲基胞嘧啶。*TET2* 功能缺失突变导致 5-甲基胞嘧啶累积。*TET2* 突变可以预测 MDS 患者对 DNMT 抑制剂的反应。IDH1/2 突变会造成 α-酮戊二酸的产生，其在结构上类似于 α-酮戊二酸，因此会竞争性抑制依赖 α-酮戊二酸的酶促反应。其包括 TET 酶抑制剂和依赖 α-酮戊二酸的 JMJC 家族抑制剂，JMJS 家族包含组蛋白脱甲基酶。当前所知的 IDH 突变为外显子 4，且突变可影响三个特殊的精氨酸残基，即 R132（IDH1）、R172（IDH2）及 R140（IDH2）。额外性梳状 1（AXSL1）是多梳蛋白组的一员，其对染色质重塑的维持必不可少。AXSL1 的功能是维持对于转录抑制有特异性的组蛋白 H3 赖氨酸-27（H3K27）的标记，包含一个羧基结构域（PHD），该结构域结合在甲基化的赖氨酸上，特别是 H3K27。*ASXL1* 的突变聚集在外显子 12 上，其包括移码突变和无义突变，这会导致 PHD 结构域蛋白质上游的羧基端截断。EZH2 是组蛋白甲基转移酶上多梳抑制复合体 2（PRC2）的催化亚基，其靶向为 H3K27。组蛋白甲基转移酶活性需要 EZH2 上 SET 区域的羧基端和邻近的富胱氨酸的 CXC 区域的参与。*ASXL1* 和 *EZH2* 突变导致 H3K27 组蛋白标记去调节并引起未经调节的转录活化，阻止了 H3K27 的去甲基化。

MDS 的发生、发展过程中，其突出特征是对恶性造血克隆无足量反应，妥协（compromise）以至耐受（tolerance），以至 MDS 逐步向白血病转化。目前对免疫妥协研究包括以下几个方面：*Fas* 与 *FasL* 功能异常，恶性克隆细胞表达 *FasL*，攻击和杀伤对 *Fas* 敏感的免疫细胞，从而逃脱了免疫监视。MDS 克隆细胞 MHC I 类分子表达低下致使细胞内抗原无法呈递。MDS 克隆细胞导致的免疫抑制：MDS 患者中 TGF-β 明显升高，骨髓中原始细胞的数量同 TGF-β 水平呈正相关，RA/RARS 患者骨髓中 TGF-β 水平明显低于 RAEB 和 RAEB-t 患者。凋亡的程度同 TGF-β 水平呈正相关。MDS 早期，TGF-β 等细胞因子识别 MDS 克隆，抑制其增殖。当疾病进展时，MDS 克隆对于 TGF-β 耐受，并且分泌 TGF-β 等细胞因子，抑制了正常造血。当 IL-10 局部表达量显著升高时，能促进 T 细胞的分化、增殖及化学趋化效应，这种免疫刺激效应会强于诱发的免疫抑制效应。在白血病的研究中也证实了 IL-10 能明显抑制白血病细胞的生长，这种抑制效应在应用 IL-10 拮抗剂后消失。MDS 患者的 DC 来源于恶性克隆，并且在抗原摄取和呈递方面有缺陷。MDS 患者 DC 细胞异常是 T 细胞免疫功能低下的重要机制之一。MDS 患者 NKT 细胞缺陷必然导致免疫调节异常，包括寡克隆 T 细胞增殖、功能性 NK 细胞及免疫监视功能异常等。MDS 患者中单核巨噬细胞系统功能异常可能是抗体产物异常的原因，并导致抗原呈递和细胞因子分泌异常。单核细胞起源的细胞因子，如 TNF-α、IFN-γ、IL-2β 和 TGF-β 在 MDS 患者中升高，并且这些细胞因子的升高水平同原始细胞的数量呈正相关，这些细胞因子在细胞凋亡中起重要作用，因此在 MDS 的免疫耐受中可能起关键性作用。

三、临床表现

几乎所有患者都有不同程度的贫血症状，如疲倦、虚弱、乏力等。约 60% 的患者有中性粒细胞减少和功能低下，容易发生感染，约有 20% 的患者死于感染。40%～60% 的患者有血小板减少，可有出血症状。除上述血细胞减少，以及贫血、感染、出血的相关表现之外，部分患者会伴有脾大。

四、诊断

（一）实验室检查

MDS 诊断依赖于多种实验室检测技术的综合使用，其中骨髓穿刺涂片细胞形态学和细胞遗传学检测技术是 MDS 诊断的核心（表 4-1-1）。

1. 细胞形态学检测

MDS 患者外周血和骨髓涂片的形态学异常分为两类：原始细胞比例增高和细胞发育异常。原始细胞可分为 2 型：I 型为无嗜天青颗粒的原始细胞；II 型为有嗜天青颗粒但未出现核旁空晕区的原始细胞，出现核旁空晕区者则判断为早幼粒细胞。典型的 MDS 患者，发育异常细胞占相应系别细胞的比例 ≥10%。拟诊 MDS 患者均应进行骨髓铁染色计数环状铁粒幼红细胞，其定义为幼红细胞胞质内蓝色颗粒在 5 颗以上且围绕核周 1/3 以上者［图 4-1-1（a）（b）］。

表 4-1-1　骨髓增生异常综合征的诊断技术

	检测项目	备注
必需的检测项目	骨髓穿刺涂片	检测各系血细胞发育异常、原始细胞比例、环状铁粒幼红细胞比例
	骨髓活检病理	细胞增生情况、CD34 原位免疫组化、纤维化程度、巨核细胞组化染色
	染色体核型分析	R 显带或 G 显带染色体核型分析，可发现整个基因组中染色体数目异常或大片段结构异常

	检测项目	备注
推荐的检测项目	荧光原位杂交技术	适用于核型分析失败、分裂象差或可分析分裂象不足的患者，可用骨髓或外周血检测，仅能覆盖有限的检测位点
	骨髓流式细胞术检查	各系血细胞免疫表型
	基因突变检测	各类体细胞或胚系来源基因突变，可用骨髓或外周血检测
可选的检测项目	SNP-array 或 array-CGH	检测 DNA 拷贝数异常或单亲二倍体，可作为常规核型技术的有益补充

　　所有怀疑为 MDS 的患者均应行骨髓活检，骨髓活检细胞学分析有助于排除其他可能导致血细胞减少的因素或疾病，并提供骨髓细胞增生程度、巨核细胞数量、原始细胞群体、骨髓纤维化程度及肿瘤骨髓转移等重要信息。怀疑为 MDS 的患者应行 Gomori 银染色和原位免疫组化（immunohistochemical，IHC），常用的检测标志包括 CD34、MPO、GPA、CD61、CD42、CD68、CD20 和 CD3（图 4-1-1H）。

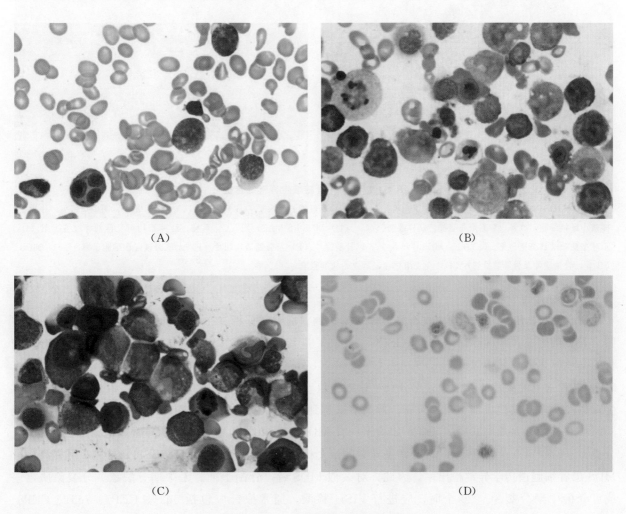

（A）

（B）

（C）

（D）

图 4-1-1 (a)　骨髓增生异常综合征

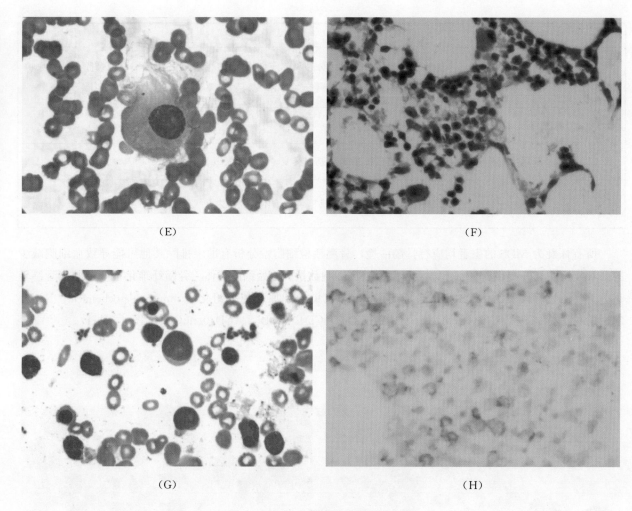

（E）　　　　　　　　　　　　　　　　　（F）

（G）　　　　　　　　　　　　　　　　　（H）

图 4-1-1（b）　骨髓增生异常综合征

（A）MDS-SLD，红系病态造血，图左下角可见一个三核中幼红细胞，胞浆见 H-J 小体。（B）MDS-MLD，图中央可见一个淋巴样微小巨核细胞，红系、粒系形态呈类巨幼样改变。（C）（D）MDS-RS-MLD，图（C）示粒、红两系均可见巨幼样改变，图（D）示环型铁粒幼红细胞易见。（E）（F）MDS 伴单纯 5q−，骨髓涂片（E）及骨髓活检切片（F）大单圆核巨核细胞。（G）（H）MDS-EB-Ⅱ，骨髓涂片及骨髓活检切片 CD34 免疫组化标记示原始粒细胞增多（5%～20%）。

2. 细胞遗传学检测

所有怀疑 MDS 的患者均应进行染色体核型检测，通常需分析≥20 个骨髓细胞的中期分裂象，并按照《人类细胞遗传学国际命名体制（ISCN）2013》进行核型描述。40%～60% 的 MDS 患者具有非随机的染色体异常，其中以＋8、−7/del（7q）、del（20q）、−5/del（5q）和−Y 最为多见（图 4-1-2）。MDS 患者常见的染色体异常中，部分具有诊断价值（表 4-1-2），而＋8、del（20q）和−Y 亦可见于再生障碍性贫血及其他血细胞减少疾病。形态学未达到标准（一系或多系细胞发育异常比例＜10%）、但同时伴有持续性血细胞减少的患者，如检出具有 MDS 诊断价值的细胞遗传学异常，应诊断为 MDS 未分类型（MDS-U）。应用针对 MDS 常见异常的组套探针进行荧光原位杂交（FISH）检测，可提高部分 MDS 患者细胞遗传学异常检出率。因此，对疑似 MDS 者，骨髓干抽、无中期分裂象、分裂象质量差或可分析中期分裂象＜20 个时，应进行 FISH 检测，通常探针应包括 5q31、CEP7、7q31、CEP8、20q、CEPY 和 TP53。

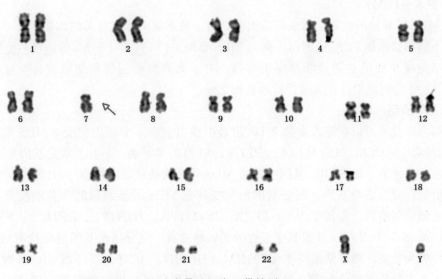

图 4-1-2　MDS 患者骨髓细胞 G 带核型（45，XY，－7）

表 4-1-2　初诊骨髓增生异常综合征（MDS）患者重现性染色体异常及频率

染色体异常	频率	
	MDS 总体	治疗相关性 MDS
不平衡	—	—
＋8①	10％	—
－7/del（7q）	10％	50％
del（5q）	10％	40％
del（20q）	5％～8％	—
－Y	5％	—
i（17q）/t（17q）	3％～5％	25％～30％
－13/del（13q）	3％	—
del（11q）	3％	—
del（12p）/t（12p）	3％	—
del（9q）	1％～2％	—
idic（X）（q13）	1％～2％	—
平衡	—	—
t（11；16）（q23.3；p13.3）	—	3％
t（3；21）（q26.2；q22.1）	—	2％
t（1；3）（p36.3；q21.2）	1％	—
t（2；11）（p21；q23.3）	1％	—
inv（3）（q21.3；q26.2）/t（3；3）（q21.3；q26.2）	1％	—
t（6；9）（p23；q34.1	1％	—

注：①缺乏形态学诊断依据，伴单纯的＋8、del（20q）和－Y 不能诊断为 MDS；原因不明的持续性血细胞减少，伴表中的其他异常可作为 MDS 的诊断依据。

3. 流式细胞术（FCM）

目前尚无 MDS 特异性的抗原标志或标志组合。对于缺乏确定诊断意义的细胞形态学或细胞遗传学表现的患者，不能单独依据 FCM 检测结果确定 MDS 诊断。但 FCM 对于 MDS 的预后分层及低危 MDS 与非克隆性血细胞减少症的鉴别诊断有应用价值。对于无典型形态学和细胞遗传学证据，无法确诊 MDS 的患者，FCM 检测结果可作为辅助诊断标准之一。

4. 分子遗传学检测

新一代基因测序技术可以在绝大多数 MDS 患者中检出至少一个基因突变。MDS 常见基因突变包括 *TET2*、*RUNXl*、*ASXLl*、*DNMT3A*、*EZH2*、*SF3B1* 等（表 4-1-3）。常见基因突变检测对 MDS 的诊断有潜在的应用价值，如 SF3B1 基因突变对 MDS 伴环状铁粒幼红细胞（MDS-RS）亚型有重要诊断和鉴别诊断价值，应为必检基因。部分基因的突变状态 MDS 的鉴别诊断和危险度分层有一定的价值，推荐作为选做检测项目，包括 *TP53*、*TET2*、*DNMT3A*、*IDH1/2*、*EZH2*、*ASXLl*、*SRSF2*、*RUNXl*、*U2AFl*、*SETBPl* 等。基因测序报告的正确解读对于充分体现基因突变检测的价值、避免结果误导临床诊疗极为重要。测序结果应参考 OMIM、HGMD、ACMG 和 COSMIC 等数据库分析其病理意义，对于未在主要数据库或参考文献中描述的新序列变异可使用口腔黏膜、唾液、指甲或毛囊鉴别其为体细胞获得性还是胚系来源。胚系来源基因突变在 MDS 及遗传易感髓系肿瘤患者中可能具有病理意义。此外，有基因突变并不代表能够确立 MDS 诊断，对于基因突变在 MDS 诊断中的价值应结合其他指标审慎判断。单核苷酸多态性微阵列比较基因组杂交技术（SNP-array）等基因芯片技术可以在多数 MDS 患者中检测出 DNA 拷贝数异常和单亲二倍体，进一步提高 MDS 患者细胞遗传学异常的检出率，在有条件的单位可作为常规核型分析的有益补充。

表 4-1-3　骨髓增生异常综合征中常见基因突变

基因突变	涉及通路	频率	预后意义
*SF3B1*①	RNA 剪切	20%～30%	好
*TET2*①	DNA 甲基化	20%～30%	中性或不明确
*ASXL1*①	组蛋白修饰	15%～20%	差
*SRSF2*①	RNA 剪切	≤15%	差
*DNMT3A*①	DNA 甲基化	≤10%	差
RUNX1	转录因子	≤10%	差
*U2AF1*①	RNA 剪切	5%～10%	差
*TP53*①	肿瘤抑制因子	5%～10%	差
EZH2	组蛋白修饰	5%～10%	差
ZRSR2	RNA 剪切	5%～10%	中性或不明确
STAG2	粘连蛋白复合物	5%～7%	差
IDH1/IDH2	DNA 甲基化	≤5%	中性或不明确
*CBL*①	信号转导	≤5%	差
NRAS	转录因子	≤5%	差
*BCOR*①	转录因子	≤5%	差

注：①该类基因也在健康人群的克隆性造血中有报道。

（二）诊断标准

参照骨髓增生异常综合征中国诊断与治疗指南（2019 年版）MDS 的最低诊断标准见表 4-1-4。其中血细胞减少的标准为：中性粒细胞绝对值$<1.8\times10^9/L$，血红蛋白$<100\,g/L$，血小板计数$<100\times10^9/L$。

表 4-1-4　骨髓增生异常综合征的最低诊断标准

MDS 诊断需满足两个必要条件和一个主要标准：
（1）必要条件（两条均须满足）：
①持续 4 个月一系或多系血细胞减少（如检出原始细胞增多或 MDS 相关细胞遗传学异常，无须等待可诊断 MDS）。
②排除其他可导致血细胞减少和发育异常的造血及非造血系统疾病。
（2）MDS 相关（主要）标准（至少满足一条）：
①发育异常：骨髓涂片中红细胞系、粒细胞系、巨核细胞系发育异常细胞的比例$\geqslant10\%$。
②环状铁粒幼红细胞占有核红细胞比例$\geqslant15\%$，或$\geqslant5\%$且同时伴有 *SF3B1* 突变。
③原始细胞：骨髓涂片原始细胞达 $5\%\sim19\%$（或外周血涂片 $2\%\sim19\%$）。
④常规核型分析或 FISH 检出有 MDS 诊断意义的染色体异常。
（3）辅助标准（对于符合必要条件、表达主要标准、存在输血依赖的大细胞性贫血等常见 MDS 临床表现的患者，如符合$\geqslant2$ 条辅助标准，诊断为疑似 MDS：
①骨髓活检切片的形态学或免疫组化结果支持 MDS 诊断。
②骨髓细胞的流式细胞术检测发现多个 MDS 相关的表型异常，并提示红系和（或）髓系存在单克隆细胞群。
③基因测序检出 MDS 相关基因突变，提示存在髓系细胞的克隆群体

可能发展为 MDS 的前驱疾病（potential pre-phases of MDS）MDS 诊断的确立须排除可能发展为 MDS 的前驱疾病，包括意义未明的特发性血细胞减少症（ICUS）、潜质未定的克隆性造血（CHIP），以及意义未明的克隆性血细胞减少症（CCUS）。ICUS 的诊断标准须持续（$\geqslant4$ 个月）一系或多系血细胞减少，且排除 MDS 和其他已知可导致血细胞减少的原因；近年来的研究表明，MDS 相关基因突变也可见于健康人群，当突变基因等位基因突变频率（VAF）$\geqslant2\%$时诊断为 CHIP；ICUS 患者如检出 MDS 相关基因突变，则应诊断为 CCUS。一旦 ICUS 患者出现符合 MDS 标准的发育异常或 MDS 相关染色体异常，则诊断为 MDS。ICUS、CHIP、CCUS、MDS 典型特征比较见表 4-1-5。

表 4-1-5　可能发展为 MDS 的前驱疾病和 MDS 的典型特征比较

特征	可能发展为 MDS 的前驱疾病和 MDS				
	ICUS	CHIP	CCUS	低危 MDS	高危 MDS
单克隆或寡克隆	$-/+$	$+$	$+$	$+$	$+$
发育异常①	$-$	$-$	$-$	$+$	$+$
血细胞减少②	$+$	$-$	$+$	$+$	$+$
骨髓原始细胞	$<5\%$	$<5\%$	$<5\%$	$<5\%$	$<20\%$
流式异常	$+/-$	$+/-$	$+/-$	$++$	$+++$
细胞遗传学异常③	$-/+$	$+/-$	$-$	$+$	$++$
分子异常	$-$	$+$	$+$	$++$	$+++$

注：MDS 骨髓增生异常综合征；ICUS 意义未明的特发性血细胞减少症；CHIP 潜质未定的克隆性造血；CCUS 意义未明的克隆性血细胞减少症。①发育异常细胞占相应系别细胞的比例$\geqslant10\%$；②至少 4 个月的持续血细胞减少；③部分患者中 MDS 相关异常克隆可通过 FISH 检查发现。

（三）分型建议

1. FAB 分型（表 4-1-6）

1982 年 FAB 协作组提出以形态学为基础的 MDS 分型，主要根据 MDS 患者外周血和骨髓细胞发育异常的特征，特别是原始细胞比例、环状铁粒幼红细胞比例、Auer 小体及外周血单核细胞数量，将 MDS 分为 5 个亚型。

表 4-1-6　骨髓增生异常综合征的 FAB 分型

FAB 类型	外周血	骨髓
RA	原始细胞<1%	原始细胞<5%
RARS	原始细胞<1%	原始细胞<5%，环状铁粒幼红细胞>有核红细胞 15%
RAEB	原始细胞<5%	原始细胞 5%～20%
RAEB-t	原始细胞≥5%	原始细胞>20%而<30%；或幼粒细胞出现 Auer 小体
CMML	原始细胞<5%，单核细胞绝对值>1×10⁹/L	原始细胞 5%～20%

注：RA 难治性贫血；RARS 为难治性贫血伴有环状铁粒幼红细胞；RAEB 为难治性贫血伴有原始细胞过多；RAEB-t 为转化中 RAEB；CMML 为慢性粒单细胞白血病。

2. WHO（2016）分型（表 4-1-7）

2016 年 WHO 对 MDS 诊断分型进行了修订，主要变化包括以下几点：①新分型取消了"难治性贫血""难治性血细胞减少"，代以 MDS 伴各类血细胞发育异常或其他特征：单系或多系血细胞发育异常、环状铁幼粒红细胞、原始细胞增多、细胞遗传学改变如 del（5q）等；②修订了 MDS-RS 的诊断标准，如检测到 *SF3B-I* 基因突变，只要环状铁幼粒红细胞≥5%则诊断为此型；③修订了 MDS 伴单纯 del（5q）的细胞遗传学标准，提出可伴有第二种细胞遗传学异常［除-7/del（7q）外］；④去除非红系细胞计算原始细胞比例的规则，仅按照原始细胞占有核细胞（ANC）的比例计算划分 AML 或 MDS；⑤强调了不能用流式细胞术 CD34⁺ 细胞比例取代骨髓和外周血涂片分类计数原始细胞比例用于 MDS 的分型诊断。

表 4-1-7　WHO（2016）MDS 修订分型

疾病类型	发育异常	血细胞减少	环状铁粒幼红细胞	骨髓和外周血原始细胞	常规核型分析
MDS 伴单系血细胞发育异常（MDS-SLD）	1 系	1～2 系	<15%或<5%①	骨髓<5%，外周血<1%，无 Auer 小体	任何核型，但不符合伴单纯 del（5q）MDS 标准
MDS 伴多系血细胞发育异常（MDS-MLD）	2～3 系	1～3 系	<15%或<5%①	骨髓<5%，外周血<1%，无 Auer 小体	任何核型，但不符合伴单纯 del（5q）MDS 标准
MDS 伴环状铁幼红细胞（MDS-RS）					
MDS-RS－SLD	1 系	1～2 系	≥15%或≥5%①	骨髓<5%，外周血<1%，无 Auer 小体	任何核型，但不符合伴单纯 del（5q）MDS 标准
MDS-RS－MLD	2～3 系	1～3 系	≥15%或≥5%①	骨髓<5%，外周血<1%，无 Auer 小体	任何核型，但不符合伴单纯 del（5q）MDS 标准

疾病类型	发育异常	血细胞减少	环状铁粒幼红细胞	骨髓和外周血原始细胞	常规核型分析
MDS 伴单纯 del (5q)	1～3系	1～2系	任何比例	骨髓＜5%，外周血＜1%，无 Auer 小体	仅有 del (5q)，可以伴有 1 个其他异常［-7 或 del (7q)除外］
MDS 伴原始细胞增多（MDS-EB）					
MDS-EB-1	0～3系	1～3系	任何比例	骨髓 5%～9%或外周血 2%～4%，无 Auer 小体	任何核型
MDS-EB-2	0～3系	1～3系	任何比例	骨髓 10%～19%或外周血 5%～19%，无 Auer 小体	任何核型
MDS，不能分类型（MDS-U）					
外周血原始细胞 1%	1～3系	1～3系	任何比例	骨髓＜5%，外周血＝1%②，无 Auer 小体	任何核型
单系血细胞发育异常伴全血细胞减少	1系	3系	任何比例	骨髓＜5%，外周血＜1%，无 Auer 小体	任何核型
伴有诊断意义核型异常	0系	1～3系	＜15%③	骨髓＜5%，外周血＜1%，无 Auer 小体	有定义 MDS 的核型异常

注：血细胞减少定义为血红蛋白＜100 g/L、血小板计数＜100×10⁹/L、中性粒细胞绝对计数＜1.8×10⁹/L，极少情况下 MDS 可见这些水平以上的轻度贫血或血小板减少，外周血单核细胞必须＜1×10⁹/L。①如果存在 *SF3B1* 突变；②外周血＝1%的原始细胞必须有两次不同时间检查的记录；③若环状铁粒幼红细胞≥15%的病例有明显红系发育异常，则归类为 MDS-RS-SLD。

五、鉴别诊断

MDS 的诊断依赖骨髓细胞分析中细胞发育异常的形态学表现、原始细胞比例升高和细胞遗传学异常。MDS 的诊断仍然是排除性诊断，应首先排除反应性血细胞减少或细胞发育异常，常见需要与 MDS 鉴别的因素或疾病包括：

（1）先天性或遗传性血液病。如先天性红细胞生成异常性贫血、遗传性铁粒幼红细胞性贫血、先天性角化不良、范科尼贫血、先天性中性粒细胞减少症和先天性纯红细胞再生障碍等。

（2）其他累及造血干细胞的疾病。如再生障碍性贫血、阵发性睡眠性血红蛋白尿症（PNH）、原发性骨髓纤维化、大颗粒淋巴细胞白血病（LGL）、急性白血病（尤其是伴有血细胞发育异常的患者、低增生性 AML 或 AML-M7）等。

（3）维生素 B₁₂或叶酸缺乏。

（4）接受细胞毒性药物、细胞因子治疗或接触有血液毒性的化学制品或生物制剂等。

（5）慢性病性贫血（感染、非感染性疾病或肿瘤）、慢性肝病、慢性肾功能不全、病毒感染（HIV、CMV、EBV 等）。

（6）自身免疫性血细胞减少、甲状腺功能减退或其他甲状腺疾病。

（7）重金属（如砷剂等）中毒、过度饮酒、铜缺乏。

六、治疗

MDS 患者自然病程和预后的差异性很大，治疗宜个体化。应根据 MDS 患者的预后分组，同时结合患者年龄、体能状况、合并疾病、治疗依从性等进行综合分析，选择治疗方案。MDS 可按预后积分系统分为两组：较低危组和较高危组。较低危组 MDS 的治疗目标是改善造血、提高生活质量，较高危组 MDS 治疗目标是延缓疾病进展、延长生存期和治愈。

（一）支持治疗

支持治疗最主要目标为提升患者生活质量。支持治疗包括成分输血、EPO、G-CSF 或 GM-CSF 和去铁治疗。

1. 成分输血

一般在 Hb<60 g/L 或伴有明显贫血症状时可给予红细胞输注。患者为老年、机体代偿能力受限、需氧量增加时，建议 Hb≤80 g/L 时给予红细胞输注。PLT<10×10⁹/L 或有活动性出血时，应给予血小板输注。

2. 造血生长因子

G-CSF/GM-CSF，推荐用于中性粒细胞缺乏且伴有反复或持续性感染的 MDS 患者。输血依赖的较低危组 MDS 患者可采用 EPO±G-CSF 治疗，治疗前 EPO<500 IU/mL 和红细胞输注依赖较轻（每月<8 U）的 MDS 患者 EPO 治疗反应率更高。

3. 去铁治疗

对于红细胞输注依赖的患者应定期监测血清铁蛋白（SF）水平、累计输血量和器官功能监测（心、肝、胰腺），评价铁过载程度（有条件的单位可采用 MRI 评估心脏和肝脏的铁沉积程度）。去铁治疗可有效降低 SF 水平及脏器中的铁含量。对于预期寿命≥1 年、总量超过 80 U、SF≥1 000 μg/L至少 2 个月、输血依赖的患者，可实施去铁治疗，并以 SF 为主要监测及控制指标（目标是将 SF 控制在 500～1 000μg/L）。常用的去铁药物有去铁胺和地拉罗司等。

（二）免疫调节剂治疗

常用的免疫调节药物包括沙利度胺和来那度胺等。部分患者接受沙利度胺治疗后可改善红系造血，减轻或脱离输血依赖，然而患者常难以耐受长期应用后出现的神经毒性等不良反应。对于伴有 del（5q）±1 种其他异常（除−7/7q−外）的较低危组 MDS 患者，如存在输血依赖性贫血，可应用来那度胺治疗，部分患者可减轻或脱离输血依赖，并获得细胞遗传学缓解，延长生存。对于不伴有 del（5q）的较低危组 MDS 患者，如存在输血依赖性贫血、且对细胞因子治疗效果不佳或不适合采用细胞因子治疗，也可以选择来那度胺治疗。来那度胺的常用剂量 10 mg/d×21 d，每 28 d 为 1 个疗程。伴有 del（5q）的 MDS 患者，如出现下列情况不建议应用来那度胺：①骨髓原始细胞比例>5%；②复杂染色体核型；③IPSS-中危-2 或高危组；④*TP53* 基因突变。

（三）免疫抑制剂治疗

免疫抑制治疗（IST）包括抗胸腺细胞球蛋白（ATG）和环孢素 A，可考虑用于具备下列条件的患者：预后分组为较低危、骨髓原始细胞比例<5%或骨髓增生低下、正常核型或单纯＋8、存在输血依赖、HLA-DR15 阳性或存在 PNH 克隆。*SF3B1* 突变也许和 IST 有效率负相关，也许和这一类型的 MDS 无免疫病理异常，而与 RS 患者的红细胞成熟端粒酶缺陷相关。

（四）去甲基化药物

常用的去甲基化药物包括 5-阿扎胞苷（azacitidine，AZA）和 5-阿扎-2-脱氧胞苷（decitabine，地西他滨)。去甲基化药物可应用于较高危组 MDS 患者，与支持治疗组相比，去甲基化药物治疗组可降低患者向 AML 进展的风险、改善生存。较低危组 MDS 患者如出现严重粒细胞减少和（或）血小板减少，也可应用去甲基化药物治疗，以改善血细胞减少。

1. AZA

推荐用法为 $75\ \mathrm{mg}/(\mathrm{m^2 \cdot d}) \times 7\ \mathrm{d}$，皮下注射，$28\ \mathrm{d}$ 为 1 个疗程。接受 AZA 治疗的 MDS 患者，首次获得治疗反应的中位时间为 3 个疗程，约 90% 治疗有效的患者在 6 个疗程内获得治疗反应。因此，推荐 MDS 患者接受 AZA 治疗 6 个疗程后评价治疗反应，有效患者可持续使用。

2. 地西他滨

地西他滨的最佳给药方案仍在不断探索中，较低危组 MDS 患者地西他滨最佳给药方案迄今尚未达成共识。推荐方案之一为 $20\ \mathrm{mg}/(\mathrm{m^2 \cdot d}) \times 5\ \mathrm{d}$，每 4 周为 1 个疗程。推荐 MDS 患者接受地西他滨治疗 $4 \sim 6$ 个疗程后评价治疗反应，有效患者可持续使用。

（五）化疗

较高危组尤其是原始细胞比例增高的患者预后较差，化疗是选择非造血干细胞移植（HSCT）患者的治疗方式之一。可采取 AML 标准 3+7 诱导方案或预激方案。预激方案在国内广泛应用于较高危 MDS 患者，为小剂量阿糖胞苷（$10\ \mathrm{mg/m^2}$，q12h，皮下注射，$\times 14\ \mathrm{d}$）基础上加用 G-CSF，并联合阿克拉霉素或高三尖杉酯碱或去甲氧柔红霉素。预激方案治疗较高危 MDS 患者的完全缓解率可达 $40\% \sim 60\%$，且老年或身体机能较差的患者对预激方案的耐受性优于常规 AML 化疗方案。预激方案也可与去甲基化药物联合。

（六）allo-HSCT

Allo-HSCT 是目前唯一能根治 MDS 的方法，造血干细胞来源包括同胞全相合供者、非血缘供者和单倍型相合血缘供者。Allo-HSCT 的适应证为：①年龄＜65 岁、较高危组 MDS 患者；②年龄＜65 岁、伴有严重血细胞减少、经其他治疗无效或伴有不良预后遗传学异常（如－7、3q26 重排、*TP53* 基因突变、复杂核型、单体核型）的较低危组患者。拟行 Allo-HSCT 的患者，如骨髓原始细胞≥5%，在等待移植的过程中可应用化疗或去甲基化药物或二者联合桥接 allo-HSCT，但不应耽误移植的进行。Fernando Barroso Duarte 等多中心临床数据发现含去甲基化药物联合化疗的移植前方案似乎可以获得更好的生存。不断更新和越来越精准的积分系统使得目前定义为低危 MDS 能从异基因造血干细胞移植中受益，提高生存质量和无病生存时间。

（七）其他

雄激素对部分有贫血表现的 MDS 患者有促进红系造血作用，是 MDS 治疗的常用辅助治疗药物，包括达那唑、司坦唑醇和十一酸睾酮。接受雄激素治疗的患者应定期检测肝功能。此外有报道，全反式维 A 酸及某些中药成分对 MDS 有治疗作用，建议进一步开展临床试验证实。

靶向新药在特殊亚型获得了有趣的结果。比如，Valeria Santini 临床药物试验发现 IDH 抑制剂 Enasidenib 单药一线治疗 *IDH* 突变阳性的患者有良好反应率，来那度胺和针对 *MDS-RS* 或 *SF3B1* 突变的 luspatercept 联合用药可能会对小部分无反应者有效。大部分病例中，阿扎胞苷作为联合用药的主要部分，但是新的低甲基化药物如 guadecitabine 和 CC486，以及其他新药使得小部分 HMA 失败的患者获益。从免疫和信号途径研发新药将是我们靶向治疗 MDS 的持续努力的方向。维奈克拉是 Bcl-2 抑制剂，以凋亡机制为靶点成为治愈 MDS 的新希望。

七、预后

MDS 患者常用危险度分层系统包括国际预后积分系统（IPSS）、WHO 分型预后积分系统

（WPSS）和修订的国际预后积分系统（IRSS-R）。此外，MDACC分层系统除了主要参数外，还引入了年龄、体能状态等参数。

1. IPSS

IPSS危险度的分级根据以下3个因素确定：骨髓原始细胞比例、血细胞减少的程度和骨髓细胞遗传学特征（表4-1-8、表4-1-9）。

表4-1-8　MDS的国际预后积分系统（IPSS）

预后变量	积分				
	0	0.5	1	1.5	2.0
骨髓原始细胞（%）	<5	5~10	—	11~20	21~30
染色体核型[①]	好	中等	差	—	—
血细胞减少（系）	0或1	2或3	—	—	—

[①]MDS的染色体核型：a. 好：正常、-Y、del（5q）、del（20q）；b. 中等：其他染色体异常（除外t（8；21）、inv（16）/t（16；16）、t（15；17））；c. 差：复杂核型（≥3异常核型）、7号染色体异常。

表4-1-9　MDS的危险度分层（基于IPSS评分系统）

危险度	积分
低危（low risk）	0
中危-1（intermidiate-1 risk）	0.5~1.0
中危-2（intermidiate-2 risk）	1.5~2.0
高危（high risk）	≥2.5

2. WPSS

红细胞输注依赖及铁过载不仅导致器官损害，也可直接损害造血系统功能，从而可能影响MDS患者的自然病程。2011年修订的WPSS预后评分系统将评分依据中的红细胞输注依赖改为血红蛋白水平。WPSS作为一个时间连续性的评价系统，可在患者病程中的任何时点对预后进行评估（表4-1-10、表4-1-11）。

表4-1-10　MDS的WHO预后积分系统（WPSS）

预后变量	积分			
	0	1	2	3
2008WHO分型	RCUD，RARS，MDS伴单纯5q—	RCMD	RAEB-1	RAEB-2
染色体核型[①]	好	中等	差	—
严重贫血[②]	无	有	—	—

[①]MDS的染色体核型：a. 好：正常、-Y、del（5q）、del（20q）；b. 中等：其他染色体异常（除外t（8；21）、inv（16）/t（16；16）、t（15；17））；c. 差：复杂核型（≥3异常核型）、7号染色体异常。

[②]严重贫血：男性血红蛋白<90 g/L；女性血红蛋白<80 g/L。

表 4-1-11　MDS 的危险度分层（基于 WPSS 评分系统）

危险度	积分
极低危（very low risk）	0
低危（low risk）	1
中危（intermidiate risk）	2
高危（high risk）	3～4
极高危（very high risk）	5～6

3. IPSS-R

IPSS-R 积分系统被认为是 MDS 预后评估的金标准，是 MDS 预后国际工作组在 2012 年对 IPSS 预后评分系统修订的最新版本，其对预后的评估效力明显优于 IPSS、WPSS（表 4-1-12、表 4-1-13）。然而，IPSS-R 也有其局限性。其预后评估是否适用于接受化疗或靶向药物治疗的患者依然未知；再者，其他具有独立预后意义的因素未包含其中，比如红细胞的输注依赖、基因突变，特别是基因突变可能有助于更精准的预后评估。

表 4-1-12　MDS 修订国际预后积分系统（IPSS-R）

预后变量	积						
	0	0.5	1	1.5	2	3	4
染色体核型①	极好	—	好	—	中等	差	极差
骨髓原始细胞百分比	≤2%	—	>2%～<5%	—	5%～10%	>10%	—
血红蛋白（g/L）	≥100	—	80～100	<80	—	—	—
血小板计数（×10^9/L）	≥100	—	50～100	<50	—	—	—
中性粒细胞绝对值（×10^9/L）	≥0.8	<0.8	—	—	—	—	—

①染色体核型：a. 极好：-Y、del（11q）；b. 好：正常核型、del（5q）、del（12p）、del（20q）、del（5q）+另一种异常；c. 中等：7q-、+8、+19、i（17q）、其他 1～2 个独立克隆的染色体异常；c. 差：复杂异常（3 个）、inv（3）/t（3q）/del（3q）、-7/del（7q）+另一种异常；d. 极差：复杂异常（>3 个）。

表 4-1-13　MDS 的危险度分层（基于 IPSS-R 评分系统）

危险度	积分
极低危（very low risk）	≤1.5
低危（low risk）	>1.5～3
中危（intermidiate risk）	>3～4.5
高危（high risk）	>4.5～6
极高危（very high risk）	>6

（易　雪）

参考文献

［1］ Takaoka K，Koya J，Yoshimi A，et al.Nationwide epidemiological survey of familial myelodysplastic syndromes/acute myeloid leukemia in Japan：a multicenter retrospective study[J].Leuk Lymphoma，2020，1-7.

［2］ 王化泉，邵宗鸿.免疫"妥协"和骨髓增生异常综合征细胞克隆[J].中华血液学杂志，2005，26(1)：60-62.

［3］ 吴德沛,肖志坚,黄晓军,等.中华医学会血液学分会.骨髓增生异常综合征中国诊断与治疗指南(2019 年版)标准与讨论［J］.中华血液学杂志,2019,40(2):89-97.

［4］ Zhang Q,Haider M,Ali NHA,et al.SF3B1 Mutations Negatively Predict for Response to Immunosuppressive Therapy in Myelodysplastic Syndromes［J］.Clin lymphoma myeloma leuk,2020,20(6):400-406.

［5］ Duarte FB,Moura ATG,Funke VAMoreira.Impact of treatment prior to allogeneic transplantation of hematopoietic stem cells in patients with myelodysplastic syndrome:Results of the Latin American bone marrow transplant registry［J］.Biol blood marrow transplant,2020,26(5):1021-1024.

［6］ Shallis RM,Podoltsev NA,Gowda L,Zeidan AM,Gore SD.Cui bono? Finding the value of allogeneic stem cell transplantation for lower-risk myelodysplasticsyndromes［J］.Expert rev hematol,2020,13(5):447-460.

［7］ Santini V.Enasidenib:a magic bullet for myelodysplastic syndromes? ［J］.Lancet haematol,2020,7(4):275-276.

［8］ Garcia JS.Prospects for Venetoclax in Myelodysplastic Syndromes［J］.Hematol Oncol Clin North Am,2020,34(2):441-448.

［9］ Scalzulli E,Pepe S,Colafigli G,Breccia M.Therapeutic strategies in low and high-risk MDS:What does the future have to offer? ［J］.Blood Rev,2020,100689.

第五章　骨髓增殖性肿瘤

第一节　真性红细胞增多症

一、概述

真性红细胞增多症（polycythemia vera，PV）为慢性进行性克隆性红细胞增多为主的骨髓增殖性肿瘤。主要累及红系、粒系和巨核系，其外周血红细胞比容增加，血液黏稠度增高，常伴白细胞和血小板增高，肝、脾肿大。病程中可出现血栓和出血等并发症。PV 可发生于任何年龄，全球发病男性略高于女性［（1.2～2.2）：1］，且随着年龄的增长，PV 的发病率呈升高趋势，其发病高峰为 60～80 岁。PV 起病隐匿，进展缓慢，通常经历以下两个进展阶段：①增殖期或红细胞增多期；②红细胞增多后期，表现为全血细胞减少、髓外造血、肝脾肿大、脾亢和骨髓纤维化。PV 的病因不明，约 95% 的患者可检测到造血干细胞水平的 *JAK2* 基因获得性功能突变，包括 *JAK2V617F* 突变或 *JAK2exon12* 突变（以 K539L、N542-543 del、E543-544 del 最常见）。此外，PV 患者的红系爆式集落形成单位（BFU-E）及红系集落形成单位（CFU-E）与正常人水平相近甚至更高。体外培养显示：PV 患者的骨髓和外周血的 BFU-E 或 CFU-E 的生成不依赖外源性的血清红细胞生成素（EPO）水平，这种现象称为"内源性红细胞集落（endogenous erythroid colonies，EEC）"或"EPO 非依赖性集落生成"，这可能是 PV 的发病机制之一。

二、病因病理

目前认为 MPN 驱动基因突变（driver mutations）发生于 CD34$^+$CD38$^-$ 长期造血干细胞（Long-term hematopoietic stem cells，LT-HSC）。但 LT-HSC 细胞主要处于休眠状态（dormant），对 MPN 驱动基因突变不敏感。LT-HSC 细胞除了能分化为短期造血干细胞（Short-term hematopoietic stem cells，ST-HSC）外，其还能直接分化为具有定向巨核细胞（megakaryocytopoiesis，MKRP）、巨核-红系（megakaryocytopoiesis and erythropoiesis，MERP）或所有髓细胞（common myeloid cells，CMRP）分化的造血祖细胞（hematopoietic progenitor cell）。MKRP、MERP 和 CMRP 细胞具有高度增殖性，对 MPN 驱动基因突变敏感，对 JAK1/2 抑制剂敏感。血小板生成素受体（thrombopoietin receptor）MPL 是唯一表达于 LT-HSC 细胞的造血干细胞生长因子受体。MPN LT-HSC 的扩增需要数年时间才会发生。

三、临床表现

PV 患者多为中老年人，男性多于女性，起病缓慢，临床表现在病变若干年后才出现，或偶然行血常规检查时发现。出血和血栓是 PV 的主要临床表现，少数患者可进展为急性白血病。

1. 非特异症状

患者呈多血质面容，皮肤黏膜红紫，尤以面颊、唇、舌耳、鼻尖、颈部四肢末端为甚，眼结膜显著充血。因血容量增多，约半数患者可合并高血压病。血黏滞度增高导致全身各脏器血流缓慢及组织缺血，表现为头痛、眩晕、多汗、疲乏、耳鸣、眼花、健忘、肢端麻木与刺痛等症状。

2. 皮肤瘙痒及消化性溃疡

本病嗜碱性粒细胞增多，嗜碱颗粒富有组织胺，大量释放组胺刺激胃腺壁细胞，可导致消化性溃疡；刺激皮肤导致明显瘙痒症。约40%的患者会出现皮肤瘙痒。PV患者常有消化道不适，主要为上腹不适。

3. 红斑性肢痛病

表现为四肢末端烧灼样疼痛、发白或发绀，但动脉搏动正常。

4. 血栓形成、栓塞或静脉炎

当血流缓慢尤其伴有血小板增多时，可有血栓形成和梗死，常见于脑、周围血管、冠状动脉、门静脉、肠系膜等，严重时可出现偏瘫。

5. 出血倾向

由于血管充血、内膜损伤以及血小板第3因子减少、血块回缩不良等原因，可有出血倾向。最常见于皮肤瘀斑、牙龈出血，有时可见创伤或手术后出血不止。

6. 肝、脾肿大

40%~50%的患者有肝大；70%~90%有脾大，脾大多为中、重度肿大，表面平坦，质硬，引起腹胀、纳差、便秘。患者若发生脾梗死或脾周围炎，可引起脾区疼痛。

四、诊断

(一)实验室与辅助检查

PV患者入院后初步评估包括：①病史和体检；②一般检查：全血细胞计数、血小板功能、生化、LDH、血及尿EPO水平、VitB$_{12}$水平、凝血常规、血液黏滞度、铁、铁蛋白、Ret、总铁结合力。③专科检查：外周血涂片、骨髓穿刺细胞学、骨髓组织活检免疫组化、染色体核型分析、FISH检测、流式细胞术检测、分子突变分析（*JAK2V617F*、*CALR*、*MPL*、*JAK2 exon12*）、基因重排以及融合基因检测（*BCR-ABL1*）。骨髓三系增生，红系明显，铁染色显示储存铁减少；骨髓活检提示红系前体细胞和巨核细胞数量增加（图5-1-1）。约1/5的患者有细胞遗传学异常，包括+8、+9、del（20q）、del（13q）等。除*JAK2*基因突变外，PV患者亦可检测到*TET2*、*IDH1*、*IDH2*、*EZH2*、*TP53*等基因突变。

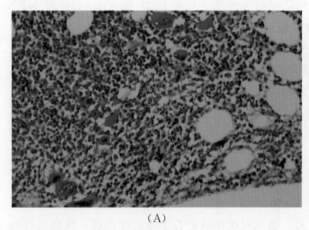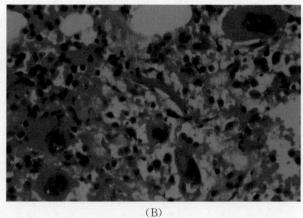

(A)　　　　　　　　　　　　　　　　(B)

图 5-1-1　真性红细胞增多症

(A) 骨髓增生明显活跃，粒系、红系、巨核系均增多，呈现全髓增殖骨髓象；(B) 巨核细胞胞体大小不一，一般没有酸性血小板增多症（ET）患者中典型的巨大、分叶多巨核细胞。

（二）诊断依据

WHO2016 的诊断标准：

主要标准：

（1）男性 Hb＞165 g/L、女性 Hb＞160 g/L，或男性 HCT＞49％、女性＞48％。

（2）骨髓活检示三系高度增生伴多形性巨核细胞；骨髓活检示年龄矫正的高度增生和三系增生伴多形性、成熟巨核细胞。

（3）有 *JAK2* 基因突变。

次要标准：血清 EPO 水平低于正常参考值水平。

符合 3 项主要标准或前两项主要标准＋次要标准则可诊断 PV。

五、鉴别诊断

主要与继发性红细胞增多症相鉴别。后者无典型的 *JAK2V617F* 等 MPN 基因突变，往往继发于肺气肿、肺心病、肾动脉狭窄、肾盂积水、肾囊肿、吸烟及高原居民等。

六、治疗

治疗目的是尽快使血容量及红细胞容量接近正常，抑制骨髓造血功能，从而缓解病情，减少并发症。

（一）静脉放血

可在较短时间内使血容量降至正常，症状减轻，减少出血及血栓形成机会。每隔 2～3 d 放血 200～400 mL，直至红细胞数在 $6.0 \times 10^{12}/L$ 以下，HCT 在 50％以下。本法简便，可先采用。较年轻患者，如无血栓并发症，可单独放血治疗。但放血后有引起红细胞及血小板反跳性增高的可能，反复放血又有加重缺铁的倾向，放血时应同时静脉补液，以稀释血液。

（二）血细胞单采术

采用血细胞单采术，可迅速降低 HCT 和血液黏滞度，改善相应的临床症状。

（三）化疗

（1）羟基脲：系一种核糖核酸还原酶，对真性红细胞增多症有良好抑制作用，且无副反应，适用于任何年龄的患者。如白细胞数维持在 $(3.5 \sim 5.0) \times 10^9/L$，可长期间歇应用羟基脲。

（2）烷化剂：有效率为 80％～85％。环磷酰胺作用较快，缓解期则以白消安及苯丁酸氮芥为长，疗效可持续半年左右。苯丁酸氮芥副作用较少，不易引起血小板减少，为其优点。烷化剂也有引起白血病的危险，但较放射性核素为少。白消安 2～4 mg/d，口服。

（3）高三尖杉酯碱：加于 10％葡萄糖液中静脉滴注每日一次，连续或间歇应用到血细胞压积及血红蛋白降到正常为止。达到缓解时间平均为 60 d，中位缓解期超过 18 个月。

（四）JAK2 抑制剂

芦可替尼是目前最成熟的 JAK2 抑制剂。美国 FDA 批准可用于羟基脲疗效不佳或不耐受的 PV 患者。

（五）IFN-α 治疗

干扰素可抑制细胞增殖，近年也已开始用于本病治疗。皮下注射治疗 3 个月后脾脏缩小，缓解率可达 80％。用法：300 万 U/次，皮下注射，一周 3 次。

（六）放射性核素治疗

^{32}P 的 β 射线能抑制细胞核分裂，使细胞数降低。约 6 周后红细胞数开始下降，3～4 个月接近正常，症状有所缓解，75%～80% 的患者有效。如果 3 个月后病情未缓解，可再给药一次。缓解时间达 2～3 年。^{32}P 有使病患转化为白血病的危险，故近年已很少应用。

七、预后

多数 PV 患者可存活 10 年以上，白血病转化率 <5%，主要为急性髓系白血病（AML）、急性淋巴细胞白血病（ALL）和慢性中性粒细胞白血病（CNL）。

（邵　亮）

第二节　原发性骨髓纤维化

一、概述

原发性骨髓纤维化（PMF）是一种造血干细胞克隆性增殖导致的 MPN，病理上主要表现为骨髓中巨核细胞和粒细胞显著增生伴反应性纤维结缔组织沉积。PMF 的病因及发病机制目前尚不清楚，多能造血干/祖细胞发生染色体 *JAK2* 基因突变可能是最重要的发病机制，其他常见的突变，包括 *SRSF2*、*ASXL1*、*TET2*、*DNMT3A*、*EZH2*、*IDH1/2*，也与 PMF 的发病有关。近年来，发现血小板衍生生长因子（PDGF）、β 转化生长因子（β-TGF），以及血管内皮生长因子（VEGF）等可能参与 PMF 的发生。源自成纤维细胞的过量胶原的异常沉积是形成骨髓纤维化的基础。当甲状旁腺功能或维生素 D 代谢紊乱时，也可导致骨髓纤维化。PMF 临床表现为不同程度的血细胞减少和（或）增多，骨髓穿刺常"干抽"和骨髓增生低下。外周血出现幼红、幼粒细胞、泪滴形红细胞，骨髓纤维化和髓外造血，常导致肝、脾肿大。男和女发病率相似，好发于中老年，大多在 50～70 岁发病。大多数患者呈慢性病程，死亡的主要原因为严重感染、出血、骨髓衰竭及向急性白血病转化等。

二、病因病理

PMF 为多能干细胞的恶性克隆性疾病。研究发现，PMF 可有无效巨核细胞生成，破坏的巨核细胞释放出大量的生长因子，如 PDGF、EGF、TGF-β 等，协同刺激纤维细胞的增生，分泌胶原及释放血小板因子，进而抑制胶原酶的活性，使得胶原降解减少，最终导致骨纤形成。最新的研究表明，*JAK2 V617F* 突变与 PMF 密切相关。

三、临床表现

PMF 的中位发病年龄为 60 岁，起病隐匿，大多数患者病程进展缓慢，部分患者在确诊时可无自觉症状或仅表现为乏力、多汗、消瘦、体重减轻及脾大引起上腹闷胀感等。严重的患者可有骨痛、发热、贫血、出血；由于髓外造血可引起相应器官的症状，主要包括以下几个方面：

1. 脾大

90% 的患者存在不同程度的脾大，巨脾是本病的特征性表现，质硬、表面光滑、无触痛，当巨脾出现脾梗死或者脾周围炎症时可出现左上腹痛。

2. 肝硬化与黄疸

有10%～20%的病例合并肝硬化，由于肝血窦周围血管阻塞及肝窦髓外造血引起门静脉血流量增加所致。少数患者由于无效红细胞生成可有黄疸。

3. 高代谢状态

发热、盗汗、体重减轻等。

4. 其他

少数患者表现为骨骼疼痛和出血，个别患者因耳骨硬化可致听力减退。发热多数可因感染引起，可有原因不明腹泻。可因高尿酸血症并发痛风及肾结石，中枢神经系统受累可引起颅内压增高及意识障碍等。

四、诊断

（一）实验室与辅助检查

PMF初诊患者入院评估包括：

（1）血常规和外周血涂片：患者可出现正细胞性贫血，可见异形红细胞、有核红细胞、泪滴红细胞和嗜多色性红细胞。外周血WBC计数往往正常或增高，大部分患者血片中可见中幼、晚幼粒细胞，嗜酸性粒细胞和嗜碱性粒细胞可轻度增高。晚期血小板可减少。网织红细胞（Ret）可轻度增高。

（2）骨髓穿刺涂片：骨髓涂片往往出现"干抽"现象。早期骨髓中可见粒系和巨核系增生，后期可出现增生低下。

（3）骨髓活检：是诊断PMF最重要的检查（图5-2-1），PMF中国指南（2019年）要求骨髓活检组织长度≥1.5 cm；切片厚度为3～4 μm。纤维化明显期（Overt PMF）可见明确的网硬蛋白或胶原纤维化（图5-2-2）。

（4）染色体核型分析：无Ph染色体，部分患者确诊时有染色体异常，如del（13q）、del（20q）、+8、+9，及1、5、7号染色体异常。

（5）*JAK2*、*MPL* 和*CALR* 基因突变和*BCR-ABL1* 融合基因检测。

（6）血清EPO水平测定。

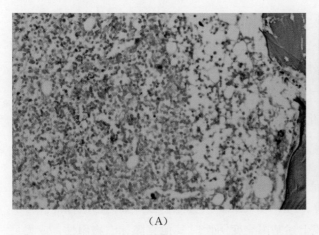 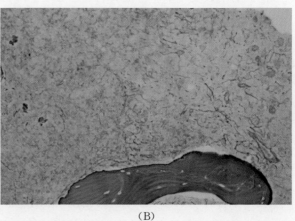

（A）   （B）

图 5-2-1　原发性骨髓纤维化

（A）前/早期骨髓增生极度活跃，粒系、巨核系增生明显，巨核细胞胞核呈球形、云朵样或气球样；（B）纤维化期大簇状或片状分布，可见裸核巨核细胞。

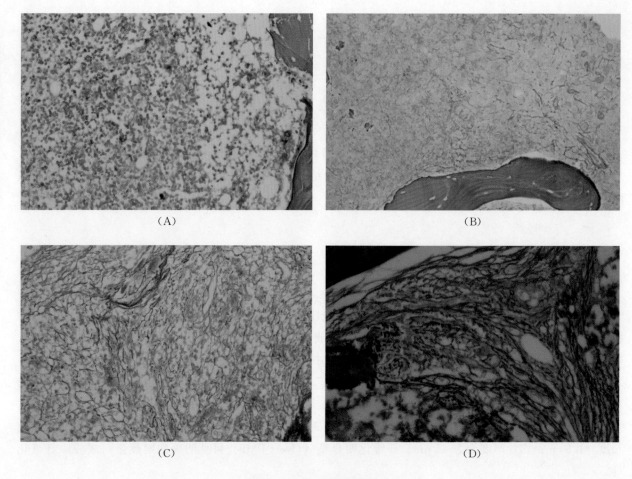

图 5-2-2　网状纤维染色分级

（A）MF-0 级，无网状纤维增多；（B）MF-1 级，少量网状纤维散在分布，网状纤维间无交叉；（C）MF-2 级，网状纤维较密集，多处交叉，可有胶原纤维束；（D）MF-3 级，网状纤维十分密集，易见胶原纤维束。

　　（7）血清碱性磷酸酶、尿酸、乳酸脱氢酶、维生素 B_{12} 及组胺均见增高。部分慢性病例血清碱性磷酸酶因骨病改变增加。但随着病程进展逐渐降低。

　　（8）肝脏、脾脏超声或 CT 检查绝大部分 PMF 患者出现肝脏、脾脏肿大。

　　（9）放射性核素骨髓扫描：放射性胶体（^{99m}Tc、^{52}Fe、^{111}In 等）被骨内红髓、脾、肝等扫描摄取而出现放射性浓集区。骨髓纤维化的患者，肝、脾髓外造血区累积了大量放射核素。

（二）诊断依据

目前分为纤维化前期/早期（prePMF）及纤维化明显期（OvertPMF）两个阶段。

1. pre PMF 诊断标准

1）主要标准。

（1）巨核细胞增生并异型，MF0-1。骨髓增生活跃，粒系增生，红系常减少。

（2）不符合 WHO 关于 BCR-ABL1$^+$ CML、PV、PMF、MDS，或其他髓系肿瘤的诊断标准。

（3）$JAK2$、$CALR$ 或 MPL 基因突变阳性，或上述基因突变阴性时其他克隆标志物阳性，或无反应性网状纤维增生的证据。

2）次要标准。表现为下列至少 1 项，且经 2 次连续检查证实：

（1）非继发性贫血。

（2）白细胞增多（$\geqslant 11 \times 10^9/L$）。

164

（3）可触及的脾肿大。

（4）LDH 高于正常水平上限。

2. Overt PMF 诊断标准

1）主要标准。

（1）巨核细胞增生并异型，伴网状纤维化和/或胶原纤维化，MF2-3。

（2）不符合 WHO 关于 BCR-ABL1$^+$CML、ET、PV、PMF、MDS、或其他髓系肿瘤的诊断标准。

（3）*JAK2*、*CALR* 或 *MPL* 基因突变阳性，或上述基因突变阴性但其他克隆标志物阳性，或无反应性骨髓纤维化证据。

2）次要标准。表现为下列至少 1 项，且经 2 次连续检查证实。

（1）非继发性贫血。

（2）白细胞增多（$\geqslant 11 \times 10^9/L$）。

（3）可触及的脾肿大。

（4）LDH 高于正常水平上限。

（5）外周血出现幼稚红和幼稚粒细胞。

诊断时满足全部 3 项主要标准，和至少 1 项次要标准。

五、鉴别诊断

1. 与反应性骨髓纤维化相鉴别

常见原因有感染、自身免疫性疾病、慢性炎性疾病、毛细胞白血病或其他淋巴系统肿瘤、骨髓增生异常综合征（MDS）、转移性肿瘤及中毒性（慢性）骨髓疾患。

2. 纤维化前/早期 PMF 与原发性血小板增多症（ET）鉴别

主要依靠骨髓活检。ET 骨髓增生程度无或轻微增高，髓系和红系造血无显著增生，巨核细胞胞质和细胞核同步增大，体积大至巨大，细胞核高度分叶（鹿角状），嗜银染色纤维化分级常为 MF-0；而纤维化前/早期 PMF 患者的骨髓增生程度显著增高，髓系造血显著增生，红系造血减低，巨核细胞细胞核体积的增大超过胞质，体积小至巨大，成簇分布，细胞核低分叶呈云朵状，嗜银染色纤维化分析常为 MF-0 或 MF-1。

3. 有血小板减少的 PMF 应与 MDS 合并骨髓纤维化进行鉴别

近 50% 的 MDS 患者骨髓中有轻至中度网状纤维增多（MF-0 或 MF-1），其中 10%～15% 的患者有明显纤维化（MF-2 或 MF-3）。与 PMF 不同的是，MDS 合并骨髓纤维化常为全血细胞减少，异形和破碎红细胞较少见，骨髓常显示明显三系发育异常，胶原纤维形成十分少见，而且常无肝脾肿大。

六、治疗

目前对骨髓纤维化的治疗缺少特效的措施。治疗应根据骨髓纤维化组织增生的程度及临床表现，给予相应的措施。治疗目的：改善骨髓的造血功能，纠正贫血、出血，缓解脾大所致的压迫症状。

（一）纠正贫血

常用药物为雄激素和糖皮质激素。1/3 左右的患者雄激素治疗后能改善贫血。糖皮质激素能使 1/3 左右患者的贫血和血小板减少改善。贫血＋血小板减少的 PMF 可雄激素＋糖皮质激素联用（至少 3 个月）。来那度胺对约 1/5 的患者贫血改善有效。

（1）丙酸睾酮。

100 mg，肌肉注射，qd/qod；需连续用药 3 个月以上。注意：避免用于前列腺癌患者。

（2）十一酸睾酮。

40 mg，口服，bid/tid。

（3）达那唑。

200 mg，口服，tid。

（4）司坦唑醇。

6 mg，口服，qd。

（5）泼尼松。

30 mg，口服，qd。

（6）来那度胺

10 mg/d，口服；主要不良反应为骨髓抑制，避免有中重度中性粒细胞减少和血小板减少的 PMF 患者使用。

（二）细胞毒药物治疗

克拉屈滨：5 mg/m^2，静脉滴注，维持 2 h，qd，d1～d5。

（三）JAK2 抑制剂

芦可替尼是目前最成熟的 JAK2 抑制剂。其用于治疗 PMF 的用法为：

（1）PLT≥200×10^9/L 时：20 mg，口服，bid。

（2）PLT（100～200）×10^9/L 时：15 mg，口服，bid。

（3）PLT（50～100）×10^9/L 时：5 mg，口服，bid。

（四）干扰素-α

有抑制正常粒系祖细胞和巨核细胞增殖作用。用法：300 万 U/次，皮下注射，一周 3 次。

（五）1，25-二羟维生素 D$_3$

体外 1，25-二羟维生素 D$_3$ 可以抑制巨核细胞的增殖并诱导髓细胞向单核细胞及巨噬细胞转化，从而促进胶原纤维形成减少及裂解增加。

（六）激素治疗

可使贫血改善、脾缩小。泼尼松 30 mg，口服，qd。

（七）脾切除术

脾是本病主要髓外造血器官，有 10%～25% 的患者脾切除后可引起肝迅速肿大，血小板显著增高及感染的危险。因此，脾切除术一般仅限于：①巨脾有明显压迫症状或出现脾梗死引起的持续性疼痛；②由于脾功能亢进引起顽固性溶血或血小板减少，经药物治疗无效且需长期反复输血但造血功能尚未完全丧失者；③伴有门静脉高压并发食管静脉曲张破裂出血者。对血小板数偏高者，术后容易发生静脉内血栓，一般视为手术禁忌证。

七、预后

PMF 患者确诊后应根据国际预后积分系统（IPSS）（表 5-2-1）、动态国际预后积分系统（DIPSS）（表 5-2-2）或 DIPSS-Plus 系统（表 5-2-3）进行预后分组。PMF 危险度分层如表 5-2-4 所示。

表 5-2-1 PMF 的国际预后积分系统（IPSS）

危险因素	积分
年龄＞65 岁	1

危险因素	积分
有体质性症状	1
Hb<100 g/L	1
WBC>25×10⁹/L	1
外周血原始细胞≥1%	1

表 5-2-2　PMF 的动态国际预后积分系统（DIPSS）

危险因素	积分
年龄>65 岁	1
有体质性症状	1
Hb<100 g/L	2
WBC>25×10⁹/L	1
外周血原始细胞≥1%	1

表 5-2-3　PMF 的 DIPSS-Plus 系统

危险因素	积分
PLT<100×10⁹/L	1
需要红细胞输注	1
预后不良染色体核型[①]	1
DIPSS 中危-1	1
DIPSS 中危-2	2
DIPSS 高危	3

[①]预后不良染色体核型包括复杂核型或涉及+8、-7/del（7q）、i（17q）、-5/del（5q）、del（12p）、inv（3）或 11q23 重排的单个或 2 个异常。

表 5-2-4　PMF 的危险度分层

危险度分层	IPSS 积分	DIPSS 积分	DIPSS-Plus 积分
低危（low risk）	0	0	0
中危-1（intermediate risk-1）	1	1~2	1
中危-2（intermediate risk-2）	2	3~4	2~3
高危（high risk）	≥3	5~6	4~6

（邵　亮）

第三节　原发性血小板增多症

一、概述

原发性血小板增多症（essential thrombocythemia，ET）是一种骨髓增殖性肿瘤，其特征为外周血血小板计数≥450×10⁹/L，骨髓中成熟、巨大的巨核细胞增多。临床表现以出血和血栓形成多见。约90%的患者存在 JAK2、CALR 或 MPL 等基因突变。本病的诊断需排除感染、肿瘤、脾切除、转移癌以及缺铁等引起的反应性血小板增多。

二、病因病理

50%～70%的 ET 患者存在 JAK2V617F 突变。JAK2 是一种位于胞浆的酪氨酸激酶，与促红细胞生成素（EPO）和 TPO 受体形成复合物，同时也在 GM-CSF、G-CSF 和 IFN-γ 受体的信号通路中发挥作用。结合细胞因子后，JAK2 受体复合物发生构象改变，激活 JAK2 激酶的活性，同时招募下游的信号通路。JAK2 突变可引起细胞的增殖、对细胞因子的超敏反应、独立于细胞因子的分化以及细胞凋亡受抑。约4%的 ET 患者可出现 MPL 突变，15%～35%的患者有 CALR 基因突变。ET 患者还可以出现控制基因转录的突变，包括 DNA 甲基化（TET2、DNMT3、IDH2 等）、组蛋白修饰（EZH2）和 RNA 剪接（SF3B1）等，这些基因突变可与典型的 JAK2、MPL 或 CALR 突变同时存在。

三、临床表现

本病的主要临床表现为出血和血栓形成，可有疲劳、乏力、脾大等。出血可为自发性，也可因外伤或手术引起。自发性出血以鼻、口腔和胃肠道黏膜多见，泌尿道、呼吸道等部位也可出血。脑出血偶有发生，严重时可引起死亡。血栓形成在老年患者中易见，以动脉血栓形成常见。脑血管、脾血管、肠系膜血管和指、趾血管为好发部位。手指、脚趾血管阻塞可出现局部疼痛、灼烧感、红肿和发热，可发展成青紫或坏死。脑血管血栓形成常引起神经系统症状，暂时性脑缺血、视觉障碍、感觉障碍、头痛、头晕、失眠等常见，脑血管意外也有发生。约1/5的患者可出现脾梗死，导致脾脏萎缩。ET 的预后积分系统和危险度分层见表5-3-1和表5-3-2。

表5-3-1　ET 国际预后积分系统（IPSET）

预后因素	积分
年龄≥60 岁	2
既往血栓史	1
WBC>11×10⁹/L	1

表5-3-2　ET 危险度分层

危险度	积分
低危	0
中危	1～2
高危	3～4

四、诊断

实验室与辅助检查的内容如下：

原发性血小板增多症诊断标准如表 5-3-3 所示。初诊患者入院评估包括：①病史和体检。②一般检查。全血细胞计数、生化、LDH、CRP、血沉、红细胞沉降率、尿酸、凝血常规、血清 EPO 浓度、血清铁、铁蛋白、转铁蛋白饱和度、总铁结合力、血小板功能检测、vWF、肝脾超声或 CT 检查。③专科检查。外周血涂片、骨髓穿刺细胞学、骨髓组织活检免疫组化、染色体核型分析、FISH 检测、流式细胞术检测、分子突变分析（*JAK2V617F*、*CALR*、*MPL*、*JAK2 exon12*）、基因重排以及融合基因检测（*BCR-ABL1*）。骨髓活检示巨核细胞系增生，胞体大而形态成熟的巨核细胞增多（图 5-3-3）。50％～70％的 ET 患者存在 *JAK2V617F* 突变。*MPL* 突变最常见的两种突变为 *W515L* 和 *W515K*，存在于 15％的 *JAK2V617F* 突变阴性的 MPN 患者，其中 5％的 ET 患者可有此突变。*MPL* 突变可以和 *JAK2V617F* 突变同时发生。与 *JAK2V617F* 突变阳性的 ET 患者相比，*MPL* 突变的 ET 患者血小板计数较高，巨核细胞增生更为显著，血清 EPO 水平也较高，血栓形成及向 PMF 转化的风险增高。

表 5-3-3　WHO 的诊断标准（2016 年）

标准	内容
主要标准	血小板计数持续≥450×10⁹/L 骨髓活检示巨核细胞系增生，胞体大而形态成熟的巨核细胞增多，没有明显的中性粒细胞增多或核左移，或红细胞生成增多。偶见低级别（1 级）网状纤维增多 不符合 WHO 关于 PV、PMF、BCR-ABL 阳性 CML、MDS 或其他髓系肿瘤 存在 *JAK2V617F*、*CALR* 或 *MPL* 突变
次要标准	有克隆性标志或无反应性血小板增多症的证据

注：诊断 ET 需满足以上主要标准中的 4 项，或主要标准中的 3 项＋次要标准。

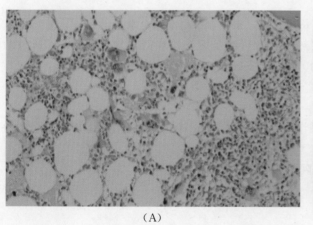
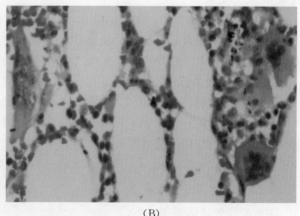

（A）　　　　　　　　　　　　　　　　　（B）

图 5-3-1　原发性血小板增多症骨髓切片

（A）骨髓增生程度大致正常，巨核细胞增多，散在或松散成簇分布；（B）胞体大、分叶多的巨核细胞易见。

五、鉴别诊断

该病须与反应性血小板增多症相鉴别。后者多继发于慢性炎症、肿瘤性疾病、急性感染恢复期、IDA、脾切除术后及大出血后，其 MPN 相关分子突变检测（*JAK2V617F*、*CALR*、*MPL*、*JAK2 exon12*）阴性。

六、治疗

治疗目标：控制和预防出血、预防血栓栓塞，防止向白血病转化。血小板计数控制在 $<600 \times 10^9/L$，理想目标值 $\leqslant 400 \times 10^9/L$。

（一）初始治疗原则（NCCN 指南）

1. 极低危（年龄 $\leqslant 60$ 岁，无 *JAK2* 突变，无血栓史）

①监测新发血栓、获得性 VWD 和/或疾病相关的出血；②处理心血管危险因素；③口服阿司匹林 100 mg，每日一次。

2. 低危（年龄 $\leqslant 60$ 岁，伴 *JAK2* 突变，无血栓史）

①监测新发血栓、获得性 VWD 和/或疾病相关的出血；②处理心血管危险因素；③口服阿司匹林 100 mg。

3. 中危（年龄 >60 岁，无 *JAK2* 突变，无血栓史）

①监测新发血栓、获得性 VWD 和/或疾病相关的出血；②处理心血管危险因素；③口服阿司匹林 100 mg。

4. 高危（处于任何年龄段患者伴有血栓史或年龄 >60 岁伴 *JAK2* 突变）

①监测新发血栓、获得性 VWD 和/或疾病相关的出血；②处理心血管危险因素；③口服阿司匹林 100 mg；④羟基脲片或干扰素或阿那格雷。

（二）具体治疗方案

1. 降细胞治疗

（1）血细胞单采术：可迅速降低血小板数量，降低栓塞风险。单次血小板 250 mL 左右，去除血小板约 2.5×10^{11} 个。

（2）羟基脲片（Hu）：$15 \sim 20$ mg/（kg·d），口服，根据血象变化调整剂量。

注：羟基脲不改变患者 *JAK2* 突变等位基因的负荷量。服用羟基脲患者在受孕前至少要 3 个月的洗脱期。

（3）干扰素（IFN-α）：300 万 U/d，皮下注射，每周 3 次，根据血象逐渐减至维持剂量（每周 1 次）。

注：使用干扰素后可出现"流感样"症状，发热的患者可给予解热镇痛药处理。IFN-α 不通过胎盘，可作为妊娠 ET 患者的治疗选择。推荐用于 <40 岁、准备妊娠或不适合使用羟基脲的患者。

2. 抗血小板治疗

（1）阿司匹林：100 mg/d，口服。

（2）阿那格雷：$2 \sim 3$ mg/（kg·d），口服。可作为羟基脲耐药或不耐受的替代治疗药物；充血性心力衰竭和孕妇禁用阿那格雷。

（3）波立维：100 mg/d，口服。适用于不适用阿司匹林的患者。

（三）ET 治疗的疗效评估

ET 的疗效评估见表 5-3-4。

表 5-3-4 ET 的疗效标准

疗效标准	定　义
完全缓解 （complete remission）	符合以下所有标准： a. 包括可触及的肝脾肿大等疾病相关体征持续消失（$\geqslant 12$ 周），症状显著改善。 b. 外周血细胞计数持续缓解（$\geqslant 12$ 周）：PLT$\leqslant 400 \times 10^9/L$，WBC$<10 \times 10^9/L$，无幼粒幼红细胞。 c. 无疾病进展，无任何出血和血栓事件。 d. 骨髓组织学缓解，巨核细胞高度增生消失，无>1 级的网状纤维

疗效标准	定　义
部分缓解 （partial remission）	符合以下所有标准： a. 包括可触及的肝脾肿大等疾病相关体征持续消失（≥12周），症状显著改善。 b. 外周血细胞计数持续缓解（≥12周）：PLT≤400×10⁹/L，WBC<10×10⁹/L，无幼粒幼红细胞。 c. 无疾病进展，无任何出血和血栓事件。 d. 无骨髓组织学缓解，巨核细胞高度增生
无效（no response）	疗效未达到 PR
疾病进展 （disease progression）	进展为 post-ET MF、MDS 或急性白血病

七、预后

大部分患者进展缓慢，约 10% 的 ET 患者可转化为 MPN 的其他类型如 PMF。

（邵　亮）

第四节　慢性中性粒细胞白血病

一、概述

慢性中性粒细胞白血病（chronic neutrophilic leukemia，CNL）是一种以骨髓中持续成熟的中性粒细胞增殖为特征的 MPN 少见类型。中位发病年龄约为 65 岁，男性多于女性。大多数 CNL 患者携带致癌驱动因子-粒细胞集落刺激因子受体（colony-stimulating factor 3 receptor，CSF3R）突变。几乎所有患者均有脾大，部分患者有肝大，淋巴结肿大少见。

二、病因病理

Maxson 等研究发现，CNL 患者的 *CSF3R* 突变率高达 89%。突变型 CSF3R 影响 JAK 信号转导，激活 STAT 转录途径。KY Mak 等报道 CNL 患者的二代测序结果显示有 *CSF3R T618I* 突变，可能对芦可替尼敏感。

三、临床表现

CNL 是临床异质性疾病。通常见于中老年人群，中位发病年龄为 65 岁，男性多于女性。患者往往无明显症状，以偶然发现的白细胞升高就诊，约 71% 的患者隐匿中性粒细胞持续升高的中位时间约 12.5 个月。CNL 谱系症状包括乏力、骨痛、瘙痒、痛风。患者几乎均可出现脾大，伴或不伴肝大，但是淋巴结肿大相对不常见。CNL 患者易并发出血，偶发脑出血。这与血小板减少、血小板功能异常、血管壁通透性增高有关，患者表现出的出血倾向，需要排查获得性 Von Willebrand's 病和其他获得性血栓和血小板功能异常疾病。实验室检查可发现白细胞明显升高，可伴随轻度贫血，血小板计数正常或稍低，但随疾病进展可进一步下降。骨髓穿刺通常可见骨髓增生活跃，粒系增生活跃，粒：红可超过 20：1，以成熟细胞增生为主，通常无原始细胞增多或病态造血。红系及巨核系增生正常，通常无不典型巨核细胞。骨髓纤维化少见。约 10% 的 CNL 患者初始诊断时存在细胞遗传学异常。常见的细胞遗传学异常包括 del（20q）、＋21、del（11q）、del（12p）等。一般认为细胞遗传学异常在 CNL 中多为细胞遗传学不稳定导致的随机事件，其诊断及预后价值有待进一步研究。

四、诊断

（一）实验室与辅助检查

外周血中性粒细胞增多，可≥20×10⁹/L，常为分叶核。未成熟阶段粒细胞多<5％，但无原始粒细胞。红细胞和血小板往往无形态异常。骨髓增生极度活跃，中性粒细胞增多，粒红比值增大。以中幼粒细胞和成熟粒细胞增多为主。部分患者可有红系和巨核系增多。中性粒细胞碱性磷酸酶（NAP）积分增高。部分患者可有尿酸和乳酸脱氢酶（LDH）增高。

（二）诊断依据

2016 年修订版 WHO 髓系肿瘤分类中，强调 *CSF3R* 突变存在对确诊 CNL 的意义。患者通常呈现持续的成熟阶段的中性粒细胞升高，且不伴有幼稚细胞增高；排除其他疾病后可做出诊断。也有部分患者无该突变。此种情况下，可以通过分子学检测或一致的细胞遗传学异常说明增殖的细胞群的单克隆性，进而做出诊断。Tefferi 等提出新的主要诊断标准包括：①外周血白细胞计数≥13×10⁹/L；②分叶核＋杆状核中性粒细胞百分比>80％；③*CSF3R T618I* 突变，或其他膜近端的 *CSF3R* 突变。次要标准包括：①骨髓增生活跃，伴粒系增生，无明显核左移或粒系病态造血；②外周血不成熟粒细胞百分比<10％；③存在单克隆性标志，或排除反应性或继发性粒细胞增多，包括浆细胞疾病；④无 *BCR-ABL1* 融合基因；⑤不符合 WHO 对其他髓系肿瘤的诊断标准。诊断需要满足 3 条主要标准，或满足 2 条主要标准及所有次要标准。

五、鉴别诊断

CNL 与其他慢性粒细胞白血病（chronic myeloid leukemia，CML）之外的 MPN，包括真性红细胞增多症（PV）、原发性血小板增多症（ET）、原发性骨髓纤维化（PMF）、慢性嗜酸粒细胞白血病－非特指型（CEL-NOS），骨髓增殖性肿瘤，未分类型（MPN，unclassifiable）等并称为 *BCR-ABL1* 阴性的 MPN。CNL 鉴别诊断难度较大，通过检测粒细胞的单克隆性可以排除反应性粒细胞增殖，同其他 MPN 的鉴别诊断除通过细胞形态学检查外，也可通过 *CSF3R* 突变检测鉴别。CNL 同 aCML 的鉴别诊断更为困难。外周血和骨髓细胞形态学检查中，aCML 通常伴有不成熟粒细胞升高（≥10％），并常伴随轻度的嗜碱粒细胞增高。尽管 aCML 的 *CSF3R* 突变相对 CNL 少见，但可作为参考。另外，在约 1/3 的 aCML 患者携带 *SETBP1* 或 *ETNK* 突变，也可辅助鉴别诊断。

六、治疗

目前，CNL 治疗的策略与其他 MPN 相似。因脾切除可导致粒细胞增多恶化，因此现在已不做推荐。目前 CNL 的一线治疗主要以减轻肿瘤负荷为主。羟基脲对控制白细胞增多和脾大症状有效，通常作为初始治疗直到疾病进展至加速期或急变期。羟基脲耐药患者预后通常较差。干扰素 α 也在 CNL 患者中有所应用。干扰素的疗效仅在小样本病例中报道过，因此干扰素同羟基脲联用是否优于羟基脲单药尚有待进一步研究证实。

CNL 疾病进展至加速期或急变期预后较差。治疗上通常用急性髓系白血病（acute myeloid leukemia，AML）诱导缓解方案。造血干细胞移植目前被认为是唯一有可能治愈 CNL 的手段。Hidehiro 等对2003—2014 年行异基因造血干细胞移植的 14 位 aCML 和 5 位 CNL 患者回顾性分析，一年生存率（overall survival，OS）分别为 54.4％和 40.0％。

CNL 患者中普遍存在的 *CSF3R* 突变可能对不同的靶向治疗药物敏感。一般来说，CNL 中最常见的 *CSF3R T618I* 突变通过下游 JAK 通路发挥作用，因而很可能对芦可替尼的半抑制浓度（IC50）约为 100nmol/L，与其他 JAK 依赖型肿瘤敏感度相似。部分病例报告汇报了应用芦可替尼治疗 *CSF3R* 突变型 CNL 患者的经验。值得注意的是，部分报道中提及了同时存在 *CSF3R T618I* 突变和 *SETBP1* 突变的患者中，芦可替尼往往不能取得疗效。目前该基因突变与芦可替尼耐药的关系尚有待大样本对照试验证实。较为少见的突变，如 *S783fs* 突变，则对达沙替尼治疗敏感。

七、预后

CNL 的病程通常缓慢，套用 CML 的分期定义，则 CNL 也可分为慢性期、加速期、急变期。通常，加速期 CNL 可出现逐渐加重的中性粒细胞升高、脾大、血小板减少，并对之前有效的治疗不再反应。也可出现细胞遗传学克隆演变。约 20% 的 CNL 患者可出现急性突变，其中位进展时间为 21 个月。

CNL 的预后因素仍有待进一步研究。通常认为在其他髓系肿瘤中公认的不良预后因素，如高危的染色体改变［如 3q26.2 重排和 i（17）（q10）］也可以预测 CNL 患者预后。在分子学层面，CNL 除 *CSF3R* 突变外的其他突变也有报道。MPN 中最常见的突变为 *JAK2 V617F* 突变，但 CNL 中此突变十分少见。此突变目前仅用于确定增殖细胞的单克隆性，其预后价值及预测价值，包括 JAK2 激酶抑制剂治疗在此类患者中的有效性有待进一步研究证实。

（易　雪）

第五节　慢性嗜酸性粒细胞白血病（非特指）

一、概述

慢性嗜酸性粒细胞白血病（非特指）(chronic eosinophilia leukemia, not otherwise specified，CEL，NOS)，是一种嗜酸性前体细胞克隆性增生，导致外周血、骨髓及周围组织嗜酸性粒细胞持续增多的 CMPD。白血病细胞浸润或嗜酸性粒细胞释放细胞因子、酶或其他蛋白导致器官损害。

二、病因病理

CEL Ph 染色体或 *BCR-ABL* 融合基因阴性，*PDGFRA/B* 和 *FGFR1* 重排阴性，无其他特异的细胞遗传学或分子生物学异常，但重现性髓系肿瘤核型异常如 +8，−7，i（17q），则支持 CEL 的诊断。

三、临床表现

嗜酸性粒细胞表现为组织浸润，尤其是皮肤浸润。除此之外，嗜酸性颗粒中的细胞因子和体液因子的释放，导致多器官组织损伤。其中，心脏、肺、中枢神经系统、皮肤和胃肠道最易受累，30%～50% 的患者有肝、脾受累。

四、诊断

（一）实验室和辅助检查

外周血 WBC 增多，常为（10～30）×10^9/L，其中嗜酸性粒细胞占 30%～70%。可见异常有核红细胞，部分患者可有血小板减少。外周血涂片可见正常成熟的嗜酸性粒细胞，幼稚粒细胞较少见。骨髓增生活跃，以成熟嗜酸性粒细胞为主，原始细胞比例大多正常。

（二）诊断依据

根据 2017 年 WHO 诊断标准：①外周血嗜酸性粒细胞 ≥1.5×10^9/L；②不满足 *BCR-ABL1* 阳性 CML、真性红细胞增多症、原发性骨髓纤维化、慢性中性粒细胞白血病、慢性粒单细胞白血病、不典型髓系白血病的诊断标准；③无 *PDGFRA*、*PDGFRB*、*FGFR1* 重排，无 *PCM1-JAK2*、*ETV6-JAK2*、或 *BCR-JAK2* 融合；④外周血即骨髓中原始细胞＜20％，且无 inv（16）(p13q22) 或 t（16；16）(p13；q22) t（8；21）(q22；q22.1)，无其他对 AML 具有诊断意义的特征；⑤有克隆性细胞遗传学异常或分子遗传学异常，或外周血原始细胞≥2％，或骨髓原始细胞≥5％。同时满足上述 5 条方可确诊 CEL NOS。

五、鉴别诊断

（一）反应性嗜酸性粒细胞增多

很多原因都可以引起反应性嗜酸性粒细胞增高。如变态反应、寄生虫病、感染性疾病、肺部疾病（变态性肺炎、Loeffler 病等）、胶原性血管病、Kimura 病，一些肿瘤如 T 细胞淋巴瘤、霍奇金淋巴瘤、系统性肥大细胞增多症、淋巴母细胞白血病及其他 MPN 等。

（二）其他伴有嗜酸性粒细胞增多的淋巴造血系统肿瘤

①T 细胞性非 Hodgkin 淋巴瘤（T-NHL）；②皮肤 T 细胞淋巴瘤，包括蕈样霉菌病、Sezary 综合征；③皮肤原发性 T 细胞淋巴瘤；④淋巴瘤样丘疹病；⑤CD30$^+$ T 大细胞淋巴瘤；⑥致死性肠病相关的 T 细胞淋巴瘤；⑦原发性小肠 T 细胞淋巴瘤均可伴嗜酸粒细胞增高；⑧Hodgkin 淋巴瘤（HL）、Langerhans 细胞组织细胞增生症、CML、AML（M4EO）、CMML、CMPD、MDS、肥大细胞增生症（SM）等。

（三）原发性嗜酸细胞增多综合征

①外周血嗜酸细胞≥1.5×10⁹/L，持续≥6 个月；②彻底排查反应性嗜酸性粒细胞增多；③排除 AML、MPN、MDS、MDS/MPN、系统性肥大细胞增多症；④排除产生细胞因子、免疫表型异常的 T 细胞群；⑤嗜酸细胞增多引起组织损伤。如果满足上述 1～4 条，无组织损伤应诊断原发性嗜酸细胞增多。

六、治疗

1. 泼尼松

1 mg/(kg·d)，口服，临床症状控制后逐渐减量至维持剂量。

2. 干扰素 α

100 万 U，皮下注射，每周 3 次。

3. 羟基脲

0.5 g，口服，bid 或 tid。4～6 周为一疗程。注：可根据疗效调整用量。维持剂量：0.5～1 g/d。适用于及治疗无效及有明显脏器损害者。

4. TKI 抑制剂

伊马替尼：100 或 400 mg/d，口服，每周一次。维持剂量：100～200 mg。注：警惕伊马替尼引起的心功能不全及心源性休克。

5. 长春新碱

1～2 mg，静脉滴注，每 1～2 周一次。注：警惕神经毒性作用。

6. 支持对症和外科治疗

脾脏切除对改善症状有一定疗效。

七、预后

急性转化常见，预后差。

（易　雪）

参考文献

[1] Spivak JL.How I treat polycythemia vera[J].Blood,2019,134(4):341-352.

[2] NCCN Clinical Practice Guidelines in Oncology Myeloproliferative Neoplasm(Version 3.2020).http://www.nccn.org.

[3] Kaushansky K,Lichtman MA,Prchal JT,et al.Williams Hematology.9th Edition[J].McGraw-Hill Education,2016.

[4] McMullin MF,Harrison CN,Ali S,et al.A guideline for the diagnosis and management of polycythaemia vera.A British Society for Haematology Guideline[J].Br J Haematol,2019,184(2):176-191.

[5] Tefferi A,Vannucchi AM,Barbui T,et al.Polycythemia vera treatment algorithm 2018[J].Blood Cancer J,2018,8(1):3-5.

[6] 肖志坚.骨髓增殖性肿瘤的诊断与治疗新模式[J].循证医学,2019,19(2):70-72.

[7] Maffioli M,Mora B,Passamonti F.Polycythemia vera:from new,modified diagnostic criteria to new therapeutic approaches[J].Clin Adv Hematol Oncol,2017,15(9):700-707.

[8] Spivak JL.Myeloproliferative Neoplasms[J].N Engl J Med,2017,376(22):2168-2181.

[9] Alimam S,Harrison C.Experience with ruxolitinib in the treatment of polycythaemia vera[J].Ther Adv Hematol,2017,8(4):139-151.

[10] Vannucchi AM,Harrison CN.Emerging treatments for classical myeloproliferative neoplasms[J].Blood,2017,129(6):693-703.

[11] Vannucchi AM.From leeches to personalized medicine:evolving concepts in the management of polycythemia vera[J].Haematologica,2017,102(1):18-29.

[12] Grinfeld J,Godfrey AL.After 10years of JAK2V617F:Disease biology and current management strategies in polycythaemia vera[J].Blood Rev,2017,31(3):101-118.

[13] 徐卫,李建勇.血液科临床处方手册[M].2 版.南京:江苏凤凰科学技术出版社,2016.

[14] 中华医学会血液学分会白血病淋巴瘤学组.原发性骨髓纤维化诊断与治疗中国指南(2019 年版)[J].中华血液学杂志,2019,40(1):1-7.

[15] 肖志坚.我如何治疗原发性骨髓纤维化[J].中华血液学杂志,2019,40(3):179-181.

[16] Schieber M,Crispino JD,Stein B.Myelofibrosis in 2019:moving beyond JAK2 inhibition[J].Blood Cancer J,2019,9(9):74.

[17] Scherber RM,Mesa RA.Managing myelofibrosis(MF)that "blasts" through:advancements in the treatment of relapsed/refractory and blast-phase MF[J].Hematology Am Soc Hematol Educ Program,2018,2018(1):118-126.

[18] Finazzi G,Vannucchi AM,Barbui T.Prefibrotic myelofibrosis:treatment algorithm 2018[J].Blood Cancer J,2018,8(11):104-106.

[19] Curto-Garcia N,Ianotto JC,Harrison CN.What is pre-fibrotic myelofibrosis and how should it be managed in 2018? [J].Br J Haematol,2018,183(1):23-34.

[20] Passamonti F,Mora B,Barraco D,et al.Post-ET and Post-PV Myelofibrosis:Updates on a Distinct Prognosis from Primary Myelofibrosis[J].Curr Hematol Malig Rep,2018,13(3):173-182.

[21] Bose P,Verstovsek S.JAK2 inhibitors for myeloproliferative neoplasms:what is next? [J].Blood,2017,130(2):115-125.

[22] Jain T,Mesa RA,Palmer JM.Allogeneic Stem Cell Transplantation in Myelofibrosis[J].Biol Blood Marrow Transplant,2017,23(9):1429-1436.

[23] Sant'Antonio E,Bonifacio M,Breccia M,Rumi E.A journey through infectious risk associated with ruxolitinib[J].Br J Haematol,2019,187(3):286-295.

[24] Barbui T,Thiele J,Gisslinger H,et al.The 2016 WHO classification and diagnostic criteria for myeloproliferative neoplasms:document summary and in-depth discussion[J].Blood Cancer J,2018,8(2):15.

[25] Meier B,Burton JH.Myeloproliferative Disorders[J].Hematol Oncol Clin North Am,2017,31(6):1029-1044.

[26] 中华医学会血液学分会白血病淋巴瘤学组.原发性血小板增多症诊断与治疗中国专家共识(2016 年版)[J].中华血液学杂志,2016,37(10):833-836.

[27] Kaushansky K,Lichtman MA,Prchal JT,et al.Williams Hematology.9th Edition[J].McGraw-Hill Education,2016.

［28］ Vannucchi AM,Guglielmelli P,Tefferi A.Polycythemia vera and essential thrombocythemia:algorithmic approach[J]. Curr Opin Hematol,2018,25(2):112-119.

［29］ Tefferi A,Barbui T.Polycythemia vera and essential thrombocythemia:2019 update on diagnosis,risk-stratification and management[J].Am J Hematol,2019,94(1):133-143.

［30］ Skeith L,Carrier M,Robinson SE,et al.Risk of venous thromboembolism in pregnant women with essential thrombo-cythemia:a systematic review and meta-analysis[J].Blood,2017,129(8):934-939.

［31］ Vainchenker W,Kralovics R.Genetic basis and molecular pathophysiology of classical myeloproliferative neoplasms [J].Blood,2017,129(6):667-679.

［32］ Falchi L,Bose P,Newberry KJ,et al.Approach to patients with essential thrombocythaemia and very high platelet counts:what is the evidence for treatment? [J].Br J Haematol,2017,176(3):352-364.

［33］ Rumi E,Cazzola M.Diagnosis,risk stratification,and response evaluation in classical myeloproliferative neoplasms[J]. Blood,2017,129(6):680-692.

［34］ Szuber N,Elliott M,Tefferi A.Chronic neutrophilic leukemia:2020 update on diagnosis,molecular genetics, prognosis,and management[J].Am J Hematol,2020,95(2):212-224.

［35］ Maxson JE,Gotlib J,Pollyea DA,et al.Oncogenic CSF3R mutations in chronic neutrophilic leukemia and atypical CML[J].N Engl J Med,2013,368(19):1781-1790.

［36］ KY Mak,CH Au,TL Chan,et al.Next-generation sequencing panel for diagnosis and management of chronic neutro-philic leukaemia:a case report[J].Hong Kong Med J,2019,25(3):248-250.

［37］ Elliott MA,Pardanani A,Hanson CA,et al.ASXL1 mutations are frequent and prognostically detrimental in CSF3R-mutated chronic neutrophilic leukemia[J].Am J Hematol,2015,90(7):653-656.

［38］ Tefferi A,Thiele J,Vannucchi AM,et al.An overview on CALR and CSF3R mutations and a proposal for revision of WHO diagnostic criteria for myeloproliferative neoplasms[J].Leukemia,2014,28(7):1407-1413.

［39］ Itonaga H,Ota S,Ikeda T,et al.Allogeneic hematopoietic stem cell transplantation for the treatment of *BCR-ABL1*-negative atypical chronic myeloid leukemia and chronic neutrophil leukemia:A retrospective nationwide study in Japan [J].Leuk Res,2018,75:50-57.

［40］ Dao KT,Gotlib J,Deininger MMN,et al.Efficacy of Ruxolitinib in Patients With Chronic Neutrophilic Leukemia and Atypical Chronic Myeloid Leukemia[J].J Clin Oncol,2020,38(10):1006-1018.

［41］ 陈灏珠,林果为,王吉耀.实用内科学[M].14版.北京:人民卫生出版社,2015.

［42］ 陈辉树.慢性嗜酸性粒细胞白血病/高嗜酸性粒细胞综合征的诊断与鉴别诊断[J].白血病·淋巴瘤,2006,15(4): 317-320.

［43］ Bain BJ,Gilliland DG,Horny H-P,et al.Myeloid and lymphoid neoplasms with eosinophiliaand abnormalities of PDG-FRA,PDGFRB,or FGFR1.In:Swerdlow S,Harris NL,Stein H,Jaffe ES,Theile J,Vardiman JW(eds).World Health Organization Classification of Tumours.Pathology and Genetics of Tumours of Haematopoietic and Lymphoid Tissues [M].Lyon:IARC.Press,2008.

［44］ Vidyadharan S,Joseph B,Nair SP.Chronic eosinophilic leukemia presenting predominantly with cutaneous manifesta-tions[J].Indian J Dermatol,2016,61:437-439.

［45］ Butterfield JH.Success of short-term,higher-dose imatinibmesylate to induce clinical response in FIP1L1-PDGFRal-pha-negative hypereosinophilic syndrome[J].Leuk Res,2009,33:1127-1129.

第六章 骨髓增生异常/骨髓增殖性肿瘤

第一节 慢性粒单核细胞白血病

一、概述

慢性粒单核细胞白血病（chronic myelomonocytic leukemia，CMML）是一种造血干细胞的克隆性恶性疾病，其特点是外周血单核细胞持续增多$>1\times10^9$/L且占外周血白细胞数量的$\geqslant10\%$。CMML 除了单核细胞增多之外，还合并有髓系增生、病态造血和无效造血（ineffective hematopoiesis），因此 WHO 将其归为骨髓增生异常综合征/骨髓增殖性肿瘤（MDS/MPN）。该病的中位发病年龄 72 岁，青少年少见，男性多于女性（2.3：1）。CMML 多为原发性（de novo），继发性少见。治疗相关的 CMML（therapy related CMML，t-CMML）往往较原发性 CMML 有更多的分子遗传学异常和高危的染色体核型，预后较差。90% 的 CMML 患者有基因突变，主要与表观遗传学、RNA 剪接（splicing）和信号通路有关，其中常见的有 TET2、SRSF2 和 ASXL1 等。30% 的 CMML 患者可出现细胞遗传学异常，常见为+8，−Y，−7/7q−，+21，20q−和 der3q。

二、病因病理

约 30% 的患者存在克隆性遗传学改变，而超过 90% 的 CMML 患者存在分子生物学和表观遗传学异常。研究认为，CMML 的起始驱动突变可能为 TET2 或 ASXL1；而剪接体（如 SRSF2）及细胞因子通路（NRAS 或 CBL）的激发突变则可能促进了克隆中的亚群进展，从而引起疾病相关的典型表现。

三、临床表现

CMML 患者临床常表现为白细胞增多、单核细胞增多、肝大、脾大、乏力、盗汗、骨痛、体重减轻和恶病质。MDS-CMML 患者常表现为外周血三系降低、活动不耐受、反复感染和输血依赖。约 1/3 的 CMML 患者可合并自身免疫性疾病（如风湿性关节炎、银屑病等）和系统性炎症综合征（systemic inflammatory syndrome）。

四、诊断

（一）实验室与辅助检查

CMML 初诊患者入院评估包括：①病史和体检。②血液检查。全血细胞计数、外周血涂片、生化、LDH 及凝血象等。③骨髓穿刺细胞学和骨髓组织活检免疫组化、细胞遗传学分析、分子突变分析（TET2、SRSF2、ASXL1、RUNX1、DNMT3A、SETBP1、NRAS、KRAS、SF3B1、JAK2V617F、IDH1、IDH2、CBL、EZH2）、基因重排（PDGFRB、PDGFRA、FGFR1 基因重排），以及融合基因检测（PCM1-JAK2 融合基因）。目前尚没有一项特异性的检查能确诊 CMML。骨髓活检往往提示粒系增生活跃和病态造血。80％的 CMML 患者可出现小巨核的核轮廓和分叶异常。30％的患者可有骨髓网状纤维增加。CMML 患者的骨髓细胞可表达异常免疫表型，常表达粒单核细胞抗原，如 CD13、CD33，不同程度地表达 CD14、CD68 和 CD64，还可表达 CD68R 和 CD163。

有潜在造血干细胞移植可能且不抗拒移植的患者需做 HLA 配型。

（二）诊断标准

如表 6-1-1 所示。

表 6-1-1　CMML 的诊断标准

标准	符合条件
WHO 标准	持续的外周血单核细胞增多≥1×10^9/L，且单核细胞数≥外周血白细胞总数的 10％ 不符合 WHO 定义的 CML、PMF、PV 或 ET。骨髓中如有 MPN 的特点和（或）合并 *JAK2*、*CALR* 或 MPL 支持 MPN 合并单核细胞增多，而不诊断为 CMML 有嗜酸性粒细胞增多，但无 *PDGFRA*、*PDGFRB* 或 *FGFR1* 重排的证据，或无 *PCM1-JAK2* 融合基因 骨髓和外周血中原始细胞均＜20％（包括原粒、原单、幼单核细胞） 一系或多系髓系病态造血 如无明显病态造血，诊断 CMML 需满足其他要求，且需要髓系有获得性克隆性分子遗传学或分子基因学异常 持续单核细胞增多至少 3 个月，同时排除了其他原因引起的单核细胞增多
其他标准	外周血单核细胞亚群流式分析示：经典的单核细胞群 CD14$^+$、CD16$^-$ 占所有单核细胞的 94％以上

（三）临床分型

基于临床、形态学和分子学的特点，2016 年 WHO 的标准将 CMML 分为"增生性 CMML（MPN-CMML）"和"病态性 CMML（MDS-CMML）"。其中，MPN-CMML 基于外周血 WBC≥13×10^9/L。基于外周血和骨髓原始细胞的多少，CMML 可分为三个亚型：CMML-0、CMML-1 和 CMML-2（表6-1-2）。

表 6-1-2　CMML 的临床亚型

分型	符合条件
CMML-0	外周血原始细胞（包括幼单）＜2％，且骨髓原始细胞＜5％
CMML-1	外周血原始细胞（包括幼单）2％～4％，且骨髓原始细胞为 5％～9％
CMML-2	外周血原始细胞（包括幼单）＞5％，且骨髓原始细胞 10％～19％和（或）出现 Auer 小体

五、鉴别诊断

外周血单核细胞数量对疾病的诊断起到关键作用，是鉴别诊断 MDS 与 CMML 的重要界限。

1. 与反应性因素引起的单核细胞增多鉴别

①感染，如急性感染（通常是病毒感染）的恢复期、结核病、慢性真菌感染、亚急性细菌性心内膜炎、病毒及原虫感染；②结缔组织病，如系统性红斑狼疮、结节病及脂质沉积病；③化疗后骨髓再生通常伴随单核细胞增多。

2. 与其他克隆性造血疾病鉴别

排查特征性 Ph 染色体和 *BCR-ABL1* 融合基因的慢性髓细胞性白血病（chronic myelognous leuke-mia，CML），*PDGFRA* 和 *PDGFRB* 基因重排阳性的其他骨髓增殖型肿瘤。对于有 CMML 临床表现并伴嗜酸粒细胞增多的患者，应行 t（5；12）（q31～q32；p13）检测，此染色体易位可引起 *ETV6*（*TEL*）-*PDGFRB* 融合基因。单核细胞增多患者的具体流程见图 6-1-1。

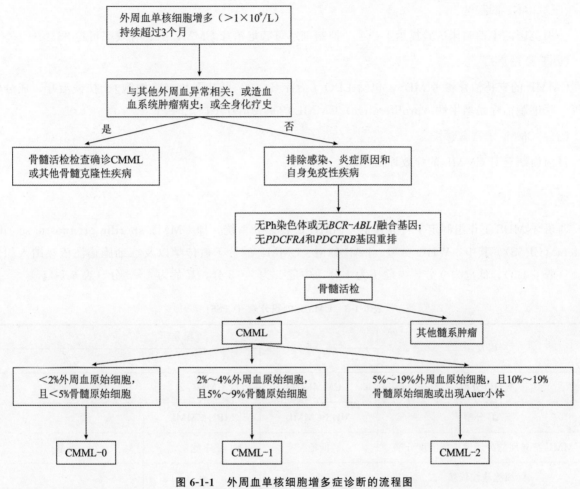

图 6-1-1　外周血单核细胞增多症诊断的流程图

六、治疗

（一）去甲基化药物

1. 地西他滨

$20\ mg/m^2 \times 5\ d$，每 28 d 为 1 个疗程，4～6 个疗程后评估疗效。

注意事项：用药过程中可能会出现恶心、呕吐，36% 的患者可能出现中性粒细胞减少和血小板减少，3% 的患者可能因严重感染导致死亡。一项 39 人的临床研究显示 ORR 约 38%，其中 CR10%，PR20%，HI8%。

2. 阿扎胞苷

$100\ mg/m^2 \times 5\ d$ 或 $75\ mg/m^2 \times 7\ d$，每 28 d 一个疗程，4～6 个疗程评价疗效。

注意事项：不良反应包括恶心、呕吐、腹泻、注射部位皮肤改变、贫血、血小板减少、中性粒细胞减少伴发热。研究显示，其 ORR 为 43%～60%。

（二）异基因造血干细胞移植（Allo-HSCT）

Allo-HSCT 被认为是目前唯一能治愈 CMML 的治疗手段。国际专家组推荐 CPSS 中危-2 或高危的患者一线考虑 Allo-HSCT。低危患者不推荐一线行 Allo-HSCT，而 CPSS 中危-1 患者是否立即行 Allo-HSCT 治疗尚无定论。Fred Hutchinson Cancer Center 报道，85 名接受 Allo-HSCT 治疗的 CMML 患者 10 年 OS 达 40%。Allo-HSCT 是作为年轻高危的 CMML 患者的重要选择。

（三）JAK2 抑制剂

一项英国的 I 期临床试验提示 JAK1/2 抑制剂芦可替尼治疗 CMML 的总有效率可达 35%。

（四）支持治疗

CMML 的支持治疗参考 MDS，包括 EPO（治疗贫血）、羟基脲片（降细胞）、祛铁治疗、成分输血等。降细胞治疗是增生性（proliferative）CMML 的重要治疗手段之一。

（五）CMML 的疗效标准

目前尚缺乏对 CMML 的疗效评估标准。

七、预后

西班牙 MDS 工作组制定了特异性的 CMML 预后评分系统，即 CMML-specific prognostic scoring system（CPSS）。其中，WHO 分型、FAB 分型、CMML 的分子遗传学以及红细胞输注依赖纳入积分系统（表 6-1-3）。低危为 0 分，中危-1 为 1 分，中危-2 为 2～3 分，高危为 4～5 分（表 6-1-4）。

表 6-1-3　CMML 的积分表（CPSS）

因素	积分		
	0	1	2
WHO 分型	CMML-1	CMML-2	—
FAB 分型	MDS-CMML	MPN-CMML	—
CMML 特异性的分子遗传危险度分层	低危	中危	高危
红细胞输注依赖	无	有	—

CMML 特异性的分子遗传危险度分层：①低危：正常或独立的-Y。②中危：其他染色体异常。③高危：+8，复杂核型（≥3 异常核型）或 7 号染色体异常。

表 6-1-4　CMML 的危险度分层（CPSS）

危险度	积分
低危（low risk）	0
中危-1（intermidiate-1 risk）	1
中危-2（intermidiate-2 risk）	2～3
高危（high risk）	4～5

（易　雪）

第二节 非典型慢性粒细胞白血病（*BCR-ABL1* 阴性）

一、概述

非典型慢性粒细胞白血病（atypical chronic myeloid leukemia，aCML）1992 年被首次报道。2016 年 WHO 将 aCML 归类于骨髓增生异常综合征/骨髓增殖性疾病（MDS/MPN），其发病率为（1～2）/1 000 000，中位生存期约 15 个月。其特征为中性粒细胞发育异常，染色质异常浓聚，分叶过多，但 *BCR/ABL* 融合基因或费城染色体阴性。

二、病因病理

aCML 患者的 *BCR-ABL1* 融合基因阴性。研究发现，44％的 aCML 患者可出现＋8 染色体异常，部分患者有－5、－7 及 del（20q）异常。35％的患者有遗传学异常，如 *RAS*（*KRAS/NRAS*）突变。30％的患者有 *TET2* 突变和 8％的 *CBL* 突变。极少数可出现 *JAK2 V617F* 和 *U2AF1* 突变。*SETBP1* 突变的发生率为 10％～48％。最新的研究认为，*CSF3R* 突变在 aCML 患者中＜10％，更易发生在 CNL 患者。

三、临床表现

多发病于老年人，除了白细胞增高，脾大居多，常伴贫血和血小板减少。骨髓充满粒细胞，形态异常突出。超过 50％的 aCML 患者表现为红系和巨核系形态异常，部分患者可出现不同程度的骨髓网状纤维增生。

四、诊断

2016 年 WHO 对 MDS/MPN 分型中，aCML 的诊断标准如下：①外周血白细胞增多，中性粒细胞及其前体细胞增多所致，前体细胞（早幼粒细胞、中幼粒细胞、晚幼粒细胞）≥10％白细胞；②无 Ph 和 *BCR-ABL1* 融合基因；③粒细胞生成异常（包括染色质凝集异常）；④无或轻微嗜碱性粒细胞增多＜2％；⑤无或轻微单核细胞绝对值增多，此例＜10％；⑥骨髓粒系增生明显活跃，粒系发育异常，伴或不伴红系或巨核系发育异常；⑦外周血和骨髓中原始细胞＜20％；⑧无 *PDGFRA*、*PDGFRB*、*FGFR1* 重排，*PCM1-JAK2* 突变阴性；⑨不符合 WHO 规定的 CML、原发性骨髓纤维化（PMF）、真性红细胞增多症（PV）或原发性血小板增多症（ET）诊断标准。

五、鉴别诊断

（1）与 CML 及类白血病反应的鉴别：aCML 的 Ph 和 *BCR-ABL* 融合阴性，伴有明显的粒系病态造血，红系和巨核系增生或受抑，NAP 积分可增高、减低或正常，而 CML 的 NAP 积分明显减低。类白血病 NAP 反应强阳性，常继发于严重感染和恶性肿瘤等疾病，原发病控制后类白血病反应则消失。

（2）与慢性中性粒细胞白血病（CNL）、慢性粒单核细胞白血病（CMML）、MDS/MPN 不能分类的鉴别：aCML 突出的中性粒细胞形态学异常表现，包括中性粒细胞胞核内可见夸张的染色质凝块，异常核分裂，如假 Pelger-Huet 畸形。细胞质内少颗粒或异常超大颗粒。骨髓充满粒细胞，典型的形态异常。超过一半 aCML 有红系和一定程度的巨核细胞形态异常，部分患者可见不同程度的骨髓网状纤维增生。但是在 CNL 中有显著增加的成熟中性粒细胞表现，且不伴有病态的粒细胞。而鉴别 CMML

181

最主要的区别是 CMML 外周血单核细胞明显增高（$1.0 \times 10^9/L$），骨髓单核细胞也增多。而相比 MDS/MPN 不能分类，aCML 更易出现肝脾大，WBC 更高，不成熟的原始细胞比例较多。aCML 诊断时与这些疾病鉴别很重要，其治疗方案和预后有很大差别。

六、治疗

目前 aCML 的治疗方案尚未确立，无移植条件的大部分患者服用羟基脲或干扰素 α，以降低血细胞的数量，而脾脏切除术或照射对部分患者有效。研究发现，去甲基化药物地西他滨对 aCML 显示出疗效，而阿扎胞苷疗效尚不确定。Onida 等 2017 年对 42 名异基因造血干细胞移植患者回顾性分析中发现，aCML 患者的完全缓解率达 87%，5 年无复发生存率达 36%。

最近报道显示，aCML 患者 CSF3R 较其他白血病患者存在高突变，芦可替尼对 CSFRT618I 或 JAK2V617F 阳性患者可能有效。如图 6-2-1 不典型慢性粒细胞性白血病诊疗思路示意图。

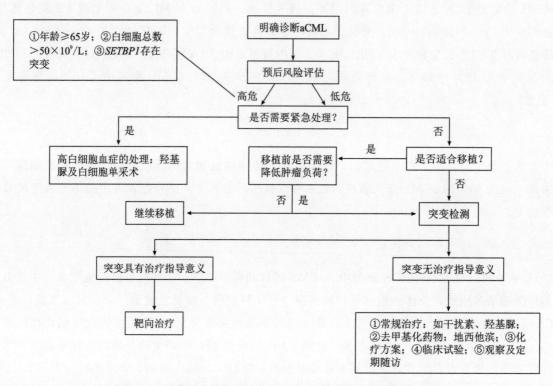

图 6-2-1　不典型慢性粒细胞性白血病（aCML）诊疗思路示意图

七、预后

年龄 >65 岁、女性、WBC>$50 \times 10^9/L$、血红蛋白 ≤100 g/L、SETBP1 突变，以及外周血循环前体细胞 ≥10% 均为预后不良因素。30%～40% 的患者转化为急性髓系白血病。aCML 中位生存期约为 15 个月。

表 6-2-1　不典型慢性粒细胞性白血病的危险预后因素

预后因素	ORR/ORR 死亡率	P 值
年龄 >65 岁	1	0.047
女性	1	0.0001

预后因素	ORR/ORR 死亡率	P 值
WBC $>50\times10^9$/L	1	0.001
血红蛋白≤100 g/L	2.55	<0.01
SETBP1 突变	2.27	0.01
外周血髓系前体细胞≥10%	1.03	0.004

（易　雪）

第三节　幼年型粒单核细胞白血病

一、概述

幼年型粒单核细胞白血病（juvenile myelomonocytic leukemia，JMML）属罕见病，属于骨髓增生异常综合征/骨髓增生性肿瘤（MDS/MPN）的亚型，婴幼儿时期起病，发病率约为 1.2/100 万。

二、病因病理

JMML 的发病机制为 Ras 信号通路中调控细胞增殖和凋亡的相关基因突变，导致髓样祖细胞对粒－巨噬细胞集落刺激因子高度敏感，从而激活 Ras 蛋白，活化的 Ras-GTP 结合 Raf-1 引发丝氨酸/苏氨酸（Ser/Thr）蛋白激酶级联反应，最终激活丝裂原活化蛋白激酶（mitogen-activatedprotein kinase，MAPK）信号通路，导致肿瘤发生。表观遗传学研究显示，CpG 岛甲基化在 JMML 的发生及发展中具有重要作用，且可作为评估 JMML 预后的一项重要指标。

三、临床表现

常表现为发热、皮疹、贫血、肝脾肿大、白细胞增多及血小板减少等，中位发病年龄为 2 岁 6 个月，男性多于女性。因为很难和其他 MDS/MPN 疾病相鉴别，漏诊误诊较其他儿童白血病高。

四、诊断标准

2016 年 WHO 关于 JMML 的诊断标准如下：

①临床表现及血液学检查（所有 4 项都要包括）：外周血单核细胞计数$>1\times10^9$/L；外周血及骨髓的原始细胞计数<20%；脾大；Ph 染色体阴性，*BCR-ABL* 融合基因阴性。②基因研究（除①中的指标外，至少具备以下 1 项）：*PTPN11*、*NRAS*、*KRAS* 体细胞突变；*NF1* 的临床诊断或 *NF1* 的生殖系突变；*CBL* 生殖系突变和 *CBL* 杂合子丢失。③10%缺乏基因异常的患儿，除①中的指标外，至少具备以下 2 项：染色体－7 或者其他染色体异常；外周血胎儿血红蛋白水平高于同年龄正常值；外周血涂片可见到髓系原始细胞；体外培养髓系原始细胞对粒细胞集落刺激因子高度敏感；STAT5 磷酸化。

五、鉴别诊断

JMML 既具有骨髓增殖性疾病（myeloproliferative neoplasms，MPN）的某系列细胞（单核细胞与粒细胞）过度增殖的特性，又有骨髓增生异常综合征（myelodysplastic syndrome，MDS）的髓系细胞分化异常的表现，与慢性粒细胞白血病（chronic myeloid leukemia，CML）、MDS 及类白细胞反应具有较多的相似性，容易误诊、漏诊。

1. 婴幼儿期类白血病反应

可有肝脾大，血小板减少，末梢血象中偶见中晚幼粒及有核红细胞，但往往存在慢性感染，无单核细胞增高及 HbF 明显升高。

巨细胞病毒及 EB 病毒感染：可有发热，肝脾淋巴结肿大，白细胞增多，血小板减少，但骨髓常呈增生低下，巨核细胞不减少，无明显单核细胞增高及 HbF 明显升高，病毒学检查为阳性。

2. 郎格罕组织细胞增生症

与 JMML 特征性的鉴别是绝大多数患儿有骨骼的损伤并在骨髓、脾、皮肤等组织中发现 S-100$^+$ 的郎格罕细胞。

3. CML

CML 有特征性的 Ph 染色体和 *BCR-ABL* 融合基因阳性。

六、治疗

1. 化疗

常见有单用 6-巯基嘌呤或联合小剂量的阿糖胞苷。文献报道氟达拉滨联合大剂量的阿糖胞苷可用于肺部浸润或病情危重的 JMML 患儿，但也只能短暂控制病情。常规的化疗因不能改善进展及预后，只能作为造血干细胞移植前的辅助及桥接手段。

2. 造血干细胞移植

总的生存率为 50％～64％，移植相关死亡率为 11％～13％。最主要的失败原因仍是原发病复发，占总失败数的 35％。不同基因分型移植时机有所不同。*NF1* 基因突变、*PTPN11* 或 *KRAS* 体系基因突变及大部分 *NRAS* 基因体系突变的患儿，早诊断早进行造血干细胞移植；部分 *NRAS* 基因体系突变或 *CBL* 基因体系突变的 JMML 患儿有自发缓解趋势，则应以化疗为主，如有进展，则行造血干细胞移植。因 JMML 起病急，进展迅速，故半相合移植成为短时间没有找到全相合供者的患儿最好的选择。

3. 去甲基化治疗

Cseh 和 Niemever 等研究将 5-氮杂胞苷应用于 JMML 患者，提示虽然 5-氮杂胞苷不能完全治愈 JMML，但可用于移植窗口期的桥接治疗以减轻肿瘤负荷、化疗毒性，提高移植术后的生存率。现国内有研究团队在尝试应用氮杂胞苷衍生物脱氧氮杂胞苷地西他滨作为移植前的桥接治疗，具体效果仍在研究中。

4. 靶向治疗

RAS 的过度活化，导致该信号通路的传递失调，是 JMML 致病的重要因素。阻断 RAS 通路的药物主要集中在 RAF-MEK-ERK 和 PI3K/AKT/mTOR 通路中，这些 RAS 途径抑制剂（法尼基转移酶、曲美替尼、西罗莫司）有望成为治疗 JMML 的新方法。

5. 诱导多能干细胞治疗

诱导多能干细胞虽然可以诱导出各系细胞，但其能否为治疗 JMML 提供一种新的临床方法，尚需要更多研究证实。

七、预后

JMML 的自然预后不良，患儿预后与基因突变类型相关，JMML 患儿根据临床特点及分子遗传学特征进行分层诊治，对于存在 *PTPN11*、*KRAS*、*NF1* 基因突变的高危患儿尽早进行去甲基化治疗桥接 HSCT 可望改善预后。

（易　雪）

参考文献

[1] Jankowska AM，Makishima H，Tiu RV，et al.Mutational spectrum analysis of chronic myelomonocytic leukemia includes genes associated with epigenetic regulation：UTX，EZH2，and DNMT3A[J].Blood，2011，118(14)：3932-3941.

[2] Smith AE，Mohamedali AM，Kulasekararaj A，et al.Next generation sequencing of the TET2 gene in 355 MDS and CMML patients reveals low-abundance mutant clones with early origins，but indicates no definite prognostic value[J].Blood，2010，116(19)：3923-3932.

[3] Itzykson R，Solary E.An evolutionary perspective on chronic myelomonocytic leukemia[J].Leukemia，2013，27(7)：1441-1450.

[4] Patnaik MM，Tefferi A.Cytogenetic and molecular abnormalities in chronic myelomonocytic leukemia [J].Blood Cancer J，2016，6：393.

[5] Solary E，Itzykson R.How I treat chronic myelomonocytic leukemia[J].Blood，2017，130(2)：126-136.

[6] Hunter AM，Zhang L，Padron E.Current Management and Recent Advances in the Treatment of Chronic Myelomonocytic Leukemia[J].Curr Treat Options Oncol，2018，19(12)：67.

[7] Nazha A，Patnaik MM.Making Sense of Prognostic Models in Chronic Myelomonocytic Leukemia[J].Curr Hematol Malig Rep，2018，13(5)：341-347.

[8] Geevarghese A，Mascarenhas J.Evolving Understanding of Chronic Myelomonocytic Leukemia：Implications for Future Treatment Paradigms[J].Clin Lymphoma Myeloma Leuk，2018，18(8)：519-527.

[9] Patnaik MM，Tefferi A.Chronic myelomonocytic leukemia：2018 update on diagnosis，risk stratification and management[J].Am J Hematol，2018，93(6)：824-840.

[10] Moyo TK，Savona MR.Therapy for Chronic Myelomonocytic Leukemia in a New Era[J].Curr Hematol Malig Rep，2017，12(5)：468-477.

[11] Thota S，Gerds AT.Myelodysplastic and myeloproliferative neoplasms：updates on the overlap syndromes[J].Leuk Lymphoma，2018，59(4)：803-812.

[12] Such E，Germing U，Malcovati L，et al.Development and validation of a prognostic scoring system for patients with chronic myelomonocytic leukemia[J].Blood，2013，121(15)：3005-3015.

[13] de Witte T，Bowen D，Robin M，et al.Allogeneic hematopoietic stem cell transplantation for MDS and CMML：recommendations from an international expert panel[J].Blood，2017，129(13)：1753-1762.

[14] Alfonso A，Montalban-Bravo G，Garcia-Manero G.Current management of patients with chronic myelomonocytic leukemia[J].Curr Opin Oncol，2017，29(1)：79-87.

[15] Loghavi S，Wang SA.Defining the Boundary Between Myelodysplastic Syndromes and Myeloproliferative Neoplasms [J].Surg Pathol Clin，2019，12(3)：651-669.

[16] Nazha A，Prebet T，Gore S，Zeidan AM.Chronic myelomoncytic leukemia：Are we finally solving the identity crisis？[J].Blood Rev，2016，30(5)：381-388.

[17] Coston T，Pophali P，Vallapureddy R，et al.Suboptimal response rates to hypomethylating agent therapy in chronic myelomonocytic leukemia：a single institutional study of 121 patients[J].Am J Hematol，2019，94(7)：767-779.

[18] Braun T，Itzykson R，Renneville A，et al.Molecular predictors of response to decitabine in advanced chronic myelomonocytic leukemia：a phase 2 trial[J].Blood，2011，118(14)：3824-3831.

[19] Patnaik MM，Tefferi A.Chronic myelomonocytic leukemia：2018 update on diagnosis，risk stratification and management[J].Am J Hematol，2018，93(6)：824-840.

[20] Schwartz LC，Mascarenhas J.Current and evolving understanding of atypical chronic myeloid leukemia[J].Blood Rev，2019，1(33)：74-81.

[21] Kurzrock R，Bueso-Ramos CE，Kantarjian H，et al.BCR rearrangement   negative chronic myelogenous leukemia revisited[J].J Clin Oncol，2001，19(11)：2915-2926.

[22] Onida F，de Wreede LC，van Biezen A，et al.Allogeneic stem cell transplantation in patients with atypical chronic mye-

loid leukaemia:A Retrospective study from the chronic malignancies Working Party of the European Society for Blood and Marrow Transplantation[J].Br J Haematol,2017,177(5):759-765.

[23] Dao KT,Gotlib J,Deininger MMN,et al.Efficacy of Ruxolitinib in Patients With ChronicNeutrophilic Leukemia and Atypical ChronicMyeloid Leukemia[J].J Clin Oncol,2020,38(10):1006-1018.

[24] Yan X.Pediatric hematology[M].Tianjin:Science and Technology Press,2005,天津科学技术出版.

[25] Arber DA,Orazi A,Hasserjian R,et al.The 2016 revision to theWorld Health Organization classification of myeloid neoplasmsand acute leukemia[J].Blood,2016,127(20):2391-2405.

[26] Cseh A,Niemeyer CM,Yoshimi A,et al.Bridging to transplantwith azacitidine in juvenile myelomonocyticleukemia:aretrospective analysis of the EWOG-MDS study group[J].Blood,2015,125(14):2311-2313.

[27] Niemeyer CM,Loh ML,Cseh A,et al.Criteria for evaluating response and outcome in clinical trials for children with juvenile myelomonocytic leukemia[J].Haematologica,2015,100(1):17-22.

第七章　组织细胞和树突状细胞肿瘤

第一节　组织细胞肉瘤

一、概述

组织细胞肉瘤（histiocytic sarcoma，HS）是一种罕见的恶性肿瘤，占血液系统肿瘤不到 1%，它来源于非朗格汉斯细胞的单核-巨噬细胞系统，具有组织细胞分化的形态学和免疫表型特点。它可单独或与血液系统其他肿瘤同时发生，如非霍奇金淋巴瘤（NHL）、骨髓增生异常综合征、急性白血病等。组织细胞肉瘤有不同的临床表现及结果，从局部病变到同系统多部位病变，再到危及生命的播散性病变，大部分患者可出现发热、盗汗及体重下降。其病变侵犯部位广泛，包含消化道、皮肤、肝脏和软组织等。其组织学特征也是非特异性的，组织病理显示丰富的嗜酸性细胞质，泡状卵圆形及不规则的细胞核，可有单个核仁，可变的有丝分裂活性，以及多核巨细胞。在免疫表型上，病变的组织细胞 CD68、CD163、溶菌酶、CD45、CD4 和 S100 呈阳性（阴性弱、局灶性）。缺乏 CD21、CD23、CD35、CD1a 和 S100 表达有助于鉴别组织细胞肉瘤与树突状和朗格汉斯细胞肿瘤。

根据文献报道，其发病可见于 1～89 岁人群，中位诊断年龄为 51 岁，男性稍多于女性。预后因病情轻重而异，局部病变预后较好，弥散性病变预后差。

二、病因与病理

HS 病因和发病机制尚未明确，其发病可能与病毒感染、化学致癌剂、免疫失调等因素有关。也有文献认为，部分 HS 为继发性肿瘤，由 B 细胞淋巴瘤、白血病转化而成。

大体而言，组织细胞肉瘤常表现为边界清楚或浸润边界的肉质团块，伴有不同程度的出血或坏死。组织病理学检查，组织细胞肉瘤是由互不相连的大多边形细胞组成，细胞含表皮样或多形性、丰富的嗜酸性或空泡状胞质，卵圆形至不规则形状的核，可变的突出的核仁。噬血细胞现象可能存在，但往往很轻微，被明显的炎症所掩盖。

三、临床表现

HS 病变部位主要为淋巴结、皮肤或结外组织。结外组织又以胃肠道最为常见，中枢神经系统、脾脏、肝脏、骨、甲状腺、乳腺、胸膜、肺、胆管、卵巢等均有报道。HS 的临床表现缺乏特异性，即因为可为局部的孤立肿块也可为广泛的隐匿性疾病。这种疾病常累及单个或多个结外肿瘤部位，最常见的是肠道、皮肤或软组织。30% 的患者出现体重下降、重要器官受压及血细胞计数下降。皮肤病变早期多表现为无特异性红斑，继而发展为躯干及四肢多发性病变。神经系统患者以头痛、发热、下肢无力、步态障碍多见，部分患者可出现视力障碍、记忆力下降等。累及消化系统者常出现腹部胀痛，晚期患者往往出现高热、消瘦，同时伴有腹泻、血便、呕吐等不适，仅少数患者伴有肠梗阻表现；累及骨者以疼痛最为常见，部分患者伴有溶骨性表现；累及骨髓、脾脏的患者常以发热、无力为首发症状，多伴有血细胞减少，因肿瘤进展迅速，明确诊断时常伴有多系统累及。

四、检查与病理项目

(一)基本检查项目

对于临床疑似 HS 的患者,应完成以下基本检查项目:

(1)血液系统检查:全血细胞计数及分类、凝血功能、血生化检查、血清尿素氮/肌酐、免疫检查全套、外周血涂片等。

(2)尿液检查:尿常规、肌酐清除率、血清尿酸等。

(3)心脏检查:心电图、心脏彩超等。

(4)影像学检查:全身低剂量 CT 扫描、腹部 B 超、胸部 X 光、FDG PET-CT、全身骨 ECT 等。

(5)骨髓象检查:若伴凝血功能障碍或不明原因的血细胞异常,可行骨髓穿刺涂片、骨髓细胞学免疫分型及骨髓活检病理学检查。

(二)补充检查项目

对于临床疑似 HS 的患者,影像学明确肿瘤部位的,需早期对病变部位行组织活检或手术切除,获取肿瘤组织进行组织病理学检查及免疫组化检查,包括 CD68、CD163、PU.1、CD31、CD4、CD45RO、CD15、CD45、HLA-DR、XⅢa 因子、CD1a、CD21、CD35、CD13、MPO、SOX10、HMB-45、MART-1、EMA、ERG、CD20、PAX5、CD3 等。在淋巴结等病变部位难以切除或切取活检时,通过细针穿刺细胞学发现炎性背景下的多核巨细胞、并使用确认性组织细胞谱系标记,可协助明确 HS 诊断。

五、诊断与鉴别诊断

(一)诊断

目前 HS 的诊断尚无统一标准,主要依据组织细胞形态、免疫表型及分子特征诊断,并排除其他血液系疾病,这在 HS 诊断中至关重要。主要诊断依据如下:

(1)细胞学形态:呈非典型多形性组织细胞样大细胞,豆状核,核分裂象明显,丰富的空泡样细胞质,可伴有噬血现象或淋巴细胞丰富的炎症背景。

(2)免疫组化表型:主要指标 CD163、CD68、CD4、lysozyme 至少两种呈阳性,辅助指标 PU.1、CD31、CD14、CD43、CD45RO、CD45、HLA-DR、fascin、XⅢa 可呈阳性。CD1a、CD21、CD35、CD13、MPO、SOX10、HMB-45、MART-1、EMA、ERG、CD20、PAX5、CD3 常为阴性,为排除指标。

(3)分子特点:组织细胞肉瘤被认为是由血液淋巴样肿瘤分化而产生的,因为它具有和血液淋巴样肿瘤相同的分子改变,如 IgH-BCL2 融合、Cyclin D1-IgH 融合、*BRAF V600E* 突变。也有报道组织细胞肉瘤的一亚群存在突变,包括 *V600E5*、*15* 和非 *V600E* 突变。另外也有报告 KMT2D 有复发性突变,*KMT2D* 是一种参与表观遗传调控的基因,通常在滤泡性淋巴瘤中发生突变。

基于此,肿瘤组织的获取对 HS 诊断极为重要。对于局限性病变患者,如局部肿块、淋巴结肿大及皮肤异常者,早期组织活检或手术切除对肿瘤诊断具有重要意义。对少数原因不明,凝血功能异常或血细胞减少的患者,骨髓穿刺活检见异常组织细胞及多核巨细胞具有诊断价值,但部分文献报道骨髓穿刺活检阳性率约为 50%,多次及多部位骨髓穿刺活检可提高阳性率,此外极少数患者外周血中见异常巨细胞。

(二)鉴别诊断

HS 需与下列疾病相鉴别:

(1)不典型的大细胞淋巴瘤:组织细胞学特点为"标志细胞"(具有多个嗜碱性核仁的胚胎样细胞核)、"甜甜圈"细胞(假包涵体)、明显的多形性、不等核性增生,免疫表型可见 CD30、EMA 阳性,T 细胞标志阳性。基因检测可见 ALK 亚群重排。

（2）外周 T 细胞淋巴瘤：组织细胞学可见细胞间互不相连，异核增生。免疫表型见 CD4 表达多于 CD8，伴 CD7、CD5、CD4、CD52 抗原的频繁丢失。基因检测可见克隆性 TCR 基因重排。

（3）高级别 B 细胞淋巴瘤：组织细胞形态为变异的、弥漫性非典型大淋巴细胞。免疫表型见 B 细胞标志。基因检测可见 IgH-BCL6、IgH-BCL2、MYC 基因重排，以及克隆性 IgH 基因重排。

（4）霍奇金淋巴瘤：组织细胞形态镜下可见 Reed-Sternberg 细胞，或 R-S 样细胞变异，嗜酸性粒细胞丰富或淋巴细胞丰富的炎症背景。免疫表型见 CD30、CD15、PAX5、EBER 呈阳性表达。基因检测可见 CD274(PD-L1)位点的 9p24 扩增。

（5）髓系肉瘤：镜下呈原始到无细胞外观（急性髓系白血病病史），免疫表型检测见 CD13、CD33、CD68、CD117、MPO（亚群）阳性，胞浆 NPM1（亚群、皮肤型）表达。分子特点随其白血病的类型而不同，可有 NPM1 基因突变。

（6）朗格汉斯细胞组织细胞病/肉瘤：镜下见沟槽状、分叶装的泡状核，嗜酸性粒细胞丰富的炎症背景。免疫组化见 S100、CD1a 表达。基因检测可见 *BRAF V600E* 突变。

（7）滤泡树突状细胞肉瘤：镜下见孤立的或合胞体的梭形细胞，具有中等大小的卵圆形泡状核，背景为小淋巴细胞。免疫组化见 CD21、CD23、CD35 表达。另外多数也表达桥粒斑蛋白、波形蛋白、fascin、HLA-DR 和 EMA。免疫球蛋白重链基因和 T 细胞受体基因的 β、δ、γ 链处于胚系状态。

（8）黑色素瘤：镜下见胞浆内色素，大量核仁。免疫组化 S100、SOX10、HMB-45、MiTF、MART-1 阳性。基因检测可见 *BRAF V600E* 亚群突变、MAPK 信号通路亚群改变。

（9）上皮样肉瘤：镜下见坏死的碎片，肿瘤细胞呈栅栏状排列。免疫组化见 EMA、AE1/AE3、CD34、INI-1 阴性。伴 INI-1 基因缺失突变。

六、治疗

HS 是一种侵袭性肿瘤，总体生存期通常不超过 2 年。由于 HS 极为罕见，目前尚无针对 HS 治疗的标准方案。

1. 手术治疗

对于局限性肿瘤，手术切除是可行的治疗手段。但单纯手术切除，术后效果常不佳。术后辅助性放疗或化疗可能有助于降低肿瘤复发，延长患者生存期。

2. 化疗

晚期疾病最常用的治疗为含环磷酰胺、多柔比星、长春新碱和泼尼松的 CHOP 方案。最近，依托泊苷被加入 CHOP 方案，作为一种侵袭性淋巴瘤的治疗方式。其他的治疗方案，还包括 BEAM 和 MEAM 等。

3. 分子靶向治疗及免疫治疗

在过去也尝试过新的治疗方法，如沙利度胺、阿仑单抗、维罗非尼（*BRAF V600E* 抑制剂），在少数患者中取得了良好效果。另外，有文献表明，曲美替尼针对 *MEK1* 突变的患者显示出良好疗效。另外，Facchetti 及其团队发现，约有 1/4 的患者 PD-L1 呈高表达，这提示免疫治疗也可能成为潜在治疗手段之一。

4. 自体造血干细胞移植

主要用于复发的 HS，但很少有报道完全缓解的病例。

5. 放疗

目前放疗尚未成为 HS 的主要治疗手段，极少单用，多用于多发性 HS 或肿瘤切除术后辅助治疗，对于放疗剂量及周期亦无明确、统一方案。

6. 对症支持治疗

针对疼痛、贫血、感染、脏器功能等的治疗。

七、预后

HS 很罕见,且无标准的系统的治疗方案,因此大多数 HS 患者在诊断后短期内死亡,常不超过 2 年。手术后化疗或放疗是目前最常见的治疗方法,分子靶向治疗及免疫治疗有望给 HS 患者的精准治疗带来希望。目前对于侵袭性的 HS,诱导化疗后予以巩固治疗,随后进行自体造血干细胞移植可为合理的治疗选择之一。

(邓　洁　周芙玲)

第二节　朗格汉斯细胞肉瘤

一、概述

朗格汉斯细胞肉瘤(Langerhans cell sarcoma, LCS)是极其罕见的朗格汉斯细胞(Langerhans cell, LC)恶性增生的肿瘤,具有高度侵袭性、预后差的特点。LCS 可发生于各年龄段,女性多见,平均年龄 41 岁,儿童少见,可存在多系统、多器官、多灶性损害,常累及的器官包括淋巴结、肝、脾、肺和骨等,也可浸润至骨髓发展成白血病。

二、病因病理

朗格罕斯细胞肉瘤的病因及发病机制尚未明了。有人研究发现患者胸腺有破坏,外周血 T 抑制淋巴细胞减少,因此认为与免疫调节异常有关。

三、临床表现

LCS 临床表现因病灶的数目和累及的部位不同而有很大的差异。可存在多系统、多器官、多灶性损害。

(1)发热可达 38℃以上。

(2)全身多发淋巴结肿大。

(3)肝脾肿大。

(4)累及皮肤可表现为多部位、多形性损害,或似脂溢性皮炎,或湿疹样损害,或水痘样结痂,特征性表现为出血性斑丘疹。

(5)累及骨骼系统,X 线检查可见溶骨性改变,重者可有病理性骨折。

(6)累及呼吸系统,表现为咳嗽、呼吸困难等。胸片显示双肺结节状和网状结节状影,主要累及中、上肺;高分辨 CT 常显示弥漫分布的小结节和囊疱,晚期可发展至蜂窝肺。

四、诊断

LCS 确诊依赖于病理学诊断,一般情况下,除了临床症状和体征,具备典型的细胞形态学特征和免疫组化特征即可诊断。病理诊断须具备 3 个特征:①典型的细胞形态学特征:LC 大量增生,瘤细胞核染色质异常显著,核仁清晰,核浆比较正常细胞有所增加,核分裂比例高,通常>50 个/10HPF。部分异型细胞可见核沟,也偶见嗜酸性粒细胞浸润;②免疫组化特征:瘤细胞 S-100 蛋白和 CD1α 均阳性(多为灶性),通常也有 CD68、CD45 和溶菌酶的表达,Ki-67 增殖指数 10%～60%,中位数 22%;③电镜检查瘤细胞胞质内可找到 Birbeck 颗粒和不同数量的溶酶体。

五、鉴别诊断

LCS 须与朗格汉斯细胞组织细胞增生症、霍奇金淋巴瘤、间变性大细胞性淋巴瘤、恶性黑色素瘤等相鉴别。①朗格汉斯细胞组织细胞增生症（Langerhans cell histiocytosis，LCH）：LCH 也是 Langerhans 细胞的肿瘤性增生，可多系统、多器官累及，也可表现为单灶性。LCH 临床多见于儿童，男性多发，常累及骨，也可累及皮肤、肺、淋巴结等部位。镜检 LCH 常伴有特征性的嗜酸性粒细胞浸润，并夹杂少量淋巴细胞、中性粒细胞及多核巨细胞。病变主要累及淋巴窦，其次为副皮质区，表现为淋巴窦的高度扩张，窦腔内充以大量增生的 LCH 细胞，其细胞核有明显核沟或折叠、凹陷、分叶状，核染色质细腻，核膜较薄，核分裂象不易查见，此细胞学特征与 LCS 有一定的相似性，但形态温和，异型性不明显。病变中可见到广泛的坏死及纤维化，后者尤其多见于时间长的病变中。免疫组化，朗格汉斯组织细胞通常表达 CD1α、S-100、vimentin、HLA-DR、peanut agglutinin lectin 和胎盘碱性磷酸酶，可不同程度地表达 CD45、CD68 及溶菌酶，不表达 B 细胞和 T 细胞的标记物。朗格汉斯组织细胞在细胞质内可出现网球拍状的 Birbeck 颗粒；②霍奇金淋巴瘤（Hodgkin's disease，HL）：HL 多发生于淋巴结，于结外者少见。镜检淋巴结结构消失，RS 细胞体积大，胞质丰富，嗜酸性或嗜双色性，核大，常为双核，并有嗜伊红的大核仁。另外，间质常伴有嗜酸性粒细胞、浆细胞和淋巴细胞浸润，部分病例可伴有坏死和纤维化，这与大细胞为主、细胞异型明显伴有坏死的 LC 肉瘤相似。但 LCS 不见典型的 R-S 细胞，并且 HD 的免疫组化为 CD15、CD30 阳性而 S-100 蛋白、CD1α 阴性；③间变性大细胞性淋巴瘤：瘤细胞体积大，圆形或者椭圆形。胞质丰富，嗜双色性或偏淡，可见核旁空晕。间变性大细胞性淋巴瘤的免疫表型为 CD30、EMA、ALK-1 及 T 淋巴细胞标记阳性，而 S-100、CD1α 阴性；④恶性黑色素瘤：免疫表型除 S-100 阳性外，而且还表达 HMB45 和 Melan-A。

六、治疗

关于 LCS 尚无公认的完全有效的治疗方案。目前可选择的治疗方案有手术、放疗、化疗及联合治疗。治疗方案的选择与病灶的严重程度、累及范围相关。对于单灶性病变，可采用手术切除、化疗或局部放疗，也可采用综合治疗，如术前化疗使病变缩小后再手术切除。对于多灶性、多系统病变者，采用含有类固醇激素的联合化疗可能有延缓或阻止疾病进展的作用。目前化疗方案应用较多的为 CHOP 方案，但疗效尚不确切。有报道，在 17 例应用 CHOP 方案的随诊患者中，11 例（64.7%）死于原发病，3 例（17.6%）完全缓解，1 例（5.8%）部分缓解，2 例（11.7%）带病生存。Yoshimi 等曾报道，1 例肝移植后发生 LCS 的患者，经 3 个疗程 CHOP 方案化疗后疾病仍出现进展，后换用改良 ESHAP（依托泊苷、甲泼尼龙、顺铂、阿糖胞苷）方案行挽救治疗，1 个疗程结束后，取得较好疗效。Ferringer 等曾用多柔比星和异环磷酰胺治疗 1 例 LCS 患者，3 个月后患者达完全缓解，随访 8 个月无复发。鉴于肉瘤对 MAID（美司钠、异环磷酰胺、多柔比星、达卡巴嗪）方案有较好的反应率，Uchida 等尝试 MAID 方案成功治疗 1 例原发于上臂的 LCS。对于复发性或者进展性病变，单独采用泼尼松或者长春新碱和阿糖胞苷联合化疗可取得短时间的效果。还有人建议用环孢素进行治疗。对于局限性病变者如皮肤病变可用氮芥进行治疗。累及椎体可分次局部放疗（300~600 cGy）。

七、预后

LCS 是极其罕见的朗格汉斯细胞恶性增生的肿瘤，具有高度侵袭性，预后差。LCS 的肿瘤细胞异型性较小而增殖比率较高的患者，相对预后较好；而肿瘤细胞异型性显著的患者，相对预后较差；CD56 阳性的 LCS 显示了侵袭性的临床行为，预后较差。

（常　伟）

第三节　不确定的树突细胞肿瘤

一、概述

不确定的树突细胞肿瘤（indeterminate dendritic cell tumour，IDCT），又称未定性细胞组织细胞增生症，是一类卵圆形和梭形的肿瘤细胞增殖性疾病，其肿瘤细胞被认为是来源于朗格汉斯细胞的前体细胞，故其在组织学形态及免疫组化方面与朗格汉斯细胞来源的肿瘤有一定的重叠。IDCT 是一类好发于皮肤的罕见肿瘤，其发病没有明显的年龄及性别差异。

二、病因病理

IDCT 病因与发病机制不甚明确。

三、临床表现

IDCT 典型的临床表现为皮肤的单个或多个丘疹、结节或斑片。除此之外，也可发生于结膜、骨或淋巴结。系统性症状缺乏。

四、诊断

IDCT 诊断依赖于临床表现、病理诊断及分子遗传学特点。组织学特点为肿瘤细胞胞质丰富，呈嗜酸性。细胞核呈卵圆形、梭形或细长形，核型不规则，可见核沟及核裂，类似朗格汉斯细胞。背景中偶尔可见多核巨细胞及嗜酸性粒细胞浸润。电镜检查显示肿瘤细胞内缺乏 Birbeck 颗粒。免疫组织化学特点为肿瘤细胞恒定表达 S-100 和 CD1a；Langerin 阴性；肿瘤细胞不表达 B 细胞、T 细胞、滤泡树突细胞及组织细胞标记 CD163；Ki-67 标记在不同病例中差异较大。部分病例可检测到 ETV3-NCOA2 基因融合，以及 *BRAF V600E* 突变。

五、鉴别诊断

IDCT 须与朗格汉斯细胞组织细胞增生症、弓形虫淋巴结炎、滤泡树突细胞肉瘤、指状突树突细胞肉瘤、组织细胞反应性增生等相鉴别。①朗格汉斯细胞组织细胞增生症（Langerhans cell histiocytosis，LCT）好发于儿童，常累及骨及周围软组织。其特征的形态学特点是"咖啡豆样"的细胞核及背景中较多嗜酸性粒细胞的浸润。但这些形态学特点与 IDCT 有一定的重叠，因此鉴别诊断的关键是 LCT 的免疫组化除了 S-100 和 CD1a 的恒定阳性外，Langerin 也恒定表达。电镜检查细胞内可见特征性的 Birbeck 颗粒。②弓形虫淋巴结炎是由鼠弓形虫感染所导致的人畜共患疾病，多发于年轻女性，镜下可见小簇状的上皮样组织细胞在淋巴滤泡内外分布，有侵蚀淋巴滤泡的现象。同时，病变往往伴有单核样 B 淋巴细胞的增生。Sabin-Feldman 染色试验或 PCR 弓形虫基因检测阳性。③滤泡树突细胞肉瘤（follicular dendritic cell sarcoma，FDCS）肿瘤细胞呈卵圆形或梭形，排列成束状、席纹状或漩涡状，由于其起源于滤泡生发中心的滤泡树突细胞，因此免疫组化表达 CD21、CD23、CD35 等标记。④指状突树突细胞肉瘤（interdigitating dendritic cell sarcoma，IDCS）肿瘤细胞在形态上与滤泡树突细胞类似，但肿瘤细胞起源于滤泡旁副皮质区内的指状突树突细胞，因此可见残留的淋巴滤泡。免疫组化上表达 S-100 和 Vimentin，但不表达 CD1a，结合组织学形态及免疫组化可以帮助鉴别诊断。⑤组织细胞反应性增生是由特异或非特异原因导致淋巴结内组织细胞簇状增生，有时可形成肉芽肿。组织细胞的胞质丰富，嗜酸性，有颗粒感。细胞核大，常呈空泡状。有时可在组织细胞胞质中看到含铁血黄素或者炭末沉着等。

六、治疗

目前 IDCT 没有确切有效的治疗方法，总结国内既往报道的 IDCT 患者治疗情况，以糖皮质激素或免疫抑制剂治疗多见，沙利度胺治疗出现皮损好转，提示沙利度胺也可作为 IDCT 治疗选择之一。李涛等总结了既往报道的治疗方案，包括切除皮损、PUVA（补骨脂素紫外线 A，psoralen and ultraviolet light，type A）或 UVB（中波红斑效应紫外线，ultraviolet B）紫外线照射治疗、5% 5-氟尿嘧啶膏剂外用及沙利度胺、氨甲蝶呤、环磷酰胺、长春新碱或糖皮质激素等。既往报道中糖皮质激素联合免疫抑制剂雷公藤治疗后，原有皮损可消退，仍可有新发皮损。应用氨甲蝶呤治疗 IDCT 后，患者部分皮损可消退。国外文献治疗也以糖皮质激素单用或联用免疫抑制剂为主，但治疗有效的病例报道以沙利度胺为主。Toth 等报道了 1 例患者给予沙利度胺治疗，皮损完全成功消退，未出现复发，病情好转。Ruby 等报道 1 例 8 月大的婴儿患有 IDCT，给予局部皮肤外用糖皮质激素乳膏治疗，皮损全部消退且 10 个月后随访未复发。Toth 等也报道了 1 例 15 岁男性 IDCT 患者，给予局部 5-氟尿嘧啶及液氮冷冻术反复治疗，控制不佳，后用沙利度胺成功治疗，且皮损色素沉着逐渐消退。Calatayud 报道了 1 例累及眼结膜的 IDCT 患者，经器官移植联合环孢素成功治疗后，皮损消退。Ishibashi 等报道了 1 例 IDCT 患者给予 UVB 光疗成功治愈皮损，并建议 UVB 光疗可作为 IDCT 的治疗选择。

七、预后

IDCT 非常罕见，故其预后因素尚不明确。患者临床结局差异较大，大多数患者呈良性进程，肿瘤可自行消退。也有研究报道，患者进展为急性髓系白血病或低级别 B 细胞淋巴瘤等。

（常　伟）

第四节　指突状树突细胞肉瘤

一、概述

指突状树突细胞肉瘤（interdigitating dendritic cell sarcoma，IDCS），又称交指树突细胞肉瘤或并指树突细胞肉瘤，是一种极罕见的淋巴指状树突细胞（interdigitating dendritic cell，IDC）来源的造血组织恶性肿瘤，肿瘤细胞分化差，侵袭性高。IDCS 多发生在淋巴结内，结外发生较少，常见的结外侵犯部位有肝、脾、结肠、睾丸、皮肤等。IDCS 发病年龄区间大，儿童到老年均可发病，成年人多见，男性多于女性。IDCS 呈现孤立淋巴结占比最高，其中以颈部、腋窝和腹部淋巴结居多，表现为孤立的结外疾病次之，淋巴结浸润和结外疾病共存占比最少。

二、病因病理

其病因和发病机制目前尚不清楚。病毒感染是假说之一。IDCS 的发病可能与 EB 病毒、疱疹病毒的感染有关。*Bcl2* 基因易位可能与 IDCS 相关。也有推测 IDCS 也可为放化疗后的继发恶变。

三、临床表现

IDCS 表现多样，缺乏特异性症状，有时和淋巴结炎症状相似。大多数有无痛性淋巴结肿大，全身症状（如发热、体重下降、盗汗、疲劳）不是很常见，可有淋巴结肿大造成的压迫症状，因结外浸润部位不同，可出现不同的相关症状，如发生于小肠者出现恶心、呕吐，发生于膀胱则出现下尿路症状及肉眼血尿，发生于脾则常出现腹部胀满，甚至可因侵犯膈肌而引起呼吸困难。体征与淋巴瘤相似，最常见的体征是浅表淋巴结的肿大、质硬、无压痛，活动度较差。少数有骨髓侵犯者可出现贫血貌，胸骨无压痛。侵犯腹部脏器者可触及腹部包块或肝脾大。

四、诊断

IDCS 临床表现无特异性，常规 B 超、CT、磁共振成像或正电子发射体层摄影术检查仅能发现局部肿大的淋巴结、结外病变或转移病灶。因此，主要根据肿瘤细胞的组织学表现、免疫组织化学染色特征和超微结构分析来明确诊断，同时排除其他组织细胞和淋巴增殖性疾病。IDCS 的细胞形态学特征为：瘤细胞常呈椭圆或梭形，细胞边界不清晰，周围可有大量小淋巴细胞、浆细胞等炎性细胞浸润，里面有丰富的微嗜酸性细胞质，可有指突状胞质突起，核为卵圆形或不规则囊状，核内可见细而分散的染色质和小却明显的核仁，偶尔可发现多核细胞，瘤细胞核分裂象多数少于 5 个/10HPF。肿瘤细胞常呈片状、席纹状、轮生状或束状的增长模式，而且其缺乏黑色素、神经、平滑肌或成肌纤维细胞的分化。瘤细胞内可见散在的溶酶体，无 Birbeck 颗粒。对诊断有关键意义的形态学特征是 IDCS 在淋巴结内的副皮质位置被发现。在淋巴结外，混合淋巴浆细胞浸润对于疾病诊断也很有意义。但是，由于 IDCS 的非典型的组织学表现，免疫表型是诊断此病的重要依据。IDCS 的组织免疫学特征：S-100、Vimentin 100％阳性表达，CD45OR 与 CD68 经常性表达，部分病例溶菌酶、CD4、CD43、CD163 和 SMA 可弱染色，但缺乏 CD1a、CD21、CD23、CD35、MelanA、HMB-45 等的表达。通常细胞角蛋白、上皮膜抗原、B 细胞标记物、T 细胞标记物、CD30、CD34 和髓过氧化物酶、ALK、Langerin 也是阴性的。

五、鉴别诊断

1. 其他类型的树突细胞瘤

（1）朗格汉斯细胞肉瘤：朗格汉斯细胞肉瘤有鲜明的伯贝克（Birbeck）颗粒，CDIa 也是阳性的，且不会表现出相互交叉的细胞质突起。

（2）滤泡树突状细胞肉瘤：滤泡树突状细胞肉瘤与 IDCS 在形态学上很相似，但 IDCS 异型性更为显著，而假包含物在前者更为多见。二者主要靠组织免疫学进行鉴别，前者 CD21、CD35 和 clusterin 是阳性的，而且电镜下瘤细胞间有桥粒连接。

（3）成纤维细胞网状细胞瘤：成纤维细胞网状细胞瘤是树突细胞瘤中最罕见的肿瘤，孤立淋巴结（颈部和纵隔淋巴结占大多数）浸润更常见。其细胞形态与 IDCS 相似，多为纺锤形或椭圆形，呈漩涡状排列，但胞质内含有丰富的网状蛋白染色纤维。免疫组化上 XⅢa 因子、desmin、vimentin 和 SMA 为阳性，同时可见细胞角蛋白的表达。

2. 间变大细胞性淋巴瘤

间变性大细胞性淋巴瘤的瘤细胞异型性明显，由大细胞或巨细胞构成，常有花环状核，免疫组化示 Ki21、白细胞共同抗原、CD30、上皮膜抗原均为阳性，间变性淋巴瘤激酶也为其特异性标志物。

3. 恶性黑色素瘤

二者均可有 S-100 阳性，但是黑色素瘤可显示与 HMB45 和 Melan-A 阳性相关的嵌套生长模式和上皮样形态，电镜下有黑色素小体。

4. 组织细胞肉瘤

IDCS 和组织细胞肉瘤分别来源于 IDC 和成熟组织细胞，二者均来源于 CD34⁺ 骨髓造血干细胞，故在免疫组化特征方面有重叠。S-100 在 IDCS 中一致表达，但在组织细胞肉瘤上只占 50％。组织细胞肉瘤多发生在肠道、皮肤或软组织，组织学上常表现为局灶性大细胞以正弦模式增殖。免疫组化上组织细胞标志物（包括 CD163、CD68 和溶菌酶）阳性，而 CDIa、CD2l、CD35 为阴性。

5. 其他

如恶性纤维组织细胞瘤，外周神经鞘瘤和非典型性纤维肉瘤，主要根据细胞的组织形态学表现、免疫组化特征及超微结构加以鉴别。

六、治疗

目前尚无统一的标准治疗方案。

1. 局部 IDCS 的治疗

外科手术是当前主要的治疗方法。手术后放疗、化疗等的疗效尚未达成共识。

2. 进展期 IDCS 的治疗

手术联合化疗为主要的治疗方式。多采用淋巴瘤的化疗方案，如 CHOP（环磷酰胺、阿霉素、长春新碱、泼尼松龙），ABVD（阿霉素、博来霉素、长春碱、达卡巴嗪），EPOCH（依托泊苷、泼尼松、长春新碱、环磷酰胺、阿霉素），DHAP（地塞米松、顺铂、和大剂量阿糖胞苷）和 ICE（异环磷酰胺、卡铂、和依托泊苷）等。但因此病罕见，各化疗方案的疗效尚未有大宗病例报道。

3. 基因突变 IDCS 的治疗

Elisabetta Di Liso 等报道了一例 *B-RAF* 和 *V600E* 突变的进展期 IDCS 患者，在手术和放疗不能阻止疾病进展的基础上，予患者 B-RAF 抑制剂维罗非尼（vemurafenib）900 mg 日两次口服后虽然原发病灶依然处于进展状态，但是咳嗽等全身症状消失，患者最终因脑出血死亡。Dennis PO 等报道了一例 *B-RAF* 和 *V600E* 突变的早期 IDCS 患者，但并没有行靶向治疗，而是以 4 个周期的 R-CHOP 和 4 个周期的 ICE 方案化疗，患者预后差，死于化疗相关并发症。由此看见，靶向治疗或许可以为少数基因突变的 IDCS 患者提供一个新的希望。

七、预后

IDCS 肿瘤细胞分化差，恶性程度高，侵袭性强，总预后差，大约半数患者死于该病，中位存活时间仅 15 个月。预后较差的影响因素包括患者年龄小、肿瘤直径大于 5 cm、ki-67 的表达量多、有 P53 阳性、原发于结内而不是结外、腹部浸润等。

（常　伟）

第五节　滤泡树突状细胞肉瘤

一、概述

滤泡树突状细胞肉瘤（follicular dendritic cell sarcoma，FDCS）是一类以形态学呈梭形或椭圆形的细胞和表型呈现滤泡树突细胞为特征的肿瘤性增殖，是罕见的恶性肿瘤。发病年龄跨度较大，多见于成年人，儿童少见，男女性别比例相当。滤泡树突细胞肉瘤主要发生于淋巴结，尤以颈部淋巴结常见，其他结外部位如肺、肝、脾、皮肤、膀胱、腹腔等也可发生。患者多表现为生长缓慢的无痛性肿块，肿瘤细胞普遍表达非肿瘤滤泡树突细胞的免疫表型，生物学行为惰性，更像低度恶性的肉瘤。多数可手术切除干净。40%～50%的病例可出现局灶复发。

二、病因病理

本病发病原因和机制尚不明确，发生于肝脏和脾脏的炎性假瘤样类型可能与 EB 病毒的感染有关。

10%～20%的病例与透明血管型 Castleman 病（hyaline vasculartype Castleman's disease，HVCD）有关，FDCS 与 HVCD 有相似的发病部位，HVCD 中 HMGIG 基因重排且都不同程度地表达表皮生长因子受体（EGFR）及其均可检测出 EBV，都提示 HVCD 可能是 FDCS 的前驱病变。有研究还发现 HDGFRP3-SHC4 基因融合导致一个潜在的致癌基因 SHC4 可达 200 倍的过度表达，SHC4 是 Src 家族的一员，SHC4 是 EGFR 信号传导途径的下游，因此 EGFR 信号通路可能参与本病的发病机制。FDCS 的发生还可能与染色体异常有关，BPTF-WDR72 的基因融合可导致染色体的功能结构重塑，染色体的失衡区域可能含有 FDCS 发生、发展的相关癌基因，但具体发病机制还有待进一步研究。

三、临床表现

FDCS 临床表现通常为颈部、腋下的浅表淋巴结肿大，约有 1/3 的病例表现为全身多处淋巴结及脾大。结外型 FDCS 可发生于颅内、扁桃体、腮腺、甲状腺、乳腺、肺、肝、脾胰、小肠、胃肠、腹膜后腔、腹壁、肌肉和睾丸，全身症状一般少见。临床表现多为非特异性，发生于淋巴结者最常见的表现为缓慢生长的无痛性局部侵犯的肿块。大多数患者的症状仅局限于肉瘤的周围侵犯，但仍有 FDCS 转移的相关报道：最常见的是肝脏和肺部转移，发生于腹腔者常有腹部不适、腹痛和腹部包块，全身症状多表现为发热、体重下降等。

四、诊断

1. 组织病理学

FDCS 肿瘤细胞排列方式多样，呈卵圆形或梭形，排列丛生状、席纹状、漩涡状。瘤细胞大小不一，可见单核、多核瘤巨细胞或合体样细胞。胞质淡染，细胞核卵圆形或圆形，核膜清晰，核仁居中。核染色质点彩状、空泡状，部分可见假包涵体。细胞核表现多种形状：卵圆形、核桃、聚合叶、锯齿状、豆形。核仁较清晰，可见核内假包涵体和核中间沟，核分裂象可多少不一，一般小于 10/10HPF，且较大肿块、位置较深及再发的病例，可见病灶凝固性坏死，甚至少数核分裂象可高达 50/10HPF。

2. 电镜检查

FDCS 的超微结构显示，瘤细胞胞质有长和明显的绒毛状突起，且与邻近细胞的胞突交错嵌合在一起，胞质内有大量的多聚核糖体以及明显的半桥粒或桥粒结构。溶酶体较少见，拥有丰富的细胞器包括内质网和线粒体，一般缺少 Birbeck 小颗粒、交错胞质和复合结节点。细胞核呈梭形或卵圆形，染色质浓缩在核的边缘，可见明显核仁。

3. 免疫表型

肿瘤细胞普遍表达非肿瘤滤泡树突细胞的表型，因此阳性表达一种或多种滤泡树突细胞的标记物，包括 CD21、CD35 和 CD23。另外多数也表达桥粒斑蛋白、波形蛋白、fascin 和 HLA-DR，也表达 EMA。S100、CD68、CD45 表达不定，CD20 偶尔表达。CD1a、溶菌酶、髓过氧化物酶、CD34、CD3、CD79a、CD30、HMB-45 和 CK 通常为阴性。Ki-67 标记率为 1%～25%，平均为 13%。在一些肝脾的肿瘤中，可见由炎性假瘤发展而来的特点。

4. 遗传学

免疫球蛋白重链基因和 T 细胞受体基因的 β、δ、γ 链处于胚系状态。

五、鉴别诊断

FDCS 需要与以下疾病进行鉴别：①指突状树突细胞肉瘤。两者都属于树突细胞发生的肿瘤，临床表现也极为相似，有时难以区分。后者细胞圆形、卵圆形呈束状、席纹状排列，胞质丰富呈嗜酸性，细胞异型性差异较大，而核分裂指数较低，免疫表型可以区分，肿瘤细胞恒定表达 S-100 及 Vimentin，溶菌酶、CD45 弱表达，CD1α、CD21、CD23、CD35 均阴性。②Langerhans 细胞组织细胞增生症/肉瘤。前者儿童多见，肿瘤细胞呈现典型的 Langerhans 细胞特征，有咖啡豆样核沟，染色质细腻，后者细胞有明显异型性、卵圆形。两者生长模式均不呈席纹样或漩涡状，均表达 CD1α、S-100、Langerhans，均不表达 CD23、CD21、CD35，电镜下有 Birbeck 颗粒。③恶性黑色素瘤。恶性黑色素瘤转移至淋巴结时，其细胞形态可类似 FDCS，但细胞质中常可找到褐色素有助于诊断，肿瘤细胞表达 HMB45、S-100、MelanA，不表达 CD23、CD21、CD35。④炎性肌纤维母细胞瘤。主要与炎性假瘤样 FDCS 鉴别，前者好发于儿童和青少年，形态学上以肌纤维母细胞为主，免疫组织化学显示肿瘤细胞表达肌纤维母细胞标志物，如 Desmin、SMA，部分病例表达 ALK，不表达 CD21、CD23、CD35。⑤转移癌/胸腺癌。特别是梭形细胞癌和胸腺癌，形态学可类似 FDCS，但肿瘤细胞表达 CK 和 EMA，不表达 CD21、CD23、CD35。⑥间质瘤。发生于腹腔内，特别是胃肠道及肠系膜者需与间质瘤鉴别，肿瘤细胞呈梭形，部分病例可为上皮样或为混合性，瘤细胞的排列方式多样，有时在局部区域内可见漩涡状或席纹状排列结构，免疫组织化学表达胃肠道间质瘤的标志物如 CD117、CD34、DOG-1，而不表达 CD23、CD21、CD35。

六、治疗

FDCS 的治疗目前尚无统一标准，放疗、化疗和手术在治疗中的地位尚未明确。较为一致的看法是，对于局限性病变，手术切除是首选治疗方式，但单纯手术具有较高的局部复发率，巩固性放化疗可有效降低手术患者的复发率，并延长其无病生存期。对于肿瘤较大、位于深部不易切除者或无法手术者，以及复发、转移的病例，均可辅以放疗和（或）化疗。化疗方案一般采用 CHOP，即环磷酰胺、多柔比星、长春新碱及泼尼松联合方案，先给予 4～6 个周期。他试验性方案有 DHAP（地塞米松、大剂量阿糖胞苷、顺铂）、2-CDA（2-氯脱氧腺苷）或同时联合放疗等。但有资料显示，这些化疗方案对 FDCS 并不能产生持久的抗瘤效应，其远期疗效不是很理想。

七、预后

FDCS 一般被认为属于低-中度恶性肿瘤，多数进展缓慢，但下列情况则提示肿瘤恶性程度增加：腹腔内发生、肿瘤体积较大（直径≥6 cm）、肿瘤内出现凝固性坏死、瘤细胞显示明显的异型性、核分裂象≥5 个/10HPF 等，临床上应给予高度警惕。40%～50% 的病例可出现局部复发，25% 的病例可发生远处转移，较常见的转移部位为淋巴结、肝和肺。

（常　伟）

第六节　幼年性黄色肉芽肿

一、概述

幼年性黄色肉芽肿（juvenile xanthogranuloma，JXG）是一类常以单发性或多发性皮肤结节发生于婴幼儿（约 2/3 发生于出生后 6 个月内）的巨噬细胞增生性病变，属于最常见的非朗格汉斯组织细胞增多症，是以皮肤、黏膜和眼好发的良性播散性黄色肉芽肿性疾病。

二、病因病理

病因尚不明确，可能与病毒感染或物理因素刺激有关，也可能与自身免疫疾病相关。伴基因突变的 JXG 病例较为罕见。在现已知 JXG 的突变基因中，主要为 BRAF V600E 和 NF1 基因突变，两者均与 MAPK 和 ERK 相关信号通路有关，影响下游 Ras、MEK 的表达和功能。通常存在基因突变的 JXG，患者皮损多为泛发性，临床表现可仅有皮肤受累，也可并存内脏受累，目前所知基因突变与有无系统受累并无直接相关性，但可使 JXG 及其他伴发的疾病进展速度加快。

三、临床表现

1. 丘疹型

卵圆形丘疹皮损散布于皮肤上，主要累及躯干上部，早期为红褐色，迅速转变为淡黄色，常无明显自觉症状。黏膜受累罕见。约 20% 的病例出现咖啡牛奶斑。皮肤外病变以眼部常见，可导致出血和青光眼。

2. 结节型

较丘疹型少见，单个或多个结节一般为圆形，红色或淡黄色，半透明，表面可见到毛细血管扩张，一般无自觉症状。黏膜受累较丘疹型多见。系统性幼年性黄色肉芽肿非常少见，除皮损外，其他部位包括中枢神经系统、口腔、喉部、心包、肝、脾、肺、结肠、脊椎、睾丸也可累及，也有报道好发于脑和颞下、眼眶、鼻窦。

四、诊断

1. 血液常规检查

了解血细胞数量，必要时行骨髓穿刺，其结果对鉴别诊断有价值。

2. 影像学检查

系统性 JXG 的超声、CT 和 MRI 表现类似朗格汉斯细胞组织细胞增生症，表现为眼眶软组织块影，眶骨及颅内多发性骨破坏。MRI 显示眶、颅多发病灶。若骨破坏明显，X 线可显示颅内多发性骨质破坏灶，边界清楚不整齐。

3. 病理组织学检查

是确诊 JXG 的金标准，花环状巨细胞核是其典型特征，此外，在成熟期表现为泡沫细胞、多核巨细胞和 Touton 细胞呈肉芽肿性浸润，散在的浆细胞、淋巴细胞和少许的嗜酸性细胞。免疫组化显示 CD1a 和 S-100 阴性，无 Birbeck 颗粒，CD4、CD68、CD45、CDl63、HLA-DR 和 HAM56 阳性。

4. 皮肤镜检查

可呈现"夕阳外观"，即苍白黄色球形云，代表真皮浅层充满脂质的组织细胞，色素网状结构和白色条纹代表灶性纤维化。

五、鉴别诊断

本病须与朗格汉斯细胞组织细胞增生症、纤维组织细胞瘤、播散性黄瘤、良性头部组织细胞增生症、黄瘤病、高脂蛋白血症ⅡA型黄瘤、色素性荨麻疹、肥大细胞增多症、Spitz 痣等疾病相鉴别。其中：①朗格汉斯细胞组织细胞增生症：因皮损泛发以头皮、四肢近端为主，且腹股沟间擦部位可见间擦疹样皮损，与 LCH 临床表现相似，但后者浸润细胞以咖啡豆及有核沟的细胞浸润为主，其中肿瘤细胞表达 S-100 蛋白、CD1a 和 Langerin，电镜下可见细胞胞质内 Birbeck 颗粒。②播散性黄瘤：二者在组织学上相似无法鉴别，但播散性黄瘤儿童发病相对较少，多见于青年、成年男性，皮损沿着皮肤皱褶、口周、眼周分布，存在中枢神经系统受累的常伴有尿崩症。③进行性结节性组织细胞瘤：常发生于面部，也可侵犯躯体、肢体，面部皮损呈典型的"狮面样"外观，新的皮损不断出现，并进行性发展。④黄瘤病：临床上表现为黄色、橘黄色或棕红色丘疹、结节或斑块，成批出现，多见于成人，常伴全身性脂质、血糖代谢紊乱和心血管系统等损害。⑤良性头部组织细胞增生症：二者均是儿童发病，良性头部组织细胞增生症组织学上无泡沫细胞及 Touton 巨细胞。

六、治疗及预后

JXG 作为自限性和发展缓慢的良性组织细胞增生性疾病，一般无须特殊治疗，大部分 3～6 岁自然消退。对于不消退者可采用电凝、激光、冷冻或手术治疗。手术切除是孤立性或局限性病变的主要治疗手段。眼眶病变采用糖皮质激素全身治疗。系统性 JXG 采用综合治疗，包括糖皮质激素、长春新碱和氨甲蝶呤等。在 *NF1* 基因突变的患者中发现 JMML 的发生率显著高于未突变的患者，提示了这一类患者同时还可能伴有更严重的骨髓增生肿瘤性疾病，应采取积极化疗方案或者骨髓移植。本病对治疗反应较好，但应注意药物毒副作用。

（常　伟）

第七节　Erdheim-Chester 病

一、概述

Erdheim-Chester 病（Erdheim-Chester disease，ECD）是一种罕见的非朗格汉斯细胞组织细胞增生症，也称为脂质肉芽肿病。本病好发于中老年人，男女发病率无显著差异。病变可侵犯骨骼和全身多个脏器系统，其特点是骨髓中泡沫样的载脂巨噬细胞、多核巨细胞及淋巴细胞、组织细胞的炎性浸润、长骨的广泛硬化和骨骺的相对疏松。

二、病因病理

本病病因尚不明确。有研究认为，ECD 为与 Thl 免疫应答异常相关的非克隆性病变，促炎细胞因子和趋化因子网在 ECD 患者细胞募集和激活反应中发挥着重要的作用，这些炎性细胞因子包括 IFN-α、IL-12、单核细胞趋化蛋白-1（MCP-1）水平的升高，以及 IL-4 和 IL-7 水平的降低。有研究报道，超过一半的 ECD 患者存在 *BRAF V600E* 基因突变，丝裂原活化蛋白激酶信号通路的其他基因突变也有报道。

三、临床表现

1. 典型表现

本病常侵犯四肢长骨的骨干和干骺端，表现为轻度的骨骼疼痛，常位于下肢的膝、踝关节附近，呈持续性疼痛，少数患者可表现为软组织肿胀。

2. 骨外表现

几乎半数以上患者有骨外多系统表现，如中枢神经系统、眼眶、皮肤、心包、心脏、消化道、肺、肾脏、腹膜后等。全身表现有乏力、低热、体重下降；神经系统表现包括中枢性尿崩症、共济失调、偏瘫、头痛等；其他表现还包括眼眶肿物、腹膜后及肾周肿物、肾盂扩张、心房肿物或心包增厚、皮肤结节等。

四、诊断

（一）检查

1. 实验室检查

部分患者有血沉及 C-反应蛋白升高。

2. 影像学检查

①X线：双侧对称性病变，病变位于长骨的干骺端和骨干，但并不浸润骨骺。病变呈中心性分布，骨髓表现为斑片状或大片状硬化，大约1/3的患者可合并有小灶性溶骨改变。②CT：显示骨髓腔内的硬化改变，可伴有溶骨性改变。③核素扫描：Tc扫描显示病变区域放射性浓聚。

3. 组织病理学检查

病变组织有弥漫组织细胞浸润，组织细胞内充满泡沫状脂质，泡沫状组织细胞及周围的纤维组织、浆细胞、淋巴组织、Touton巨细胞共同构成肉芽肿性病变。骨组织病灶周围有大量反应性的骨硬化带。

4. 免疫组织化学检查

免疫组织化学检查显示泡沫细胞为单核巨噬细胞系统来源，表达CD68、CD163，不表达CD1α、S-100。

（二）诊断

本病根据典型的临床表现、特征性的长骨影像学表现和组织病理学检查可以明确诊断。典型的临床表现如发热、骨痛及骨外脏器软组织肿物应考虑到本病的诊断。双侧对称性下肢长骨髓腔硬化病变可为诊断提供有力的证据。典型组织病理学表现为确诊依据，镜下见病灶内大量泡沫样组织细胞浸润。

五、鉴别诊断

ECD需要与以下疾病相鉴别：

（1）郎格汉斯细胞组织细胞增生症（LCH）：二者均可表现为骨骼受累。LCH多见于儿童和青少年，而ECD发病的高峰年龄在40～70岁（中位年龄为53岁）；LCH的X线常表现为溶骨性病变，好发于肋骨、颅骨和股骨，一般不累及皮肤和内脏，而ECD的X线特点为双侧长骨骨干或干骺端对称的骨质硬化，多累及膝关节周围，同时约50%的患者会出现骨骼外受累，而单纯的溶骨性病变少见；LCH显微镜下可见典型的"咖啡豆样"核沟且背景中常常可见嗜酸性粒细胞浸润。免疫组化染色LCH表达树突细胞标记CD1a、langerin以及S-100，电镜下细胞内可见Birbeck颗粒，而ECD不表达这三个标记物，电镜下细胞内也无Birbeck颗粒。

（2）Rosai-Dorfman病（RDD）：RDD主要发生于淋巴结内，发生于骨的非常少见。好发于儿童和青少年，常见于长骨、颜面骨和脊柱，影像学上常表现为溶骨性或髓内病变，ECD常见于中老年患者，颜面骨少见；RDD显微镜下可见典型的"伸入运动"，即组织细胞吞噬淋巴细胞、浆细胞、红细胞或中性粒细胞等，免疫组化S-100阳性，而ECD组织细胞无吞噬现象，且S-100常阴性。

（3）骨黄色瘤：骨黄色瘤镜下也可见大量泡沫样细胞，与ECD相似，但ECD常伴有炎症细胞，如淋巴细胞、浆细胞的浸润，而骨黄色瘤无此特点，且骨黄色瘤影像学常表现为溶骨性或膨胀性病变，与ECD不同。

（4）骨良性纤维组织细胞瘤（BFH）：BFH镜下也可见泡沫样细胞和破骨样多核巨细胞，可能与ECD混淆。但BFH的基本特征是梭形的成纤维细胞呈漩涡状或称车辐状排列（MJ），而ECD无此特点。

（5）转移性透明细胞癌：因ECD好发于中老年患者，影像学上也可表现为多发性的骨骼受累，因此须与转移性透明细胞癌相鉴别。虽然大部分的骨转移癌有明确的肿瘤病史，但也有少部分患者可能会因骨痛或骨折等先发现转移灶而就诊，在病理诊断时也可能会考虑到ECD。其鉴别要点：转移性肾透明细胞癌显微镜下与原发于肾脏的透明细胞癌相同，实性或呈腺泡样结构，可见丰富的薄壁毛细血管网，除可见胞质透亮的肿瘤细胞外，常可见嗜酸性胞质的肿瘤细胞，免疫组化染色表达CAM5.2、AE1/AE3、PAX-8、CD10、RCC等。

六、治疗

有关 ECD 的前瞻性研究很少，且缺乏随机对照的临床研究，故目前的治疗方法均来自个案报道或经验总结，尚缺乏等级高的证据支持。通常来说，除了少数无症状的患者外，所有患者在发现罹患该病后均应立即开始治疗，而不是观察。ECD 有关的治疗方法及证据来源在下面做简要总结。

（1）干扰素-α（IFN-α）及聚乙二醇化干扰素-α（PEG-IFN-α）：目前 ECD 治疗证据最充分的就是 IFN-α 和聚乙二醇化 IFN-α。IFN-α 的最佳使用时间目前尚无证据，但一项 24 名 ECD 患者的临床研究指出，"长时间（长达 3 年）"和"大剂量（IFN-α 900 万单位，3 次/周或 PEG-IFN-α 180 mg/周）"的治疗可以给高危的 ECD 患者带来持续的稳定或改善。IFN-α 的潜在副作用包括发热、疲劳、流感样症状、肌肉痛和关节痛、神经精神症状、胃肠道症状、脱发和皮肤瘙痒、转氨酶升高和骨髓抑制等。PEG-IFN-α 的耐受性较 IFN-α 更好一些，且每周一次的使用方式容易被接受，故更推荐使用 PEG-IFN-α。

（2）抗细胞因子治疗（阿那白滞素和英夫利昔单抗）：由于 IFN-α 治疗 ECD 的机制是抑制 IL-1，作为重组 IL-1R 拮抗剂的阿那白滞素也顺理成章地被用来治疗 ECD，并在一些个案报道中证实有效果。使用剂量为 1～2 mg/（kg·d）的阿那白滞素在 5 个病案报道中证实可以减轻疾病负荷和降低炎症细胞因子。该治疗耐受性很好，且对于骨痛和全身症状特别有效，对心脏受侵的病例也有报道，但尚无对 CNS 治疗有效的病例报道。常见的副作用有头痛、关节痛和鼻咽炎等。目前尚无证据支持阿那白滞素可取代 IFN-α 作为首选治疗方法，但对于不存在 CNS 侵犯的很多患者可以作为合适的一线治疗方法。英夫利昔单抗是抗 TNF-α 抗体，有个案报道 4 名心脏受侵且对 IFN-α 耐药的患者在接受英夫利昔单抗治疗后，可获得临床缓解并能降低循环细胞因子水平，目前被认为可用于 ECD 的二线治疗方法。

（3）丝氨酸/酪氨酸激酶抑制剂（威罗菲尼和伊马替尼）：约 54% 的 ECD 患者存在 *BRAF V600E* 突变，威罗菲尼是 *BRAF V600E* 的抑制剂，Haroche 等报道显示，威罗菲尼在治疗 3 名复发难治的 ECD 患者后能明显改善患者的临床和影像学表现。建议所有带有 *BRAF V600E* 突变的 ECD 患者均接受威罗菲尼治疗，同时目前也尚无足够的证据将所有 *BRAF V600E* 突变阴性的患者排除在外。甲酸伊马替尼曾被成功地应用于其他组织细胞疾病的治疗，获得了良好的治疗效果。虽然目前在 ECD 病灶的病检中未发现 *KIT*、*ABL* 或 *PDGFR* 等基因突变，但却发现其存在大量的 *PDGFR-β* 的突变。目前将甲磺酸伊马替尼用于一线治疗失败后的二线治疗。

（4）糖皮质激素和克拉屈滨：糖皮质激素可以快速减轻水肿，如用于严重的眼球突出时，不被认为是有效的单药治疗方法，常与其他治疗联用，用于快速缓解症状。嘌呤类似物克拉屈滨曾被用于治疗多系统侵犯的 LCH 和初治或复发的 ECD 中，关于其治疗有效的报道很少。可被用于一线治疗失败后的二线方案。

（5）化学治疗：在发现 IFN-α 作为 ECD 治疗方法之前，人们也尝试过进行化学治疗。因为含有 VCR、VP-16、泼尼松和 6-巯基嘌呤的方案成功地治疗了多系统侵犯的 LCH 患者。一些研究也探索了化疗是否能治疗 ECD。Broccoli 等报道了 1 名双侧眼眶受侵的患者对 VNCOP-B 方案（含有 VP-16、米托蒽醌、CTX、VCR、BLM 和泼尼松的方案）有效。鞘内或静脉进行大剂量 MTX 化疗被认为是 CNS 受侵的 ECD 患者的合理的治疗选择。

（6）局部治疗方法（手术或放疗）：ECD 对于放射治疗反应性较差，放疗或仅用于短期缓解症状的姑息治疗。手术仅用于治疗严重的框内病灶或用于可切除的颅内病灶。

（7）骨髓移植：Boissel 等报道了一名 18 岁的男性 ECD 患者在第一次接受自体骨髓移植后获得了部分缓解（PR）。第二次自体骨髓移植后患者获得了持续 2 年的病情稳定（SD）。Gaspar 等报道了大剂量化疗后进行自体干细胞移植使患者获得了长时间的生存（最长的总生存期达 97 个月）。

七、预后

本病的预后差别较大，主要与内脏器官浸润程度有关，有中枢神经系统或心脏受累的患者预后较差。有研究表明，该病的 3 年生存率仅为 50％。正确诊断、及时药物治疗是控制病情进展的关键。

（常　伟）

参考文献

[1]　Ansari J，Naqash AR，Munker R，et al. Histiocytic sarcoma as a secondary malignancy：pathobiology，diagnosis，and treatment[J].Eur J Haematol，2016，97(1)：9-16.

[2]　Broadwater DR，Conant JL，Czuchlewski DR，et al.Clinicopathologic Features and Clinical Outcome Differences in De Novo Versus Secondary Histiocytic Sarcomas：A Multi-institutional Experience and Review of the Literature[J].Clin Lymphoma Myeloma Leuk，2018，18(10)：427-485.

[3]　Brunner P，Rufle A，Dirnhofer S，et al.Follicular lymphoma transformation into histiocytic sarcoma：indications for a common neoplastic progenitor[J].Leukemia，2014，28(9)：1937-1940.

[4]　Dong A，Wang Y，Cui Y，et al.Enhanced CT and FDG PET/CT in Histiocytic Sarcoma of the Pericardium[J].Clin Nucl Med，2016，41(4)：326-327.

[5]　Egan C，Nicolae A，Lack J，et al.Raffeld M.Genomic profiling of primary histiocytic sarcoma reveals two molecular subgroups[J].Haematologica，2019.

[6]　Farris M，Hughes RT，Lamar Z，et al.Histiocytic Sarcoma Associated With Follicular Lymphoma：Evidence for Dramatic Response With Rituximab and Bendamustine Alone and a Review of the Literature[J].Clin Lymphoma Myeloma Leuk，2019，19(1)：1-8.

[7]　Gounder M，Desai V，Kuk D，et al.Impact of surgery，radiation and systemic therapy on the outcomes of patients with dendritic cell and histiocytic sarcomas[J].Eur J Cancer，2015，51(16)：2413-2422.

[8]　Gounder MM，Solit DB，Tap WD.Trametinib in Histiocytic Sarcoma with an Activating MAP2K1(MEK1)Mutation[J].N Engl J Med，2018，378(20)：1945-1947.

[9]　Hung YP，Lovitch SB，Qian X.Histiocytic sarcoma：New insights into FNA cytomorphology and molecular characteristics[J].Cancer Cytopathol，2017，125(8)：604-614.

[10]　Hung YP，Qian X.Histiocytic Sarcoma[J].Arch Pathol Lab Med，2019.

[11]　Jiang M，Bennani NN，Feldman AL.Lymphoma classification update：T-cell lymphomas，Hodgkin lymphomas，and histiocytic/dendritic cell neoplasms[J].Expert Rev Hematol，2017，10(3)：239-249.

[12]　Marguet F，Piton N，Adle-Biassette H，et al.Molecular characteristics of multifocal brain histiocytic sarcoma[J].Neuropathol Appl Neurobiol，2019，45(3)：309-313.

[13]　May JM，Waddle MR，Miller DH，et al.Primary histiocytic sarcoma of the central nervous system：a case report with platelet derived growth factor receptor mutation and PD-L1/PD-L2 expression and literature review[J].Radiat Oncol，2018，13(1)：167.

[14]　Pan Y，Zhang Y.Simultaneous Brain and Lung Histiocytic Sarcoma Revealed on 18F-FDG PET/CT[J].Clin Nucl Med，2018，43(1)：65-67.

[15]　Pericart S，Waysse C，Siegfried A，et al.Subsequent development of histiocytic sarcoma and follicular lymphoma：cytogenetics and next-generation sequencing analyses provide evidence for transdifferentiation of early common lymphoid precursor-a case report and review of literature[J].Virchows Arch，2019.

[16]　Skala SL，Lucas DR，Dewar R.Histiocytic Sarcoma：Review，Discussion of Transformation From B-Cell Lymphoma，and Differential Diagnosis[J].Arch Pathol Lab Med，2018，142(11)：1322-1329.

[17]　Taher AT，Karakas Z，Cassinerio E，et al.Efficacy and safety of ruxolitinib in regularly transfused patients with thalassemia：results from a phase 2a study[J].Blood，2018，131(2)：263-265.

[18]　Takada M，Hix JML，Corner S，et al.Targeting MEK in a Translational Model of Histiocytic Sarcoma[J].Mol Cancer

Ther,2018,17(11):2439-2450.

[19] Voruz S,Martins F,Cairoli A,et al.Comment on "MEK inhibition with trametinib and tyrosine kinase inhibition with imatinib in multifocal histiocytic sarcoma"[J].Haematologica,2018,103(3):e130.

[20] 张之南,郝玉书,赵永强.血液病学[M].2版.北京:人民卫生出版社,2016.

[21] 张依琳,沙琳.朗格汉斯细胞肉瘤1例[J].实用医学杂志,2018,34(23):4014.

[22] 俞岚,周蕾,武世伍,等.朗格汉斯细胞肉瘤的临床病理学观察[J].中国组织化学与细胞化学杂志,2015,24(01):101-105.

[23] 司玉玲,庞华.郎格汉斯细胞肉瘤一例报告并文献复习[J].天津医药,2011,39(06):568-569.

[24] 李瑞奇,常世民,陈光勇.朗格罕斯细胞肉瘤1例及文献复习[J].北京口腔医学,2011,19(02):109-110.

[25] 王婷婷,王昭,熊梅,崔华,周小鸽,杨凌志.朗格汉斯细胞肿瘤4例临床报道并文献复习[J].现代肿瘤医学,2011,19(01):153-155.

[26] 张嘉,王旖旎,王昭.朗格汉斯细胞源性肿瘤研究进展[J].中国实验血液学杂志,2012,20(4):1042-1046.

[27] Ohara G,Funayama Y.Satoh H,et al.Chemotherapy for Langerhans cell sarcoma[J].J Orthop Sci,2009,14(2):242-243.

[28] Yoshimi A,Kumano K,Motokura T,et al.ESHAP therapy effective in a patient with Langerhans cell sarcoma[J].Int J Hematol,2008,87(5):532-537.

[29] Ferringer T,Banks PM.Metealf JS.Langerhans cell sarcoma[J].Am J Dermalopathol,2006,28(1):36-39.

[30] Uchida K,Kobayashi S,Inukai T,et al.Langerhans cell sarcoma emanating from the upper arm skin:successful treatment by MAID regimen[J].J Orhop Sci,2008,13(1):89-93.

[31] 纪小龙.尹彤,申明识.朗格汉斯细胞组织细胞增生症的临床病理[J].临床与实验病理学杂志,2000,16(2):154-155.

[32] Rezk S,Spagnolo D,Brynes R,et al.Indeterminate cell tumor:A rare dendritic neoplasm[J].American Journal of Surgical Pathology,2008,32(12):1868-1876.

[33] Dalia S,Jaglal M,Chervenick P,et al.Clinicopathologic characteristics and outcomes of histiocytic and dendritic cell neoplasms:the moffitt cancer center experience over the last twenty five years[J].Cancers,2014,6(4):2275.

[34] Ghanadan A,Kamyab K,Ramezani M,et al.Indeterminate Cell Histiocytosis:Report of a Case[J].Acta Medica Iranica,2015,53(9):593.

[35] Wood G S,Chung-Hong H U,Beckstead J H,et al.The Indeterminate Cell Proliferative Disorder:Report of a Case Manifesting as an Unusual Cutaneous Histiocytosis[J].Journal of Dermatologic Surgery & Oncology,1985,11(11):1111-1119.

[36] 李乐,吕怀盛,夏莉,等.未定类细胞性组织细胞增生症误诊1例[J].中国皮肤性病学杂志,2014,28(8):864-866,872.

[37] 曹珊,陈声利,卢宪梅,等.未定类细胞组织细胞增生症一例并文献复习[J].中国麻风皮肤病杂志,2020,36(5):282-284,292.

[38] 徐峰,黄琼,骆肖群,等.未定类细胞性组织细胞增生症[J].临床皮肤科杂志,2004,33(6):341-343.

[39] 李涛,何勤,龙义国,等.未定类细胞组织细胞增生症一例[J].中华皮肤科杂志,2008,41(7):488-489.

[40] 王小坡,陈浩,姜祎群,等.未定类细胞组织细胞增生症三例分析[J].中华皮肤科杂志,2015,48(9):657-658.

[41] 李乐,吕怀盛,夏莉,等.未定类细胞性组织细胞增生症误诊1例[J].中国皮肤性病学杂志,2014,28(8):864-867.

[42] Ruby KN,Loo EY,Mann JA,et al.Post-scabietic nodules:Mimicker of infantile indeterminate cell histiocytosis and potential diagnostic pitfall[J].J Cutan Pathol,2020,47(1):52-56.

[43] Calatayud M,Guell L,Gris O,et al.Ocular involvement in a case of systemic indeterminate cell histiocytosis[J].Cornea,2001,20(7):769-771.

[44] Toth B,Katona M,Harsing J,et al.Indeterminate cell histiocytosis in a pediatric patient successful treatment with thalidomide[J].Pathol Oncol Res,2012,18(2):535-538.

[45] Ishibashi M,Ouchi T,Tanikawa A,et al.Indeterminate cell histiocytosis successfully treated with ultraviolet B phototherapy[J].Clinical dermatology,2008,33(3):301-304.

[46] 许弘扬,王洪涛,刘卓刚.指突状树突细胞肉瘤临床研究进展[J].现代肿瘤医学,2018,26(04):640-644.

[47] 张艳林,邓和军,殷子奇.颈部指突状树突细胞肉瘤1例临床病理观察并文献复习[J].检验医学与临床,2010,7(11):

1105-1106.

[48] 钱震,邢传平,刘斌.结外指突状树突细胞肉瘤1例临床病理观察并文献复习[J].现代肿瘤医学,2009,17(07):1333-1335.

[49] 范宜娟,李小强,杜光烨,等.左腹股沟淋巴结内指突状树突细胞肉瘤1例报告并文献复习[J].现代肿瘤医学,2009,17(02):325-328.

[50] 伍志梅,彭志刚.指突状树突细胞肉瘤的临床研究进展[J].医学综述,2007,10(17):1311-1313.

[51] Dennis P O,Malley,Renuka Agrawal,Kate E Grimm,et al.Evi—denee of *BRAF V600E* in indeterminate cell tumor and interdigitating dendritic cell sarcoma[J].Annals of Diagnostic Pathology,2015,19:(1):113-116.

[52] Elisabetta Di Lisa,Natale Pennelli,Gigliola Lodovichett,et al.Braf mutation in interdigitating dendritic cell sarcoma:A case report and review of the literature[J].Cancer Biology& Therapy,2015,16(8):1128-1135.

[53] Cakir E,Aydin NE,Samdanci E,et al.Follicular dendritic cell sarcoma associated with hyaline-vascular castleman's disease[J].Journal of the Pakistan Medical Association,2013,63(3):393-395.

[54] Hu TP,Wang XH,Yu C,et al.Follicular dendritic cell sarcoma of the pharyngeal region[J].Oncology Letters,2013,5(5):1467-1476.

[55] Jabbour MN,Fedda FA,Tawil AN,et al.Follicular Dendritic Cell Sarcoma of the Head and Neck Expressing Thyroid Tran-scription Factor-1:A Case Report With Clinicopathologic and Immunohistochemical Literature Review[J].Applied Immunohistochemistry & Molecular Morphology,2014,22(9):705-712.

[56] Zhang HL,Maitta RW,Bhattacharyya PK,et al.Gamma-Synuclein Is a Promising New Marker for Staining Reactive Follicular Dendritic Cells,Follicular Dendritic Cell Sarcoma,Kaposi Sarcoma,and Benign and Malignant Vascular Tumors[J].American Journal of Surgical Pathology,2011,35(12):1857-1865.

[57] Wang RF,Han W,Qi L,et al.Extranodal follicular dendritic cell sarcoma:A clinicopathological report of four cases and a literature review[J].Oncology Letters,2015,9(1):391-398.

[58] Hwang YY,Chan JCY,Trendell-Smith NJ,et al.Recalcitrant paraneoplastic pemphigus associated with follicular dendritic cell sarcoma:response to prolonged rituximab and ciclosporin therapy[J].Internal Medicine Journal,2014,44(11):1145-1146.

[59] 王倩,安立峰,崔娜,等.滤泡树突细胞肉瘤临床分析[J].临床耳鼻咽喉头颈外科杂志,2011,25(3):100-102.

[60] 刘福兴,于东红,柴大敏,等.滤泡树突细胞肉瘤二例报道并文献复习[J].中国组织化学与细胞化学杂志,2013,22(1):45-48.

[61] Davila JI,Starr JS,Attia S,et al.Comprehensive genomic profiling of a rare thyroid follicular dendritic cell sarcoma[J].Rare Tumors,2017,9(2):6834.

[62] 陈红敏,丁云丽,徐佳.滤泡性树突状细胞肉瘤研究进展[J].浙江创伤外科,2015,20(6):1257-1259.

[63] Dehner LP.A clinicopathologic study of 174 cases with cutaneous an extracutaneous manifestations[J].Am J Surg Pathol,2003,27(5):579-593.

[64] 朱一元,高玉祥.幼年性黄色肉芽肿新进展:不常见的皮肤和系统性异型[J].国外医学皮肤性病学分册,2001,27(1):36-38.

[65] Chiba K,Aiham Y,Equchis,et al.Diagnostic and management dimculties in a case of multiple intracranial juvenilexanthogranuloma[J].Childs Nerv Syst,2013,29(6):1039-1045.

[6] Yoneda K,Demitsu T,Kubota Y,et al.Juvenile xanthogranuloma with lichenoid appearance[J].Journal of Dermatology,2012,39(5):462-465.

[67] Lim IX,McLaughlin S,Lavy T,et al.Juvenile xanthogranuloma:an tmustml eyelid Presentation[J].Eye(Lond),2010,24(8):1425-1426.

[68] Hattori T,Takahashi A,Nagai Y,et al.Subcutaneous juvenile xanthogranuloma[J].Eur J Derrnatol,2008,18(2):189-190.

[69] Koren J,Matecek L,Zamecnik M.Mitotically active deep juvenile xanthogranuloma[J].Ann Diagn Pathol,2010,14(1):36-40.

[70] Jain A,Mathur K,Khatri S,et al.Rare presentation of juvenile xanthogra nuloma in the thoracic spine of an adult pa-

tient:case report mad literature review[J].Acta Neurochir,2011,153(9):1813-1818.

[71] Azorin D,Torrelo A,Lassalett A,et al.Systemic juvenile xanthogranuloma with fatal outcome[J].Pediatric Dermatology,2009,26(6):709-712.

[72] Meshkini A,Shahzadi S,Zali A,et al.Systemic juvenile xanthogranuloma with multiple central nervous system lesions[J].J Can Res Ther,2012,8(2):311-313.

[73] Janssen D,Harms D.Juvenile xanthogranulonm in child—hood and adolescence:a clinicopathologic study of 129 wtients from the Kiel pediatric tumor registry[J].Am J Surg Pathol,2005,29(1):21-28.

[74] Bandyopadhyay A,Gangopadhyay M,Chakraborty S,el al.Juve nile xanthogranuloma-diagnostic challenge on fine-needle aspiration cytology[J].J Cytol,2011,28(4):217-218.

[75] Fassina A,Olivotto A,Cappellesso R,et al.Fine-Needle cytology of cutaneous juvenile xanthogranuloma and langerhans cell histiocytosis[J].Cancer(CancerCytopath01),2011,119(2):134-140.

[76] Hussain SH,Kozic H,Lee JB,et al.The utility of dermatoscopy in the evaluation of xanthogranulomas[J].Pediatr Dermatol,2008,25(4):505-506.

[77] Song M,Kim SH,Jung DS,et al.Structural eorrelatimts between dermoscopic and histopathologicol features of juvenile xanthogranuloma[J].J Eur Acad Dermatol Venereol,2011,25(3):259-263.

[78] 李春晓,顾艳,凌波,等.幼年性黄色肉芽肿 204 例临床分析[J].中国麻风皮肤病杂志,2015,31(6):331-334.

[79] Corrado C,Alessandro T,GiulioC,et al.Erdheim-Chester disease[J].European Journal of Internal Medicine,2015,26(2015):223-229.

[80] Archana George Vallonthaiel,Asit Ranjan Mridha,Shivanand Gamanagatti,et al.Unusual presentation of Erdheim-Chester disease in a child with acute lymphoblastic leukemia[J].World J Radiol,2016,8(8):757-763.

[81] Monmany J,Granell E,L6pez L,et al.Resolved heart tamponade and controlled exophthalmos,facial pain and diabetes insipidus due to Erdheim-Chester disease[J].BMJ Case,Rep 2018,10:1-10.

[82] Fletcher C D M,Bridge J A,Hogendoom P C W,et al.WHO classification of Tumours of Soft Tissue and Bone[M]. 4th ed,(2013),358-359.

[83] Andreas F.Mavrogenis,Vasilios G.Igoumenou,Thekla Antoniadou,et al.Rare diseases of bone Erdheim-Chester and Rosai-Dorfman non-Langerhans cell histiocytoses[J].Efort Open Rev,2018,3(6):381-390.

[84] Estrada-Veras JI,O'Brien KJ,Boyd LC,et al.The clinical spectrum of Erdheim-Chester disease:an observational cohoa study[J].Blood advances,2017,1(6):357-366.

[85] Abdelfattah MA,Karim A,et al.Erdheim-Chester Disease:A Comprehensive Review[J].Anticancer reseach,2014, (34):3257-3262.

[86] Yelflmov DA,Lightner OJ,ToHefson MK.Urologic manifestations of Erdheim-Chester disease[J].Urology,2014, (84):218-221.

[87] Gil Ben.yaakov,Munteanu D,Sztarkier I,et al.Erdheim chester-A rare disease with unique endoscopic features[J]. World J Gastroenteml,2014,20(25):8309-8311.

[88] Mazor RD,Manevich-Masor M,Kesler A,et al.Clinical considerations and key issues in the management of patients with Erdheim-Chester Disease:a seven case series[J].BMC Medicine,2014,12:221.

[89] Cives M,Simone V,Rizzo FM,et al.Erdheim-Chester disease:A systematic review[J].Critical Reviews in Oncology/Hematology,2015,95:1-11.

[90] Haroche J,Amaud L,Cohen-Aubart F,et al.Erdheim-Chester disease[J].Curr Rheumatol Rep,2014,16(4):412.

[91] Alexiev BA,Staats PN.Erdheim-Chester Disease With Prominent Peficardial Effusion:Cytologic Findings and Review of the Literature[J].Diagnostic Cytopathology,2014,42:530-534.

[92] Haroche J,Cohen-Aubart F,Emile JF,et al.Reproducible and sustained efficacy of targeted therapy with vemurafenib in patients with BRAF(V600E)-mutated Erdheim-Chester disease[J].J Clin Oncol,2015,33(5):411-418.

[93] Braithe F,Boxrud C,Esmaeli B,et al.Successful transaction of of Erdheim-Chester diisee,a nonn-Langerhanes-cell histiocytosis,with interferon-alpha[J].Blood,2005,106(9):2992-2994.

[94] Haroche J,Amora Z,Trad SG,et al.Variability in the efficacy of inferteron-alpha in erdherim-Chester disease by pa-

tient and site of involvement:results in eight patients[J].Arthritis Rheum,2006,54(10):3330-3336.

[95] Hervier B,Arnaud L,Charlotte F,et al.Treatment of Erdheim-Chester disease whit long-term high-dose interferon-alpha [J].Semin Arthritis Rheum,2012,41(6):907-913.

[96] Aouba A,Georgin-Lavialle S,Pagnoux C,et al.Rationale and efficacy of interleukin-1 targeting in Erdheim-Chester disease [J].Blood,2010,116(20):4070-4076.

[97] Aubert O,Aouba A,Deshayes S,et al. Favorable radiological out-come of skeletal Erdheim-Chester disease involvement wit with anakinra [J].Joint Bone Spine,2013,80(2):206-207.

[98] Killu AM,Liang J J,Jaffe AS.Erdheim-Chester disease whit cardiac involvement successfully treated whith anakinra [J].Int J Cardiol,2013,167(5):115-117.

[99] Harochet J,Cohen-Aubart F,Emile J F,et al.Dramatic efficacy of vemurafenib in both multisystemic and refractory erdheim-Chester disease and Langerhans cell histiocytosis harboring the *BRAF V600E* mutation[J].Blood,2013,121 (9):1495-1500.

[100] Haroche J,Amora Z,Charlotte F,et al.Imatinib mesylate for platelet-dedived growth factor receptor-beta-positive Erdhiem-Chester histiocytosis [J].Blood,2008,111(11):5413-5415.

[101] Adam Z,Balsikova K,Pour L,et al.Diabetes insipidus followed,after 4 years,with dysarthria and mild rigth-sided hemiparesis-the first clinical signs of Erdheim-Chester disease.Description and depiction of a case w ith a review of information on the disease [J].Vintr Lek,2009,55(12):1173-1188.

[102] Miller RC,Villa S,Kamer S,et al.Palliative treatment of Erdheim-Chester disease with radiotherapy:a Rare Cancer Network study [J].Radiother Oncol,2006,80(3):323-326.

[103] Boissel N,Wechsler B,Leblond V.Treatment of refractory Erdheim-Chester disease with double autologous hematopoietic stem-cell transplantation [J].Ann Intern Med,2001,135(9):844-845.

[104] Gaspar N,Boudou P,Haroch J,et al.High-dose chemotherapy followed by autologuos hematopoietic stem cell transplantation for adult histoicytic disorders with central nervous system involvement [J].Haematologica,2006,91(8): 1121-1125.

第八章 噬血细胞综合征

一、概述

噬血细胞综合征(hemophagocytic syndrome,HPS),又称噬血细胞性淋巴组织细胞增多症(hemophagocytic lymphohistio-cytosis,HLH),是一种免疫介导的危及生命的疾病。HLH 可以影响各个年龄人群,不仅发生在先天性遗传易感性免疫缺陷患者,也在越来越多的自身免疫性疾病、持续性感染、恶性肿瘤或者免疫抑制的患者中发现。

(一)HLH 的定义

HLH 是一类由遗传性或获得性免疫功能异常导致的以病理性炎症反应为主要特征的临床综合征。主要由淋巴细胞、单核细胞和巨噬细胞系统异常激活、增殖,分泌大量炎性细胞因子,引起的一系列炎症反应。临床以持续性发热、肝脾肿大、全血细胞减少及骨髓、肝、脾、淋巴结组织发现噬血现象为主要特征,其临床表现可由高浓度炎症性细胞因子来解释,高热可由 IL-1、IL-6 引起,全血细胞减少系高浓度的 TNF-α 和 INF-γ 对骨髓的抑制,TNF 抑制脂蛋白脂酶引起的高三酰甘油血症,激活的巨噬细胞分泌铁蛋白及纤溶酶原激活物,后者引起纤溶亢进,激活的淋巴细胞可致可溶性 IL-2 受体浓度升高,激活的淋巴细胞和组织细胞在各器官浸润导致肝脾大及肝功能受损。

(二)HLH 的临床类型

HLH 由于触发因素不同,被分为原发性和继发性两大类。

原发性 HLH 为一种常染色体或性染色体隐性遗传病。目前已知的明确与 HLH 相关的基因有 12 种,根据缺陷基因的特点将原发性 HLH 分为家族性 HLH(family hemophagocytic sydrome)、免疫缺陷综合征相关 HLH(immunodeficiency-related hemophagocytic syndrome,iHPS)和 EB 病毒(EBV)驱动 HLH。

1. 家族性噬血细胞综合征(familiary hemophagocytic syndrome,FHPS)

该类型主要体现为常染色体隐性,具有较高的遗传性。经过不断的研究将 *PRF1* 基因、*Munc13-4* (17q25)基因、突触融合蛋白 11(syntaxin11,STX11)基因、*UNC13D* 及 *STXBP2* 基因及其相关编码的蛋白确定为与该类型疾病有关的基因缺陷。

2. 免疫缺陷综合征相关 HLH

该类型发生相关免疫缺陷的概率较高,主要包括 Griscelli 综合征 2(GS-2)、Chediak-Higashi 综合征 1(CHS-1)和 Hermansky-Pudlak 综合征 Ⅱ(HPS-Ⅱ),缺陷的基因分别为 *RAB27A*、*CHS/LYST* 和 *AP3β1*。

3. EBV 驱动 HLH

X 连锁淋巴组织增生综合征(XLP),包括 XLP-1 和 XLP-2(XIAP),是最经典的 EBV 驱动 HLH,分别对应 *SH2D1A* 及 *BIRC4* 两种基因突变。其他 EBV 驱动 HLH 还包括 IL-2 诱导的 T 细胞激酶缺乏(IL-2-inducible T-cell kinase deficiency,ITK)、CD27 缺乏以及镁离子转运基因(magnesium transporter gene,MAGT1)的突变。

继发性(反应性)HLH(secondary hemophagocytic sydrome):与各种潜在疾病有关,是由感染、肿瘤、风湿性疾病等多种病因启动免疫系统的活化机制所引起的一种反应性疾病,通常无家族病史或已知的遗传基因缺陷。对于未检测出目前已知的致病基因,但原发病因不明的患者仍归类于继发性 HLH。

1. 感染相关 HLH

是继发性 HLH 最常见的形式,包括病毒、细菌、真菌及原虫感染等,可以表现为感染触发和(或)宿主免疫损害时的机会致病。无论是在健康人群还是在免疫抑制患者的再激活,病毒感染是最常见的诱因。疱疹病毒,尤其是 EBV 感染是最常见的诱因。

2. 恶性肿瘤相关 HLH

恶性肿瘤患者容易罹患 HLH,主要是血液系统肿瘤,可见于淋巴瘤、急性白血病、多发性骨髓瘤、骨髓增生异常综合征等。HLH 也在少数实体肿瘤患者中发生,包括胚胎细胞肿瘤、胸腺瘤、胃癌等。其中淋巴瘤相关 HLH 最为常见,尤以 T 细胞和自然杀伤(NK)细胞淋巴瘤多见。

3. 巨噬细胞活化综合征(macrophage activation sydrome,MAS)

是 HLH 的另一种表现形式,目前认为超过 30 种系统性或器官特异性自身免疫性疾病与 HLH 相关。其中,全身性青少年特发性关节炎(sJIA)是 MAS 最多见的病因,系统性红斑狼疮(SLE)和成人斯蒂尔病(AOSD)也是常见病因。

4. 其他类型的 HLH

妊娠、药物、器官和造血干细胞移植也可诱发 HLH。罕见的 HLH 诱因还包括代谢性疾病,如赖氨酸尿性蛋白耐受不良、多种硫酸酯酶缺乏和脂质贮积病等。

二、病因病理

细胞毒作用是指人体免疫系统杀伤瘤细胞、发生转化的异常细胞或感染有微生物的细胞的过程。具有细胞毒作用的免疫细胞主要有 NK 细胞和 $CD8^+$ T 细胞,统称细胞毒性淋巴细胞(cytotoxic lymphocytes,CTLs)。这些细胞胞质中有一些颗粒,其中含有可以融解、破坏靶细胞的蛋白(如穿孔素、颗粒酶 B 等),所以称之为细胞毒颗粒。细胞毒颗粒在细胞毒性淋巴细胞识别作为杀伤目标的靶细胞后,在细胞膜接触部位形成突触,细胞毒颗粒开始向突触移动,最终细胞毒颗粒膜与突触部位的细胞膜融合,释放其中的蛋白,杀伤靶细胞。参与这个过程的任何一个蛋白异常,即导致细胞毒功能缺陷。

由于上述先天或获得性细胞毒功能缺陷,抗原不能被及时、有效清除而持续作用,T 淋巴细胞异常持续激活,产生大量细胞因子(如 IFN-γ、TNF-a 和 GM-CSF 等),后者转而激活单核巨噬细胞,激活后的单核巨噬细胞浸润组织器官,并产生更多的细胞因子(包括 TNF-a、IL-1、IL-6、IL-8、IL-10、IL-12、IL-18 等),导致一系列临床表现,比如 IFN-γ、TNF-α 和 IL-1 导致发热、高脂血症等。短时间内大量细胞因子的释放,形象地称作"细胞因子风暴",是 HPS 发病的中心环节。

因此,HPS 可以看作是一种过度的免疫反应,由不能控制且无效的免疫反应所致。临床表现是过度免疫反应损伤组织器官的结果。一般的炎症反应如败血症,没有 T 细胞的过度激活,表现为中性粒细胞、血小板或纤维蛋白原等升高。这是机体能够控制免疫反应,使之有"度"的结果。而 HPS 往往有血细胞减少和纤维蛋白原降低,是免疫反应"失控"所致。

三、临床表现

(一)典型的临床表现

一般认为在 2 岁前发病者多提示家族性 HLH,8 岁后发病者,多为继发性 HLH。在 2~8 岁发病者,则要根据临床表现和实验室检查来进一步明确;成年人也不能排除家族性 HLH。本病的特点是起病急骤,进行性加重,高热、寒战、关节肌肉酸痛,肝、脾、淋巴结肿大,黄疸及中枢神经系统症状。

(二)血细胞减少

外周血细胞减少,可一系、两系或三系血细胞减少,并进行性加重。

四、诊断

(一)检查

(1)生化指标:血清转氨酶、胆红素可增高,三酰甘油增高,LDH 可超过 1 000 U/L,铁蛋白(SF)增高,SF>500 μg/L。

(2)凝血指标:PT、APTT 延长,纤维蛋白原降低。

(3)sCD25(slL-2R)水平升高,NK 细胞活性降低。

(4)组织学检查:骨髓、脾、脑脊液或淋巴结细胞形态学或病理学检查发现噬血细胞现象,骨髓涂片示增生减低,组织细胞显著增生,可有明显噬血细胞综合现象,每个组织细胞吞噬血细胞的数量少则 2~3 个,多则 10 多个,可为红细胞,也可为有核细胞(图 8-1-1)。淋巴结活检:受累的淋巴结被膜完整,淋巴细胞减少,生发中心区域消失,吞噬性组织细胞增多累及窦状隙及髓索。

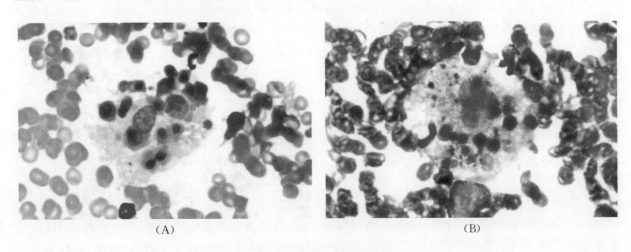

| (A) | (B) |

图 8-1-1　HLH 患者骨髓涂片

(A)(B)骨髓片中可见噬血细胞,胞质吞噬有核红细胞、成熟中性粒细胞、淋巴细胞和血小板。

(5)流式细胞术检查 T 细胞亚群:包括 CD3、CD4、CD8、NK 细胞比例。

(6)自身抗体和风湿抗体检测。

(7)感染性病原学检查。

(8)肿瘤标志物检查。

(9)C-反应蛋白、降钙素原、G 试验、GM 试验有助于鉴别感染性疾病。

(10)影像学检查:包括浅表淋巴结 B 超、胸腹部 CT 等,必要时可行 PET-CT 检查,有助于发现噬血细胞综合征的病因。

(11)原发性 HLH 异常基因检测。

(二)诊断

国内尚无统一的诊断标准,国外组织细胞协会 2004 年修订的诊断标准,凡符合以下两条标准中任何一条时可以诊断 HLH。

(1)分子诊断符合 HLH:在目前已知的 HLH 相关致病基因,如 *PRF1*、*UNC13D*、*STX11*、*STXBP2*、*Rab27a*、*LYST*、*SH2D1A*、*BIRC4*、*ITK*、*AP3β1*、*MAGT1*、*CD27* 等发现病理性突变。

(2)符合以下 8 条指标中的 5 条。①发热:体温>38.5℃,持续>7 d。②脾大。③血细胞减少(累及外周血两系或三系):血红蛋白<90 g/L,血小板<100×10⁹/L,中性粒细胞<1.0×10⁹/L 且非骨髓造血功能减低所致。④高三酰甘油血症和(或)低纤维蛋白原血症:三酰甘油>3 mmol/L 或高于同年龄的 3

个标准差,纤维蛋白原<1.5 g/L或低于同年龄的3个标准差。⑤在骨髓、脾脏或淋巴结里找到噬血细胞(需要指出的是,噬血现象不是诊断HLH的充分必要条件)。⑥血清铁蛋白升高:铁蛋白≥500 μg/L。⑦NK细胞活性降低或缺失。⑧sCD25(可溶性白细胞介素-2受体)升高,可≥2 400 U/mL(或≥6 400 pg/mL)。

新检测手段在HLH诊断中发挥作用:NK细胞和细胞毒性T淋巴细胞(CTL)的功能学检查,特别是脱颗粒功能检测(△CD107a)将成为诊断HLH的重要手段之一;穿孔素、颗粒酶B、SAP、XIAP等与HLH缺陷基因相对应的蛋白表达量的检测可以成为快速鉴别原发性HLH的可靠依据;高通量检测HLH相关细胞因子谱,可协助提高诊断的敏感性和特异性。

HLH中枢神经系统受累(CNS-HLH):可作为HLH首发症状出现,也可发生于HLH后期病程中。表现为神经和(或)精神症状(如易激惹、惊厥、癫痫、脑膜刺激征、意识改变、共济失调、偏瘫等)、CNS影像学异常(头颅MRI提示脑实质或脑膜异常改变)、脑脊液(CSF)异常[脑脊液细胞>5个/μL和(或)蛋白质升高>35 g/L]等。当HLH患者出现上述一项或多项征象时,需考虑CNS-HLH。

单凭骨髓涂片找到噬血细胞而无相应的临床表现不能诊断为噬血细胞综合征,因为有不少临床情况可以出现少量噬血细胞。有主张将噬血细胞数量定为≥2%(占骨髓有核细胞),≥5%(占组织细胞),但必须注意这是人为的,依据骨髓涂片发现噬血细胞诊断本病的灵敏度不高,常需要连续多次骨髓穿刺或骨髓活检以提高阳性率。

五、鉴别诊断

本病须与恶性组织细胞病(简称恶组)相鉴别,恶组可见异常组织细胞、多核巨组织细胞浸润,其组织的吞噬现象不及本病明显,且恶组淋巴结病变是沿窦状隙向实质侵犯,与本病有所不同。

六、治疗

HLH的治疗分为两个方面,一方面是诱导缓解治疗,以控制过度炎症状态为主,达到控制HLH活化进展的目的;另一方面是病因治疗,以纠正潜在的免疫缺陷和控制原发病为主,达到防止HLH复发的目的。

(一)诱导治疗

目前广泛应用的标准治疗方案是由国际组织细胞协会分别于1994年制定,2004年修订的HLH-1994和HLH-2004方案。HLH-1994方案的8周诱导治疗包括地塞米松(dexamechasome,DEX)、依托泊苷(etoposide,VP-16),以及鞘内注射氨甲蝶呤(methotrexate,MTX)。HLH-2004是基于HLH-1994的重新修订,将环孢素A(cyclosporine A,CsA)提前至诱导期与VP-16同时使用。根据HLH-1994和HLH-2004治疗方案的前瞻性临床研究结果和国际组织细胞协会的最新意见,仍推荐在HLH诱导治疗期使用HLH-1994方案(表8-1-1)。

表8-1-1 HLH-1994、HLH-2004诱导方案具体用法

时间	第1周	第2周	第3周	第4周	第5周	第6周	第7周	第8周
地塞米松	每次10 mg/m²		每次5 mg/m²		每次2.5 mg/m²		每次1.25 mg/m²	减量至停
依托泊苷	150 mg/m²,2次/周		150 mg/m²,1次/周					
环孢素A	6 mg/(kg·d),目标血药浓度200 μg/L(为HLH-04方案)							
氨甲蝶呤	—		联合DEX鞘内注射,1次/周				—	

对有中枢神经系统受累证据的患者,病情允许时应尽早给予鞘内注射氨甲蝶呤和地塞米松(MTX/

Dex),剂量如表 8-1-2 所示。

表 8-1-2　据年龄调整氨甲蝶呤和地塞米松剂量

年龄	1 岁以下	1～2 岁	2～3 岁	3 岁以上
剂量（MTX/Dex）	6 mg/2 mg	8 mg/2 mg	10 mg/4 mg	12 mg/5 mg

每周鞘内注射治疗需持续到中枢神经系统（临床和 CSF 指数）恢复正常至少 1 周后。

诱导方案中 VP-16 的剂量为每次 150 mg/m²，若患者体重＜10kg，VP-16 剂量也可以按 5 mg/kg 来计算。由于青少年/成人对依托泊苷的需求量和耐受性均相对较低，可以对进行 VP-16 用量进行年龄相关调整，具体见表 8-1-3。

表 8-1-3　据年龄调整 VP-16 剂量

年龄	15 岁以下	15～39 岁	40 岁以上
剂量	75～150 mg/m²	75～100 mg/m²	50～75 mg/m²

在年长患者中减低 VP-16 用量使患者在治疗过程中具有更好的耐受性并且对疗效影响不大。部分 MAS 和轻型 HLH 的患者可以在单纯应用糖皮质激素冲击治疗后获益；一些特殊病原体感染无需加用细胞毒药物及免疫调节药物。

(二)挽救治疗

初始诱导治疗后的 2～3 周应进行疗效评估，对于经初始诱导治疗未能达到部分应答及以上疗效的患者建议尽早接受挽救治疗。目前国内外尚无统一的推荐方案，综合各临床试验的研究结果和药物在我国的上市情况，推荐下列挽救治疗方案：

1. DEP 或 L-DEP 联合化疗方案

DEP 方案是一种由脂质体多柔比星、VP-16 和甲泼尼龙组成的联合化疗方案（表 8-1-4）。

表 8-1-4　DEP 方案具体用法

时间	d1	d2	d3	d4	d5	d6	d7	d8	d9	d10	d11
脂质体多柔比星	25 mg/m²	—	—	—	—	—	—	—	—	—	—
VP-16	100 mg/m²	—	—	—	—	—	—	—	—	—	—
甲泼尼龙	15 mg/m²	15 mg/m²	15 mg/m²	0.75 mg/m²	0.75 mg/m²	0.75 mg/m²	0.75 mg/m²	0.25 mg/m²	0.25 mg/m²	0.25 mg/m²	0.1 mg/m²至下一疗程

该方案每 2 周重复一次，第 2 次及以后重复时，甲泼尼龙起始剂量可改为 2 mg/(kg·d)。病情缓解后积极过渡到原发病治疗或造血干细胞移植。对于难治性 EBV-HLH，可在 DEP 方案的基础上加用培门冬酶或门冬酰胺酶，培门冬酶的推荐剂量为 1 800 U/(m²·d)，在疗程 d3 使用，也可换算成门冬酰胺酶使用，培门冬酶或门冬酰胺酶的使用间隔时间为 1 个月，即可采用 DEP 和 L-DEP 交替的化疗方案。VP-16 年龄剂量调整原则可参照诱导治疗方案。

2. 混合免疫治疗(HIT-HLH)

该方案抗胸腺球蛋白（ATG）5 mg/(kg·d) d1～d5；VP-16 100 mg/(m²·d)，在第一剂 ATG 使用后的（7+2）d 给药，此后每周重复给药 1 次，共 7 次；地塞米松 20 mg/(m²·d)×7 d，10 mg/(m²·d)×7 d，5 mg/(m²·d)×14 d，2.5 mg/(m²·d)×14 d，1.25 mg/(m²·d)×14 d。

3. CD52 单抗(alemtuzumab)

美国 Rebecca 等的一项单中心 22 例 HLH 挽救治疗,1 mg/kg(0.1～8.9 mg/kg),均分为 4 d(2～10 d)给药,14 例(64%)患者达 PR,5 例(23%)患者至少有 1 项指标改善超过 25%,77%的患者存活至造血干细胞移植。

4. IFN-γ 抗体

IFN-γ 在 HLH 的进展中扮演关键性的角色,动物模型研究发现 IFN-γ 抗体治疗 HLH 可以有效控制症状,提高生存率;HLH 患者体内 IFN-γ 水平明显增高。但 IFN-γ 抗体目前仍在 II 期临床研究中。

5. 芦可替尼(ruxolitinib)

HLH 的许多关键细胞因子(包括 INF-γ、IL-2、IL-6)通过 JAK/STAT 信号通路来传导信号,在 Rupali 等的原发性和继发性 HLH 小鼠模型中,JAK1/2 抑制剂芦可替尼治疗显著减轻了 HLH 的临床和实验室表现,包括体重减轻、器官大小、贫血、血小板减少、高细胞因子血症和组织炎症,并改善了 LCMV 感染 Prf－/－小鼠的生存;基于芦可替尼在 HLH 小鼠模型中的良好疗效,在 Broglie 等、Sin 等、王昭等报道应用芦可替尼治疗 HLH 的个案报道中均取得了很好的疗效。

(三)维持治疗

若患者在诱导治疗的建立过程中无复发表现,并且免疫功能恢复正常,且没有已知的相关基因缺陷,可在 8 周诱导治疗后停止对 HLH 的治疗。符合异基因造血干细胞移植指征的患者应尽早进行,对暂时不能进行异基因造血干细胞移植的原发性 HLH 患者,则根据 HLH-94 方案,维持治疗为地塞米松加 VP-16[VP-16 150 mg/(m² · d),2 周 1 次;地塞米松 10 mg/(m² · d)×3 d,2 周 1 次,交替使用]。

(四)异基因造血干细胞移植

指征包括:①持续 NK 细胞功能障碍;②已证实为家族性/遗传性疾病的患者;③复发性/难治性 HLH;④中枢神经系统受累的 HLH 患者。符合上述条件的患者即使只有单倍体供者,在有条件的移植单位可以积极进行。

(五)支持治疗

HLH 患者常常合并感染和多脏器功能的受累。支持治疗应包括预防卡氏肺孢子虫肺炎及真菌感染、静脉补充免疫球蛋白和防范中性粒细胞减少症。任何新出现的发热,需考虑 HLH 复发以及机会性感染的可能,并经验性广谱抗生素治疗。

疗效评价:诱导治疗期间,建议每 2 周评估一次疗效。疗效评价的主要指标为:sCD25、铁蛋白、血细胞计数、三酰甘油、噬血现象、意识水平(有 CNS-HLH 者)。①完全应答(complete response)上述所有指标均恢复正常范围。②部分应答(partial response):≥2 项症状/实验室指标改善 25% 以上,个别指标需达到以下标准:sCD25 水平下降 1/3 以上;铁蛋白和三酰甘油下降 25% 以上。不输血的情况下:中性粒细胞＜0.5×10⁹/L 者,须上升 100%并＞0.5×10⁹/L;中心粒细胞(0.5～2.0)×10⁹/L 者,须增加 100%并恢复正常;ALT＞400 U/L,须下降 50% 以上。

七、预后

疾病的严重程度是估计预后的最佳指标。转氨酶、胆红素、三酰甘油、纤维蛋白原、凝血障碍、铁蛋白、sCD25、NK 细胞活性、β₂ 微球蛋白及细胞因子等水平的高低都是提示 HPS 严重程度和预后的指标。血细胞减少、脏器功能衰竭、中枢神经系统病变的有无、轻重必然影响患者生存的可能性。年龄不仅反映 HPS 潜在的病因,也与患者脏器功能状态、治疗的耐受性有关。超过 30 岁的预后不及 30 岁以下的患者。继发性 HPS 的原发病也是重要的预后因素。感染相关性的要优于侵袭性淋巴瘤相关的 HPS。

(向 航 覃 锐)

参考文献

[1] Riviere,S.Reactive hemophagocytic syndrome in adults:a retrospective analysis of 162 patients[J].Am J Med,2014, 127(11):1118-1125.

[2] 王昭.61 例 EBV 相关噬血细胞性淋巴组织细胞增多症患者的疗效及预后分析[J].中华血液学杂志,2015,6:507-510.

[3] Bruck,N.Rapid and sustained remission of systemic juvenile idiopathic arthritis-associated macrophage activation syndrome through treatment with anakinra and corticosteroids[J].J Clin Rheumatol,2011,17(1):23-27.

[4] Henzan,T.Success with infliximab in treating refractory hemophagocytic lymphohistiocytosis[J].Am J Hematol, 2006,81(1):59-61.

[5] Imashuku,S.Clinical features and treatment strategies of Epstein-Barr virus-associated hemophagocytic lymphohistiocytosis[J].Crit Rev Oncol Hematol,2002,44(3):259-272.

[6] Olin,R.L.Successful use of the anti-CD25 antibody daclizumab in an adult patient with hemophagocytic lymphohistiocytosis[J].Am J Hematol,2008,83(9):747-749.

[7] Teachey,D T.Cytokine release syndrome after blinatumomab treatment related to abnormal macrophage activation and ameliorated with cytokine-directed therapy[J].Blood,2013,121(26):5154-5157.

[8] Mahlaoui,N.Immunotherapy of familial hemophagocytic lymphohistiocytosis with antithymocyte globulins:a single-center retrospective report of 38 patients[J].Pediatrics,2007,120(3):622-628.

[9] Marsh,RA.Salvage therapy of refractory hemophagocytic lymphohistiocytosis with alemtuzumab[J].Pediatr Blood Cancer,2013,60(1):101-109.

[10] Wang Y.Multicenter study of combination DEP regimen as a salvage therapy for adult refractory hemophagocytic lymphohistiocytosis[J].Blood,2015,126(19):2186-2192.

[11] Brisse,E,C.H.Wouters and P.Matthys,Hemophagocytic lymphohistiocytosis(HLH):A heterogeneous spectrum of cytokine-driven immune disorders[J].Cytokine Growth Factor Rev,2015,26(3):263-280.

[12] Henter JI.HLH-2004:Diagnostic and therapeutic guidelines for hemophagocytic lymphohistiocytosis[J].Pediatr Blood Cancer,2007,48(2):124-131.

[13] O'Shea,JJ,R Plenge.Signaling molecules in immunoregulation and immune-mediated disease[J].Immunity,2012,36 (4):542-550.

[14] Xing L.Alopecia areata is driven by cytotoxic T lymphocytes and is reversed by JAK inhibition[J].Nat Med,2014,20 (9):1043-1049.

[15] Punwani N.Preliminary clinical activity of a topical JAK1/2 inhibitor in the treatment of psoriasis[J].J Am Acad Dermatol,2012,67(4):658-664.

[16] Harrison C.JAK inhibition with ruxolitinib versus best available therapy for myelofibrosis[J].N Engl J Med,2012, 366(9):787-798.

[17] Maschalidi S.Therapeutic effect of JAK1/2 blockade on the manifestations of hemophagocytic lymphohistiocytosis in mice[J].Blood,2016,128(1):60-71.

[18] Das R.Janus kinase inhibition lessens inflammation and ameliorates disease in murine models of hemophagocytic lymphohistiocytosis[J].Blood,2016,127(13):1666-1675.

[19] Broglie L.Ruxolitinib for treatment of refractory hemophagocytic lymphohistiocytosis[J].Blood Adv,2017,1(19): 1533-1536.

[20] Sin JH,ML Zangardi.Ruxolitinib for secondary hemophagocytic lymphohistiocytosis:First case report[J].Hematol Oncol Stem Cell Ther,2019,12(3):166-170.

[21] 王昭.芦可替尼挽救治疗难治/复发噬血细胞综合征三例并文献复习[J].中华血液学杂志,2019(1):73-75.

第九章 造血干细胞移植

第一节 造血干细胞移植

一、概述

造血干细胞移植是指先对患者进行大剂量的化疗和（或）放疗（预处理），最大限度地清除患者体内的肿瘤细胞，或摧毁患者的免疫系统，再回输供者的造血干细胞以重建患者的造血和免疫系统，并通过移植物抗肿瘤效应来治愈疾病的一种治疗方法。目前为止，造血干细胞移植仍是唯一可以治愈恶性血液病的治疗手段，但是由于供者和患者的身体条件、大剂量化疗的毒副反应、移植后复发、移植物抗宿主病等并发症，造血干细胞移植仍然存在许多有待解决的问题。

造血干细胞移植在过去的 30 年里无论是理论还是实践都取得了巨大进展。目前的适应证十分广泛，包括多种遗传和获得性疾病、恶性和非恶性疾病。与此同时，支持性和辅助性技术的进步，使得精准配型、快速诊断和并发症风险分层成为可能，并应用到移植物抗宿主病和病毒性疾病。造血干细胞移植手术成功是建立在技术进步的基础上的，这些进展在降低移植相关死亡率和发病率方面起到了巨大作用。

二、分类

造血干细胞移植有不同的分类方法，按照造血干细胞来源分为外周血造血干细胞移植、骨髓造血干细胞移植、脐带血造血干细胞移植；按照供者来源可以分为自体造血干细胞移植、异基因造血干细胞移植；按照有无血缘关系分为亲缘供者造血干细胞移植和非亲缘造血干细胞移植；按照 HLA 相合程度可以分为全相合造血干细胞移植、半相合（单倍体）造血干细胞移植等。

三、适应证

造血干细胞移植可以治疗的疾病主要是恶性血液病，如急性粒细胞白血病、急性淋巴细胞白血病、慢性粒细胞白血病、骨髓增生异常综合征、淋巴瘤、骨髓瘤等；非恶性血液病主要是重型再生障碍性贫血。

四、禁忌证

有下列情况者不适宜做造血干细胞移植：严重的脏器（心、肺、肝、肾等）功能不全，严重的感染，精神疾患等；但是，由于移植技术的不断进步，在过去认为不适宜做移植的患者（如半相合移植以前认为不适宜做，但现在的移植数量已经超过全相合移植），目前已经取得很好的效果，特别是对那些复发难治的恶性血液病患者，造血干细胞移植仍能使约 1/4 的患者获得长期生存。

五、供体和移植物选择策略

异基因造血干细胞移植需要选择合适的供体和移植物。最好的捐献者是 HLA 匹配的同胞兄弟姐妹。然而，只有约四分之一的患者能得到全合的供体。每个移植中心都有自己的偏好和经验，但每种选择都有优缺点。如果没有 HLA 匹配的兄弟姐妹,则需要寻找其他供体,替代供者的选择有:半相合匹配的子女、父母、兄弟姐妹,无关供者,脐带血。移植物来源包括外周血、骨髓或脐带血。如果有一个以上的 HLA 匹配供体存在时,优选 HLA 匹配程度更高、ABO 血型与患者相符、年轻、男性、无病毒感染的供者。造血干细胞移植是一种可以挽救生命但是高风险的治疗手段,受者和供者都需要在移植前进行相关的准备工作,个体化地评估这种治疗对患者的益处和风险,并须与家属充分沟通后做出选择。

三种移植物(外周血、骨髓和脐带血)虽然它们的来源不同,在生物学上存在差异,但是这些移植物都主要包括以下细胞成分:CD34$^+$ 细胞,约占整个移植物的 1%,淋巴细胞(主要是 T 细胞,也有 B 细胞和自然杀伤细胞)、骨髓前体细胞、单核细胞(可能释放细胞因子)、其他细胞(如内皮祖细胞和间充质细胞)。

六、HLA 抗体

大约 1/3 的受者有针对 HLA-Ⅰ 或Ⅱ类的抗体。然而,只有 5%~10% 的受者具有"供者特异性" HLA 抗体(英文全称,DSA)。高滴度的 DSA 平均荧光强度与移植排斥风险相关。当使用 HLA 不匹配、不相关、单倍同型供体或不匹配的脐带时,DSA 的检测是至关重要的。与 BM 移植物相比,PB 移植物中有更高的 CD34$^+$ 细胞,可以克服 DSA 的负面影响,特别是当其滴度较低时。

七、预处理方案

1. 白血病预处理方案

对于采用全相合的同胞供者的患者,目前多采用改良的 BuCy2 方案:白消安针剂 0.8 mg/kg,q6h,−8~−5 d,环磷酰胺针剂 60 mg/kg,−4~−3 d,Ara-C 2.0/m^2,−2 d。对急性淋巴细胞白血病,或者有髓外侵犯的急性白血病,也可以采用含 TBI/TMI 的方案。对于半相合移植患者,多采用"北京方案": Ara-C 4.0/m^2,−10~−9 d,白消安针剂 0.8 mg/kg,q6 h,−8~−6 d,环磷酰胺针剂 1.8/m^2,−5~−4 d,即复宁针剂 2.5 mg/kg,−5~−2 d。抗胸腺细胞球蛋白(Anti-Thymocyte Globulin,ATG)一般用于替代供者半相合或无关供者的移植,剂量不等,ATG 常用剂量为 6~10 mg/kg,为降低移植物抗宿主病,更低剂量 ATG 也尝试用于配型相合的同胞造血干细胞移植中。

当然,根据患者的具体情况,如一般状况、伴发疾病、疾病危险分层等,预处理方案会做调整,可以在此基础上增加药物的品种和剂量,称为增强的预处理,也可以适当减少某些药物的用量,以保障患者的安全。

2. 重型再生障碍性贫血预处理方案

HLA 相合同胞供者造血干细胞移植有以下条件:年龄≤40 岁、有 HLA 相合同胞供者的重型或极重型 AA 患者;年龄超过 40 岁的重型 AA 患者,在 ATG/ALG 联合 CsA 治疗失败后,也可采用 HLA 相合同胞供者造血干细胞移植。干细胞数量:回输单个核细胞建议至少 2×10^8/kg 体重,CD34$^+$ 细胞至少 3×10^6/kg 体重。采用含骨髓移植物。移植后 CsA 等基础免疫抑制剂应用建议 1 年后缓慢减停。起初,重型再生障碍性贫血多选择同胞全合供者,常规预处理方案是 CTX 60 mg/kg×4 d,在此基础上,为提高疗效和降低大剂量 CTX 的副作用。目前多采用的方案是:CTX 50 mg/kg,−9~−7 d;ATG 2.5 mg/kg,−9~−5 d;Flu(氟达拉滨)30 mg/m^2,−6~−2 d 或者:CTX 50 mg/kg,−7~−5 d;ATG 3.0 mg/kg,−4~−2 d;Flu(氟达拉滨)30 mg/m^2,−4~−2 d。非血缘供者移植推荐采用 FluCy-ATG 方案,单倍体相合的移植治疗重型再生障碍性贫血尚无统一的预处理方案。

3. 多发性骨髓瘤的处理方案

自体造血干细胞移植已经成为所有适合移植的多发性骨髓瘤患者的标准治疗,对于化疗后无论取得多大程度的疗效,自体造血干细胞移植均有适应证。由于异基因造血干细胞移植风险大,预后差,选择时需慎重考虑,只适合选用年轻的多发性骨髓瘤患者。对于第一次自体造血干细胞移植后取得 VGPR 以上疗效的患者可以进入维持治疗,只有疗效在 VGPR 以下的患者才选择第二次自体造血干细胞移植,因此,在动员外周血干细胞时,争取采集到够 2 次造血干细胞移植的 $CD34^+$ 造血干细胞的数量。预处理方案为:美法仑针剂 140 mg/m²,或 200 mg/m²,−2 d。肾功能不全及老年并非移植禁忌证。相比于晚期移植,早期移植者无事件生存期更长。对于原发耐药患者,自体造血干细胞移植可作为挽救治疗措施。若首次移植后未达 VGPR,可序贯第 2 次移植。高危患者可能更能获益于双次移植。序贯第 2 次移植一般在首次移植后 6 个月内进行。

4. 非霍奇金淋巴瘤的预处理方案

非霍奇金淋巴瘤多采用自体外周血造血干细胞移植,与传统化疗相比,惰性淋巴瘤自体造血干细胞移植后总体生存率无明显改善,所以自体造血干细胞移植主要用于侵袭性淋巴瘤的患者,如高危弥漫大 B 细胞淋巴瘤。对于高度侵袭性的淋巴瘤患者,如淋巴母细胞淋巴瘤/白血病、Burkitt 淋巴瘤等,可以首选异基因造血干细胞移植,包括半相合造血干细胞移植。对于没有合适供体的患者,也可以采用自体造血干细胞移植,其总体疗效仍然优于传统化疗。动员采集的时机和方案:最好在化疗后没有骨髓侵犯时采集,一般在巩固治疗的 4~6 个周期中择机进行。非霍奇金淋巴瘤多采用自体外周造血干细胞移植,预处理多采用传统的 BEAM 方案:卡莫司丁针 300 mg/m²,−7 d;VP-16 200 mg/m²,−6~−3 d;Ara-C 200 mg/m²,q12h;−6~−3 d;Melphalan 140 mg/m²,−2 d。也可以选择全身照射方案:TBI + Melphalan,TBI 8 Gy −3 d;Mel 140 mg/m²,−2 d。

移植的疗效受多个环节影响,与移植的预处理强度、供者选择和患者的病情、身体状况密切相关,对于群体的处理需要做到规范,对每例患者病情处理应该得到个体化。理想的状况是从诊断开始将患者进行危险度分层,为患者设计总体的治疗方案,有计划地使患者在最恰当的时机接受 HSCT 治疗。

5. 造血干细胞移植的并发症

异基因造血细胞移植是治疗血液恶性肿瘤的有效方法。然而,导致这种治疗方式不成功的一个主要原因是治疗相关死亡率(TRM)。尽管 TRM 随着预处理方案的改进而得到改善,如降低强度预处理方案及护理支持治疗的改进,但移植前的预处理对部分患者仍然是致命性的。移植前的化疗预处理引起的器官毒性仍然是移植成功的主要障碍,特别是对高龄患者。

(1)口腔黏膜炎:十分常见,可以在术前、术中、术后加强口腔护理,充分水化,胃肠外营养,控制疼痛,局部应用表皮生长因子凝胶,利多卡因凝胶。

(2)肠胃及肝脏并发症:胃肠道和肝脏并发症在造血干细胞移植中很常见,预处理化疗和免疫抑制剂可直接损伤胃肠道黏膜和肝实质,导致器官功能障碍,并增加严重机会性感染的风险。一般的胃肠反应可以给予对症处理,如护胃、护肝、止吐等,严重的胃肠和肝脏并发症需要积极的预防和治疗。肝静脉闭塞病(VOD)是一种临床症候群,其特征为肝脾大、右上腹疼痛、血清胆红素升高、体液潴留和体重增加,通常发生在预处理开始后的 3 周以内,细胞植活前。该综合征主要是由于在大剂量化疗(主要是烷化剂,特别是白消安或环磷酰胺),毒素直接损伤肝窦内皮细胞和肝细胞,内皮损伤导致肝末静脉和肝窦闭塞。识别高危患者并避免暴露于已知的危险因素是预防这一并发症的最重要策略。此病以预防为主,可以采用前列腺素 E1、低分子肝素等进行预防,一旦发生,预后很差,治疗手段有限。保持液体和电解质平衡,利尿,避免肝毒性药物。熊去氧胆酸可能有一定的预防作用。去纤苷是一种有效的抗血栓形成、抗炎剂,已成功地用于 VOD 的预防和治疗,目前推荐用于中度至重度 VOD 患者的治疗。

(3)出血性膀胱炎:出血性膀胱炎(HC)是一种炎症性的膀胱出血,临床症状包括排尿困难、镜下血尿或肉眼血尿、膀胱疼痛、血块潴留和肾功能衰竭。水化碱化是预防 HC 的有效策略,它有助于减少 HC 的发生和严重程度。美司那是一种合成疏基化合物,被认为是可以降低由于大剂量环磷酰胺导致 HC 的发生率。HC 的治疗通常包括支持医疗,用生理盐水持续膀胱冲洗治疗血尿和血块,适当的镇痛,维持较高的血小板计数水平,预防尿路感染也很重要,而抗病毒药物治疗可能对病毒性膀胱炎有用。

(4)移植物抗宿主病:移植物抗宿主病(GVHD)是由于移植后异体供者移植物中的 T 淋巴细胞,经受者发动的一系列"细胞因子风暴"刺激,大大增强了其对受者抗原的免疫反应,以受者靶细胞为目标发动细胞毒攻击而致病,其中皮肤、肝及肠道是主要的靶目标。供者和受者 HLA 配型的不合位点越多,发生严重移植物抗宿主病的可能性越大;女性经产妇或受孕多次的供者,由于在妊娠期受胎儿异体抗原刺激而致敏,她们所提供的移植物易诱发移植物抗宿主病,年龄越大,发生率越高,且程度越重;受者移植前反复输血可增加移植物抗宿主病的危险;受者发生病毒感染,如巨细胞病毒等感染均可增加移植物抗宿主病的发生率,供者有病毒感染也如此。根据移植物抗宿主病在移植后发生的时间,如在 100 d 内发生者称为急性移植物抗宿主病(aGVHD),在 100 d 后发生者称为慢性移植物抗宿主病(cGVHD)。aGVHD 主要累及皮肤、胃肠道及肝脏。cGVHD 发生在移植 100 d 后,持续时间不等,可以累及全身各个器官,如皮肤、肝脏、口腔、关节、肺、肾等,出现类似干燥综合征、肾病综合征等表现。GVHD 是影响异体造血干细胞移植患者长期生存和生活质量的一个重要因素,也是导致移植失败的三大并发症(复发、感染和 GVHD)之一。预防和治疗 GVHD 的措施包括尽量选择配型相合、年轻的男性供者,预处理时应用环孢素、MTX,半相合或无关供者移植加用 ATG,晓悉。排斥发生后最有效的药物是激素,对激素耐药的 aGVHD 可以使用 CD25 单抗(20 mg,d1,d4,d8,d15),其他可以选择的药物有芦可替尼,伊布替尼,间充质干细胞输注等。

(5)感染:感染是造血干细胞移植常见并发症之一,严重时危及生命导致移植失败。在移植的不同阶段,感染的病原体各有不同,在移植早期预处理后,由于粒细胞缺乏,常发生细菌感染,随着粒缺持续时间延长和广谱抗生素应用,可以发生真菌感染,特别是既往有侵袭性真菌感染病史的患者更容易发生,粒细胞植活后,由于免疫功能尚未恢复,加上免疫抑制剂的应用,病毒感染逐渐增多,包括 CMV、EBV、肝炎病毒、带状疱疹病毒等,有时候是混合感染。因此在移植的不同阶段采取不同的防治策略,预处理时即用氟康唑、泊沙康唑等进行预防、肠道消毒等,粒缺期发热要立即应用广谱高效抗生素,留取标本培养,查 PCT、G 试验、GM 试验、必要时 NGS 检查,根据病原体和药敏结果调整治疗,必要时全覆盖抗感染治疗。

(陈 飞)

第二节 移植后淋巴增殖性疾病

一、概述

移植后淋巴增殖性疾病(posttransplant lymphoproliferative disorders,PTLD)是器官和造血干细胞移植后发生的并发症之一。随着半相合异基因造血干细胞移植的增多及 ATG 的广泛应用,PTLD 在临床越来越常见,在 2016 年版 WHO 造血与淋巴组织肿瘤分型中,已经将 PTLD 单独列为一类疾病。EB 病毒相关的移植后淋巴增殖性疾病是异基因造血干细胞移植术后罕见但危及生命的并发症。移植后 T 细胞免疫缺陷和 EBV 原发感染/再激活在发病机制中起主要作用。由于非特异性的临床表现有时导致诊断困难和延迟,此外,如果不及时治疗,疾病有时进展迅速,并可导致多器官功能衰竭甚至死亡。早期诊断和干预非常重要,减停免疫抑制剂和利妥昔单抗是目前预防和治疗的一线选择。此外,EBV 特异性的细胞毒性 T 淋巴细胞(EBV-CTLs)或供者淋巴细胞输注(DLI)在一线治疗反应不佳的情况下可以考虑使用,化疗±利妥昔单抗也可用于难治性、复发的 PTLD 患者。

二、病因病理

在发病机制上大多数与 Epstein-Barr 病毒(Epstein-Barr virus,EBV)有关,但各种疾病形式之间存在不同的生物学和临床特征。PTLD 不是一个疾病,而是一类从良性淋巴组织增生到恶性淋巴瘤的淋巴系统增生性疾病。PTLD 主要发生于造血干细胞移植后 2～6 个月,大部分 Allo-HSCT 后的 PTLD 来源于供者的 B 淋巴细胞中,仅有极少数起源于 T 细胞或自然杀伤(NK)细胞。EBV 可以通过病毒糖蛋白和细胞受体附着于 B 细胞表面从而感染细胞。在人体免疫力正常的情况下，EBV 感染 B 细胞一般为潜伏感染，对于造血干细胞移植患者，因 B 细胞和 T 细胞的功能缺陷，失去对受感染 B 细胞及转化细胞的清除能力，导致感染 EBV 的 B 淋巴细胞发生持续增殖转化进而发生 PTLD。

PTLD 常见病理类型包括浆细胞增生性 PTLD、传染性单核细胞增多症样 PTLD、多形性 PTLD、单形性 PTLD（包括 B 细胞肿瘤、弥漫大 B 细胞淋巴瘤、Burkitt 淋巴瘤、浆细胞骨髓瘤。T/NK 细胞肿瘤；外周细胞淋巴瘤）、经典霍奇金淋巴瘤等。世界卫生组织（WHO）关于淋巴造血组织肿瘤分类，按照病理形态学改变把 PTLD 分为四类：①早期病变，包括反应性浆细胞增生和传染性单核细胞增多症样的 PTLD；②多形性 PTLD，细胞形态多种多样，可存在从 B 细胞至浆细胞各阶段的细胞；③单形性 PTLD，单一形态的淋巴瘤细胞，如弥漫大 B 细胞淋巴瘤、伯基特淋巴瘤、外周 T 细胞淋巴瘤等；④经典霍奇金淋巴瘤样 PTLD。PTLD 的病理分型可以指导治疗选择，有助于判断预后，早期病变和多形性 PTLD 相对于单形性 PTLD 预后较好。

三、临床表现

PTLD 的主要临床表现为造血干细胞移植、器官移植后不明原因发热及浅表或深部淋巴结肿大。PTLD 患者临床表现多种多样，可以出现不明原因的发热、咽炎、淋巴结肿大、肝脾大、中枢神经系统症状，也可以出现多器官功能不全等表现。PTLD 在临床上可以表现为淋巴结肿大，但是主要表现为结外的病变，且多为非特异性表现，因此需要提高警惕。

四、诊断

（一）辅助检查

1. 实验室检查

（1）血常规：外周血可以发现异形淋巴细胞。

（2）EBV 检测：可以检测 EBV-DNA 和 EBV 抗体，EBV-DNA 更有意义，可以同时检测血细胞内和血浆 EBV-DNA，EBV-DNA 一般在 B 细胞内复制，其拷贝数在 PTLD 发生前就可以增高，并且随着病情进展病毒负荷越来越高。

2. 影像学检查

可以做浅表和深部淋巴结彩超，CT、MRI 等可以协助发现深部肿大淋巴结，PET-CT 有助于了解全身病变情况，有利于指导选择淋巴结活检的部位。

3. 组织病理学

组织病理学是诊断 PTLD 的最准确手段，可以明确分型，有条件者尽量取活检做组织病理学检查。

（二）诊断

PTLD 的诊断需要结合临床表现、实验室检查和组织病理学检查。主要诊断依据有：①造血干细胞移植后不明原因发热；②浅表或深部淋巴结肿大；③血液中 EBV-DNA 由阴性转为阳性，或拷贝数逐渐升高；④组织病理学检查证实为 PTLD。PTLD 的诊断主要依据为临床表现、外周血 EBV 载量和组织活检结果。

五、鉴别诊断

诊断 PTLD 需要与引起发热和淋巴结肿大的疾病进行鉴别，如感染性疾病，包括结核、其他病毒及真菌感染等。需要与淋巴结肿大的疾病，如淋巴结炎、淋巴结结核鉴别。以发热为主要表现时，需要与细菌感染、真菌感染及其他病毒感染进行鉴别。以脏器功能受损为主要表现时，需要结合临床表现、生化检查甚至病检进行鉴别，由于各型 PTLD 的生物学特征和组织病理特点均不一样，因此需要多种检查方法结合加以诊断和鉴别。

六、治疗

PTLD 是发生于实体器官移植或异基因造血干细胞移植后的严重并发症，对于实体器官移植后 PTLD 的处理有推荐指南，而造血干细胞移植后 PTLD 的诊治尚无系统性的专家共识，可以根据患者的具体情况和疾病分级选择治疗。应根据 PTLD 的不同诊断分级选择治疗。对临床诊断的 PTLD 进行风险评估，治疗以免疫抑制剂减量联合利妥昔单抗为主，治疗效果不佳的确诊淋巴瘤的患者可选择全身化疗。

七、预后

PTLD 异质性较大，单纯的 EBV 激活导致淋巴组织的良性增生预后较好，但是器官侵犯明显的恶性淋巴瘤患者，预后差。

（陈　飞）

参考文献

[1] 中华医学会血液学分会干细胞应用学组.中国异基因造血干细胞移植治疗血液系统疾病专家共识(I)——适应证、预处理方案及供者选择[J].中华血液学杂志,2014,35(8):775-780.

[2] 中华医学会血液学分会干细胞应用学组.中国异基因造血干细胞移植治疗血液系统疾病专家共识(Ⅱ)——移植后白血病复发(2016 年版)[J].中华血液学杂志,2016,37(10):846-851.

[3] Shah N,Callander N,Ganguly S,et al.Hematopoietic Stem Cell Transplantation for Multiple Myeloma:Guidelines From the American Society for Blood and Marrow Transplantation[J].Biol Blood Marrow Transplant,2015,21(7):1155-1166.

[4] Penack O,Marchetti M,Ruutu T,et al.Prophylaxis and Management of Graft Versus Host Disease After Stem Cell Transplantation for Haematological Malignancies:Updated Consensus Recommendations of the European Society for Blood and Marrow Transplantation[J].Lancet Haematol,2020,7(2):157-167.

[5] Ruutu T,Gratwohl A,de Witte T,et al.Prophylaxis and Treatment of GVHD:EBMT-ELN Working Group Recommendations for a Standardized Practice[J].Bone Marrow Transplant,2014,49(2):168-173.

[6] Sidlik-Muskatel R,Reisner Y.Toward Safer Haploidnetical Hematopoietic Stem Cell Transplantation[J].Bone Marrow Transplant,2019,54(2):733-737.

[7] Dehn J,Spellman S,Hurley CK,et al.Selection of Unrelated Donors and Cord Blood Units for Hematopoietic Cell Transplantation:Guidelines From the NMDP/CIBMTR[J].Blood,2019,134(12):924-934.

[8] Kongtim P,Ciurea SO.Who Is the Best Donor for Haploidentical Stem Cell Transplantation？[J].Semin Hematol,2019,56(3):194-200.

[9] 黄晓军.实用造血干细胞移植[M].2 版.北京:人民卫生出版社,2019.

[10] Swerdlow SH,Campo E,Pileri SA,et al.The 2016 revision of the World Health Organization classification of lymphoid neoplasms[J].Blood,2016,127(20):2375-2790.

[11] Liu L,Liu Q,Feng S.Management of Epstein-Barr Virus-Related Post-Transplant Lymphoproliferative Disorder After Allogeneic Hematopoietic Stem Cell Transplantation[J].Ther Adv Hematol,2020,28:11.

[12] Marques-Piubelli ML,Salas YI,Pachas C,et al.Epstein-Barr virus-associated B-cell lymphoproliferative disorders and lymphomas:a review[J].Pathology,52(1):40-52.

[13] Parker A,Bowles K,Bradley JA,et al.Management of post-transplant lymphoproliferative disorder in adult solid organ transplant recipients-BCSH and BTS Guidelines[J].Br J Haematol,149(5):693-705.

第十章 弥散性血管内凝血

一、概述

弥散性血管内凝血（disseminated intravascular coagulation，DIC）是在许多疾病的基础上，致病因素损伤微血管体系，导致凝血活化，全身微血管血栓形成，凝血因子大量消耗并继发纤溶亢进，引起以出血及微循环衰竭为特征的临床综合征。诱发 DIC 的基础疾病主要有严重感染、恶性肿瘤、手术及创伤。在 DIC 发生发展的过程中涉及凝血、抗凝、纤溶等多个系统，可分为早期高凝状态期、消耗性低凝期、继发性纤溶亢进期等。主要的临床表现为微血管栓塞、休克或微循环衰竭、出血倾向、微血管病性溶血。大多数 DIC 起病急骤、病情复杂、发展迅猛、预后凶险，如不及时诊断及治疗，常危及患者生命。

严重感染或败血症是引起 DIC 最常见的疾病，以细菌感染最为常见，30%～50%败血症患者可发生显性 DIC，而且是患者死亡的独立危险因素。严重创伤也是引起 DIC 的常见原因，在严重创伤伴 SIRS 患者中，DIC 发生率为 50%～70%。实体肿瘤或血液肿瘤都可引起 DIC，转移癌患者 DIC 发生率为 10%～15%，急性白血病患者 DIC 发生率大约为 15%，尤以急性早幼粒细胞白血病（APL）的发生率最高（60%～90%）。胎盘早剥和羊水栓塞等病理产科引起 DIC 发生率超过 50%。先兆子痫和胎死宫内也会伴发 DIC，在严重先兆子痫患者中 DIC 发生率大约为 7%。近 1/4 的巨大血管瘤（卡-梅综合征）或 1%的主动脉瘤等血管异常可引起局部持续性凝血激活，过多生成的凝血酶进入血循环，造成凝血因子和血小板大量消耗，最终引起 DIC。

二、病因病理

诱发 DIC 的基础疾病非常多，几乎遍及临床各个科室，其中以感染性疾病最常见，包括细菌感染、病毒感染等；其次为恶性肿瘤导致的 DIC，近年来发生率有上升趋势，常见者如急性白血病、淋巴瘤、前列腺癌、胰腺癌及其他实体瘤，在白血病中，DIC 最常见于急性早幼粒细胞性白血病（AML-M3）的患者；再者为严重创伤和病理产科（如羊水栓塞、胎盘早剥、前置胎盘等）导致的 DIC，以上所有疾病导致的 DIC 约占发病总数的 80%以上。

其他可导致 DIC 的基础疾病包括严重中毒或免疫反应（如毒蛇咬伤、输血反应、移植排斥等）、恶性高血压、巨大血管瘤、急性胰腺炎、重症肝炎、溶血性贫血、急进性肾炎、糖尿病酮症酸中毒、系统性红斑狼疮、中暑等。

正常人体内有完整的凝血、抗凝及纤维蛋白溶解系统。凝血及抗凝，既对立又统一，保持着动态平衡。DIC 的发生是由于在各种致病因素的作用下，导致血管内皮的损伤，组织因子（tissue factor，TF）大量释放至血液启动凝血系统，在炎症期间还可产生一系列细胞因子，如组织坏死因子-α（tissue necrosis factor，TNF-α）、白介素-6（interleukin-6，IL-6）等可显著上调 TF 的表达，下调血栓调节蛋白（thrombomodulin，TM），抑制蛋白 C 激活，抑制纤溶系统。TF-FⅦa 复合物催化因子 Ⅹa，依次与因子 Ⅴa、凝血酶原（因子 Ⅱ）及钙离子形成凝血酶原酶复合物，从而产生凝血酶，并转化纤维蛋白原为纤维蛋白。TF-FⅦa 复合物也能活化因子 Ⅸ，且因子 Ⅸa 与活化的 Ⅷ 及钙离子形成 Ⅹ 因子酶复合物，产生更多因子Ⅹa，从而形成了主要凝血酶生成的放大环路。

在炎症诱导的凝血系统活化的情况下，血小板能直接被内毒素或促凝介质活化，血小板发生黏附、聚集、释放反应，参与血栓形成。血小板释放的血小板第4因子（platlet factor 4，PF₄）、β血小板球蛋白（β-thromboglobulin，β-TG）和血栓素A₂（thromboxane A₂，TXA₂）等活性物质进一步促进血栓形成；同时血小板还提供凝血表面，参与凝血过程。

正常人体内抗凝系统包括AT、蛋白C系统、TFPI。在DIC中，3个途径的功能均可受损。由于广泛血管内微血栓形成，消耗各种抗凝蛋白，以及抗凝蛋白合成减少，进一步促进血栓形成。

DIC晚期，继发性纤溶亢进，降解纤维蛋白（原），其降解产物FDP/D-Dimer具有抗凝、抗血小板功能作用，进一步加重出血倾向。

三、临床表现

除原发疾病临床表现外，尚有DIC各期的临床特点，故复杂且差异很大。DIC典型的临床表现如下：

1. 出血倾向

出血是DIC最常见的临床表现。DIC出血常有以下特点：①不能用原发病解释的多部位、多脏器的自发性出血（一般有2个部位以上自发性出血），如同时出现皮肤和黏膜出血、咯血、呕血、血尿等；②早期可表现为注射、穿刺部位瘀斑或出血不止或试管内血不凝固；③严重者可致颅内出血且常为DIC的致死病因。

2. 休克或微循环衰竭

DIC的基础疾病及DIC本身都会引起休克。D1C所致休克一般有以下特点：①起病突然，早期常找不到明确病因；②休克程度与出血量常不成比例；③常早期即出现肾、肺、大脑等重要脏器功能衰竭；④休克多甚顽固，常规抗休克治疗效果不佳，是DIC病情严重、预后不良的征兆。

3. 微血管栓塞

DIC的微血栓可能出现在各个器官，但常见的是肾、肺、肾上腺与皮肤，其次是胃肠道、肝、脑、胰与心脏等。皮肤黏膜微血栓表现为血栓性坏死；肺微血栓常表现为不明原因的呼吸浅快，低氧血症；肾微血栓表现为少尿、无尿；心脏微血栓表现为不明原因的心跳加快；脑组织受累可表现为神志模糊、嗜睡与昏迷等。感染性DIC时广泛微血栓形成也是引起多脏器功能衰竭的重要因素。

4. 微血管病性溶血

临床上表现为黄疸、腰痛、酱油色尿、少尿、无尿等症状，出现进行性贫血，贫血程度与出血量不成比例。

5. 原发病临床表现

DIC是原发病基础上的特殊病理过程，原发病及DIC的临床表现会同时存在，增加了临床判断的难度。

四、诊断

（一）分型与分期

1. 分型

根据DIC发病的快慢和病程长短可分为三型：①急性型；②亚急性型；③慢性型。
按代偿情况分：①代偿型；②失代偿型；③过度代偿型。

2. 分期

DIC 早期高凝状态期，可能无临床症状或轻微症状，也可表现血栓栓塞、休克。

消耗性低凝期以广泛多部位出血为主要临床表现。继发性纤溶亢进期出血更加广泛且严重，难以控制的内脏出血。

（二）检查与病理项目

DIC 的实验室检查包括两方面，一是反映凝血因子消耗的证据，包括凝血酶原时间（PT）、活化的部分凝血活酶时间（APTT）、纤维蛋白原浓度及血小板计数；二是反映纤溶系统活化的证据，包括纤维蛋白降解产物（FDP）、D-二聚体、3P 试验。此外，新一代的生物分子标志物正在临床试验中，将有利于 DIC 的早期诊断。

（三）诊断标准

中国早在 1986 年就首次提出了 DIC 的诊断标准，中华血液学会血栓与止血学组于 2012 年修订提出了《弥散性血管内凝血诊断中国专家共识》。近年来欧美和日本专家相继制定出多指标的 DIC 积分诊断系统（诊断标准），包括国际血栓与止血协会标准（ISTH）、日本卫生福利部标准（JMHW）、日本急诊医学学会标准（JAAM）（表 10-1-1）。但是，对于这三个标准诊断的准确性和实用性仍存在广泛争议。

表 10-1-1 主要国际诊断标准 DIC 积分系统比较

指标	ISTH 诊断标准	JMHW 诊断标准	JAAM 诊断标准
临床情况	必有	1 分	必有
临床症状	未采用	出血＝1 分 器官衰竭＝1 分	SIRS 评分≥3＝1 分
血小板计数（10⁹/L）	50～100＝1 分	80～120＝1 分	80～120 或减少＞30％＝1 分
	＜50＝2 分	50～80＝2 分	＜80 或减少＞50％＝2 分
	—	＜50＝3 分	—
纤维蛋白相关指标	中度增加＝2 分	FDP10～20ug/mL＝1 分	FDP10～25ug/mL＝1 分
	显著增加＝3 分	FDP20～40ug/mL＝2 分	FDP＞25ug/mL＝3 分
	—	FDP＞40ug/mL＝3 分	
纤维蛋白原（g/L）	＜1＝1 分	1～1.5＝1 分	未采用
	—	＜1＝2 分	
凝血酶原时间（s）	延长＞3～6＝1 分	PT 比率 1.25～1.67＝1 分	PT 比率≥1.2＝1 分
	延长＞6＝2 分	PT 比率＞1.67＝2 分	—
DIC 诊断	≥5 分	≥7 分	≥4 分

上述三大诊断标准目前在国内临床使用较为混乱，中华医学会血液学分会血栓与止血学组于 2014 年起通过多中心、大样本的回顾性与前瞻性研究，建立了中国弥散性血管内凝血诊断积分系统

(Chinese DIC Scoring System，CDSS)（表 10-1-2）。

表 10-1-2　中国弥散性血管内凝血诊断积分系统（CDSS）

积分项				分数
基础疾病：存在导致 DIC 的原发病				2
临床表现：不能用原发病解释的严重或多发出血倾向				1
不能用原发病解释的微循环障碍或休克				1
广泛性皮肤、黏膜栓塞，灶性缺血性坏死、脱落及溃疡形成，或不明原因的肺、肾、脑等脏器功能衰竭				1
实验室指标	非恶性血液病	血小板计数	≥100×10^9/L	0
			（80～100）×10^9/L	1
			＜80×10^9/L	2
			24 h 内下降≥50％	1
	恶性血液病	血小板	＜50×10^9/L	1
			24 h 内下降≥50％	1
		D-二聚体	＜5 mg/L	0
			5～9 mg/L	2
			≥9 mg/L	3
		PT 及 APTT 延长	PT 延长＜3 s 且 APTT 延长＜10 s	0
			PT 延长≥3 s 或 APTT 延长≥10 s	1
			PT 延长≥6 s	2
		纤维蛋白原	≥1.0 g/L	0
			＜1.0 g/L	1

注：非恶性血液病：每日计分 1 次，≥7 分时可诊断为 DIC。恶性血液病：临床表现第一项不参与评分，每日计分 1 次，≥6 分时可诊断为 DIC。

五、鉴别诊断

DIC 须与可引起微血栓的疾病鉴别，包括血栓性血小板减少性紫癜（TTP）、溶血性尿毒症综合征（HUS）。另外须与原发性纤溶亢进相鉴别；与引起凝血功能异常的疾病相鉴别，如严重肝病、原发性抗磷脂综合征（APS）。另外，还需与稀释性血浆病相鉴别。

六、治疗

（一）治疗原则与手段

DIC 的主要治疗原则为：去除产生 DIC 的基础疾病的诱因；阻断血管内凝血过程；恢复正常血小板和血浆凝血因子水平；抗纤溶治疗；对症和支持治疗。

主要治疗手段有：①治疗原发病、消除诱因；②替代治疗；③抗凝治疗；④抗纤溶治疗；⑤DIC 其他治疗手段（抗休克治疗，纠正缺氧、酸中毒及水电解质平衡紊乱，糖皮质激素治疗）。

（二）DIC 的分层和分期治疗

DIC 是一种处于不断发展变化中的病理过程，治疗方法即使是对同一病例，也必须根据 DIC 不同型、期及其变化，有针对性地采取不同治疗措施。故 DIC 治疗宜采取分期治疗原则，需要指出的是，临床所见 DIC 患者下述分期多存在一定重叠，故在治疗上须紧密结合患者临床过程及实验室改变进行判断，采取综合措施。

（1）DIC 早期（弥散性微血栓形成期）：以微血栓形成为主，此期的治疗目的在于抑制广泛性微血栓形成，防止血小板及各种凝血因子进一步消耗，因此治疗以抗凝为主，未进行充分抗凝治疗的 DIC 患者，不宜单纯补充血小板和凝血因子。无明显继发性纤溶亢进者，不论是否已进行肝素或其他抗凝治疗，不宜应用抗纤维蛋白溶解药物。

肝素治疗是 DIC 的主要抗凝措施，小剂量肝素足以发挥抗凝效果，不但能够阻断 DIC 的发展，而且有一定抗炎症作用，同时可以避免肝素剂量过大导致的出血并发症。使用方法为：①普通肝素，一般不超过 12 500 U/d，每 6 h 用量不超过 2 500 U，静脉或皮下注射，根据病情决定疗程，一般连用 3～5 d；②低分子量肝素，剂量为 3 000～5 000 U/d，皮下注射，根据病情决定疗程，一般连用 3～5 d。

（2）DIC 中期（消耗性低凝血期）：此期微血栓形成仍在进行，抗凝治疗仍然必不可少，但因凝血因子进行性消耗，出血风险增加，故在充分抗凝的基础上，应进行补充血小板和凝血因子的替代治疗。目前推荐的替代治疗制剂包括输注血浆（包括新鲜血浆、新鲜冷冻血浆、冷沉淀、凝血酶原复合物）、纤维蛋白原和血小板等，这些在 DIC 过程中被大量消耗。各类替代治疗制剂输入后疗效主要观察出血症状改善情况，实验室检测仅作为参考。

（3）DIC 晚期（继发性纤溶亢进期）：此期微血栓形成已基本停止，继发性纤溶亢进为主要矛盾。若临床确认纤溶亢进是出血首要原因，则可适量应用抗纤溶药物，同时，由于凝血因子和血小板消耗，也应积极补充。鉴于抗纤溶制剂作为止血药物已在临床上广泛使用，因此有必要强调，对于有出血倾向而没有排除 DIC，或怀疑为 DIC 所致患者，不宜将抗纤溶制剂作为首选止血药物单独予以使用，以免诱发或加重 DIC 发展。少数以原发或继发性纤溶亢进占优势的疾病，如急性早幼粒细胞白血病（AML-M3）或某些继发于恶性肿瘤的 DIC 可考虑使用抗纤溶药物。但需要注意的是，AML-M3 的标准诱导分化治疗（全反式维 A 酸）可增加血栓形成的风险，因此以上患者使用氨甲环酸时应特别谨慎。

由于导致 DIC 的病理机制不甚一致，诱发 DIC 的原发疾病各有特点，因此治疗 DIC 的方法和药物的选择不能一概而论，须应用分层治疗原则，根据 DIC 的不同病理分期，结合临床表现和实验室指标来综合考虑。DIC 患者往往有凝血激活、凝血因子消耗和纤溶亢进中两种或三种病理状态并存，因此三个分期多存在一定交织，而无绝对的界限。故在治疗上需紧密结合患者临床过程及实验室改变进行判断，采取综合措施。

（三）对症支持治疗

重要器官功能的重点支持是必须的。低血容量、低血压和酸中毒的纠正，以及吸氧可以改善血流量和微循环中氧气的含量。肺、心脏和肾功能严密监测能及时提示支持性措施的建立，如使用呼吸器进行呼吸支持，缩血管和血管活性药物能改善器官灌注、肾功能，维持电解质的平衡。

七、预后

DIC 使患者器官衰竭和死亡的危险性明显增加，在不同报道中，DIC 患者的病死率为 31%～86%。DIC 患者的预后主要取决于 4 个方面的因素：基础疾病、器官功能受损程度、止凝血异常的程度、患者年龄。病理产科和 APL 引起的 DIC，尽管出血症状较重，但器官损害相对较轻，如果及时治疗原发病并给予积极替代支持治疗，患者往往预后较好；但严重感染患者发生 DIC 时，可能出血表现较轻，但易出现器官功能衰竭及休克，病死率明显高于其他病因所致 DIC；晚期恶性肿瘤患者伴发的 DIC，因肿瘤进展和难治而预后很差；DIC 患者年龄越大、病死率越高。

（梅　恒）

参考文献

[1] 邓家栋,杨崇礼,杨天楹,等.邓家栋临床血液学.上海:上海科学技术出版社,2001.

[2] 中国医师协会血液科医师分会,中华医学会血液学分会血栓与止血学组.弥散性血管内凝血诊断中国专家共识(2017年版)[J].临床血液学杂志,2017,30(7):495-498.

[3] 张之南,沈悌.血液病诊断及疗效标准[M].3版.北京:科学出版社,2007.

[4] Levi M,ten Cate H.Disseminated intravascular coagulation[J].N Engl J Med,1999,341:586-592.

[5] Dhainaut JF,Yan SB,Joyce DE,et al.Treatment effects of drotrecoginalfa(activated)in patients with severe sepsis with or without overtdisseminated intravascular coagulation [J].J Thromb Haemost,2004,2:1924-1933.

[6] Levi M,de Jonge E,van der Poll T,et al.Advances in the understandingof the pathogenetic pathways of disseminated intravascularcoagulation:result in more insight in the clinical picture and bettermanagement strategies [J].Semin Throm Hemostasis,2001,27(6):569-574.

[7] 焦力,王书杰,庄俊玲.亚砷酸和全反式维A酸对急性早幼粒细胞白血病的疗效和副作用的比较[J].中国医学科学院学报,2009,31(5):555-558.

[8] Siegal T,Seligsohn U,Aghai E,et al.Clinical and laboratory aspects ofdisseminated intravascular coagulation(DIC):a study of 118 cases[J].Thromb Haemost,1978,39:122-134.

[9] Takemitsu T,Wada H,Hatada T,et al.Prospective evaluation of three different diagnostic criteria for disseminated intravascular coagulation[J].Thromb Haemost,2011,105:40-44.

附　录

附录 1　淋系肿瘤融合基因检测的临床意义

（一）淋系肿瘤有关融合基因

1. SSBP2-Jak2　根据 SSBP2 断裂点不同，有 T1、T2、T3 三个亚型。2008 年在一例 Pre-B-ALL 中首次报道。阳性预后差，且容易复发。

2. STRN3-Jak2　目前报道的只有一例 B-ALL，预后差，对 JAK2 抑制剂 XL019 敏感。

3. RCSD1-ABL1　发生在 B-ALL 中，预后差，易复发。可用达沙替尼治疗。

4. SSBP2-CSF1R　发生在 ph-like ALL 中，预后复杂，其中儿童患者阳性预后良好、青少年及成人预示着高危，易复发，预后极差。可用伊马替尼或达沙替尼治疗。

5. ETV6-NTRK3　常见于先天性纤维肉瘤（CFS）、先天性中胚层肾瘤（CMN）及分泌性乳腺癌中，AML 中较为少见。含有 ETV6-NTRK3（L）的 AML 患者常规化疗不敏感。可用 Crizotinib 治疗。

6. ETV6-ABL1　临床见于 CML、AML、ALL、MPN 中，急性白血病中的预后差，阳性可能对伊马替尼产生耐药。

7. NUP214-ABL1　存在于 6％的儿童和成人 T-ALL 患者中，在 B-ALL 中也有发现。阳性容易复发，预后不良。可用伊马替尼或达沙替尼治疗。

8. PAX5-Jak2　主要发生在 B-ALL，阳性提示预后不良，可用 JAK2 抑制剂治疗。

9. ETV6-Jak2　见于 MDS 的患者中，阳性预后差。

10. CRLF2　易位导致 CRLF2 高表达，与 JAK1/2 突变的激活相关促进 JAK-STAT 通路异常活化，CRLF2 过表达患者的预后较差，可用 Jak2 抑制剂。

11. BCR-Jak2　阳性与脾大和白细胞升高有一定关系。融合基因患者预后差，且易复发，可用 Jak2 抑制剂。

12. EBF1-PDGFRB　EBF1-PDGFRB 融合蛋白使肿瘤细胞分化停滞于淋系 B 前体细胞阶段（EBF1 功能缺陷所致）和持续增殖（PDGFRB 激酶活性失调所致），预后差，可用伊马替尼或达沙替尼治疗。

13. SNX2-ABL1　在 10％的儿童类 B-ALL 中和 30％的成人 ALL 中出现阳性出现该融合基因预示该患者预后不良，高危。可用达沙替尼治疗。

14. RCSD1-ABL2　预后差，用达沙替尼治疗。

15. SSBP2-PDGFRB　预后差，用达沙替尼治疗。

16. ZEB2-PDGFRB　预后差，用达沙替尼治疗。

17. EBF1-Jak2　预后差，可用 Jak2 抑制剂。

18. ZC3HAV1-ABL2　预后差，用达沙替尼治疗。

19. TPR-Jak2　预后差，可用 JAK2 抑制剂。

20. ATF7IP-Jak2　预后差，可用 JAK2 抑制剂。

21. MYB-TYK　预后差，可用 TYK 抑制剂进行治疗。

22. PAG1-ABL2　预后差，可用达沙替尼治疗。

23. ZMIZ1-ABL1　预后差，可用达沙替尼治疗。

24. TERF2-Jak2　预后差，可用 Jak2 抑制剂治疗。

25. TNIP1-PDGFRB　预后差，可用达沙替尼治疗。

26. PPFIBP1-Jak2　预后差，可用 Jak2 抑制剂治疗。

27. RANBP2-ABL1　预后差，可用达沙替尼治疗。

28. MYH9-IL2RB　MYH9-IL2RB 会激活 JAK-STAT 信号通路，该融合基因的患者可能对 JAK1/JAK3 抑制剂的治疗有效。

29. IKZF1　编码 IKAROS 蛋白，突变型的 IKAROS 蛋白使肿瘤细胞分化受阻于淋系前体细胞阶段，突变在 B-ALL 中总体发生率约 20%，但在 Ph 样 ALL 中可达 68%，是预后更差的指标。

（二）淋系肿瘤基因突变检测临床意义

1. ACTB　多出现在 DLBCL、MCL 和其他 B 系淋巴瘤中。MCL 中，ACTB 突变与硼替佐米耐药相关。

2. ADAM3A　在 NK/T 细胞淋巴瘤中可发生突变，并参与疾病的发生发展，与预后不良相关。

3. APC　基因的表达产物为 APC 蛋白，其主要参与 Wnt 细胞生物信号转导途径而导致细胞分裂和生长异常。缺失、插入突变多于点突变（60%：40%），APC 基因甲基化与成人 T 细胞淋巴瘤（ATL）发病有关。

4. ARID2　存在于 PBAF 复合物中，作为稳定 SWI/SNF 染色体重组复合物的必要因子，通过参与染色体重塑来抑制靶基因的转录活性，其突变引起编码的蛋白失活，可能与预后不良相关。主要见于 T 系淋巴瘤。

5. ASXL3　为表观遗传学调控因子，见于 4% 左右的 T 淋巴瘤。

6. ATM　见于 12% 的 CLL 患者，预后差，TTT 和 PFS 显著缩短。突变患者中，20% 还容易发生大体积淋巴结病，在小于 55 岁的患者中预后不良。采用小分子抑制剂也许能够改善疗效。见于 60% 左右的皮肤 T 淋巴瘤，可作为鉴别诊断的依据。见于 50% 左右的 MCL，ATR 抑制剂可能对 ATM 突变的患者有效。

7. ATP6AP1　见于 10%～12% 的 FL，可能与 mTOR 抑制剂的疗效有关。

8. ATP6V1B2　见于 11%～22% 的 FL，可能与 mTOR 抑制剂的疗效有关。

9. B2M　该突变见于约 29% 的 DLBCL，与不经 R-CHOP 方案治疗的 DLBCL 患者不良预后有显著的相关性。B2M 也见于约 30% 的纵隔大 B 细胞淋巴瘤。

10. BCL2　见于 90% 的 FL，携带 14：18 易位，导致 BCL2 的过表达，对 FL 的形成起重要作用。见于 17% 的 DLBCL，在 GCB-DLBCL 中突变高达 34%，对于预后无显著差异。针对难治复发，且携带 17p 的 CLL，采用 BCL2 抑制剂的效果较好。单药针对复发难治的缓解率达 29%，联合利妥昔单抗可达 39%。依鲁替尼单药对此类患者的诱导效果很慢，成功率很低。

11. BCL6　第 1 内含子的 397 位以及 423～443bp 区域突变是大 B 细胞淋巴瘤的特异性标志。且该区域突变有更高的总体生存率。对于存在单一 BCL6 突变的 DLBCL，As$_2$O$_3$ 可能是一种可行的靶向治疗方式。

12. BIRC3　见于 4% 左右的新发 CLL 和 25% 的复发难治 CLL 中，突变激活下游的非经典 NF-KB，对氟达拉滨耐药，预后不良，对 BTK 抑制剂依鲁替尼敏感。见于 10% 的 SMZL，与 TRAF3 一起持续激活下游非经典 NF-KB。见于 15% 的 MCL，对 BTK 抑制剂依鲁替尼敏感度不如 SMZL 和 CLL，可用 MAPK 抑制剂治疗。

13. BRAF V600E　几乎出现在所有的 HCL 中，不出现在 v-HCL、WM 和 SMZL 中，可作为鉴别

诊断的标志。用 BRAF 抑制剂治疗效果良好。

14. *BTG1* 突变常见于 DLBCL，可作为完全缓解的潜在生物标志物。

15. *BTG2* 突变常见于 DLBCL。

16. *BTK* 主要见于 CLL、DLBCL、MCL、WM 等 B 系淋巴瘤，*C481S* 突变会导致对依鲁替尼耐药。

17. *CARD11* 编码的多结构域蛋白参与 NF-KB 中下游 BCR 受体的信号传导，突变可使 NF-KB 持续激活，见于 5% 左右的 MCL 和 10% 的 ABC-DLBCL。突变导致依鲁替尼耐药。

18. *CCND1* 90% MCL 有 t（11；14）（q13；q32）染色体易位，致 CyclinD1 基因过度表达，此类突变可作为 MCL 鉴别诊断的依据。Y44D 突变对依鲁替尼耐药。

19. *CCND3* 见于 3% 的 BL、1% 的 tFL、18% 的 *DLBCL*，*CCND3* 突变在 BL 淋巴瘤中，是驱动淋巴瘤细胞生长的重要因素。

20. *CD20* 见于初发和复发的 DLBCL 中，CD20 C 末端突变可能与美罗华治疗后的复发和耐药有关，建议美罗华治疗后仅达部分缓解的患者进行 CD20 检测。

21. *CD28 T195P* 突变见于 10% 的 AITL，并且与 AITL 患者的年龄、性别、国际预后指数（IPI）、分期、体能状态、LDH 水平、骨髓浸润情况及生存无关。AITL 患者无 *F51V* 突变。*CD28* 基因 *T195P* 突变是 AITL 的一种遗传标志物，具有致癌性，并且可能是 AITL 免疫疗法的靶标。

22. *CD58* 见于 11% 的 HL 中，突变使 HL 细胞发生免疫逃逸的概率增加，与 HL 的复发有关。见于 29% 的 *DLBCL*，*CD58* 突变与 HLA-1 的异常表达可促使淋巴瘤细胞逃脱免疫监规，加速淋巴瘤发展。

23. *CD70* 见于 *ABC/GCB-DLBCL*，*CD70* 基因突变可引起相关免疫逃逸，预后不良，疗效不佳。

24. *CD79A* 见于 20% 的 ABC-DLBCL，罕见于其他类型的 DLBCL，不见于 BL，突变会增加 BCR 的表达。

25. *CD79B* 见于 20% 的 ABC-DLBCL，常与 MYD88 同时出现，罕见于其他类型的 DLBCL，不见于 BL，突变会增加 BCR 的表达。

26. *CDKN1B* 见于 16% 的 HCL 中，突变大多为克隆性，是仅次于 BRAF 的第二常见突变，在调节 HCL 细胞周期和衰老上发挥重要作用。

27. *CDKN2A/B* 为抑癌基因，见于 46% 的 tFL（向 DLBCL），预后不良。见于 25% 的 MCL，与预后不良相关。

28. *CHD2* 为抑癌基因，突变见于 5% 的 CLL 和 7% 其他单克隆型 B 系淋巴细胞增生疾病，在 *IGHV* 突变的 CLL 中是最常见的突变，预后良好。

29. *CHD8* 见于 PTCL，此基因为 WNT/β-Catenin 通路负性调节因子，*CHD8* 突变淋巴结外和结内淋巴瘤中的发生率明显不同。

30. *C*Ⅱ*TA* 突变较多见于原发性纵隔 B 细胞淋巴瘤（PMBL）中，可能与免疫逃逸机制相关。

31. *CREBBP* 在 GCB 来源淋巴瘤的早期形成过程中发挥重要作用，见于 30% 的 DLBCL 和 60% 的 FL 和 6% 的 Brukitt's 等 GCB 来源的 B-lymphoma 中。采用组蛋白去乙酰化酶抑制剂治疗有望改善疗效。*CREBBP/EP300* 突变是 DLBCL 预后不良因素。

32. *CRLF2* 见于大多数 Ph-like ALL，其中 *CRLF2 F232C* 成人突变频率高于儿童。突变或者过表达都提示预后不良。

33. *CXCR4* 见于 20%～30% 的 LPL 中，配合 MYD88 可鉴别诊断 LPL/WM，突变的 WM 患者预后不良，对依鲁替尼耐药，结合 CXCR4 拮抗剂能够改善疗效。

34. *DDX3X* 见于 10%～20% 的 NK/T 淋巴瘤中，*DDX3X* 突变激活下游 NF-KB 和 MAPK 信号通路，促进了肿瘤的发生，突变患者预后差。

35. DNMT3A 见于 11% 的 T 系淋巴瘤，在 PTCL 中高达 26%。突变患者对治疗反应较差，可能是 T 淋巴瘤患者预后不良的一个判断指标。

36. DTX 突变主要见于 SLL/CLL 和 SMZL，为 NOTCH 信号通路中的基因，用 NOTCH 抑制剂进行治疗疗效较好。

37. DTX1 突变存在于 12% 的 DLBCL 和 2% 的 SMZL 患者中，预后较差，NOTCH 抑制剂可能对该类患者有效。

38. EBF1 突变在高危的 B-ALL 中常见。另外，出现在 FL 中提示疾病处于转化期。

39. EGR2 见于 3%~5% 的 CLL，常不与其他预后不良因素（低龄确诊、CD38 高表达、较晚的临床分期、*IGHV* 不突变）共存，与不携带 TP53 的患者相似，预后极差。

40. EP300 与 CREBBP 协同 主要见于 DLBCL、FL（14%）和 Brukitt's 等 GCB 来源的 B-lymphoma 中。采用组蛋白去乙酰化酶抑制剂治疗有望改善疗效。*CREBBP/EP300* 突变是 DLBCL 预后不良因素。

41. EZH2 主要见于 30% 的 GCB 型 DLBCL；见于 89% 的 FL，被认为是疾病发生的早期事件，是 EZH2 抑制剂的靶基因，靶向治疗效果较好；见于 42.2% 的早期 T 细胞前体急性淋巴细胞白血病。

42. FAS 多出现在 ALPS（自身免疫性淋巴细胞增殖综合征）中，60% 临床症状不明显，携带此基因突变的患者容易向 B 系淋巴瘤转化。

43. FAT1 为肿瘤抑制因子，突变与 CLL 的克隆演化有关，使得患者 TTFT（time-to-first-treatment）缩短，常见于氟达拉滨治疗后的 CLL（10.3%），少见于初发未治疗的 CLL（1.1%）。

44. FBXW7 编码 F-box 蛋白家族成员，是形成泛素蛋白连接酶复合物（SCFs）的四个亚基之一。在 T-ALL 中的突变率约为 31%，常不与 NOTCH1 同时出现，预后较好。

45. FOXO1 为转录因子，见于 80% 的原发 DLBCL，不预后良好的标志。

46. FYN 其突变见于 3% 的 PTCL，*FYN* 突变与免疫逃逸进而向高度恶性进展相关，有望成为有效的 NHL 恶性转化指标之一。突变患者可能对 SRC 酶抑制剂达沙替尼敏感。

47. GNA13 为肿瘤抑制基因，突变见于 Burkitt 和 DLBCL 的各种类型（9% 的 ABC 型，12% 的 GCB 型和 50% 的 PMBL 型），该突变若发生在 ABC 型 DLBCL 患者，与不经 R-CHOP 方案治疗的不良预后有显著的相关性。

48. HIST1H1C 为组蛋白连接基因家族成员（HIST1H1 B~E），见于 27% 的 FL。

49. ID3 该突变见于 34% 伯基特淋巴瘤中，且多为双打击 B-淋巴瘤。PI3K 抑制剂、AKT 抑制剂和 MTOR 抑制剂可能对携带此突变的患者有效。

50. IDH2 R172 突变见于 AITL，与 AITL 的细胞起源有密切关系。可作为鉴别诊断的依据。

51. IGLL5 突变常见于孤立性骨浆细胞瘤、DLBCL 和 CLL。

52. IKZF1 在成人 B-ALL 中 *IKZF1* 突变发生率为 30%~50%，在 *BCR-ABL* 阳性患者中达 65% 以上。儿童 B-ALL 患者中 *IKZF1* 突变为 12%~17%。*IKZF1* 突变在 B-ALL 中为不良预后因素，复发率较高。

53. Il2RG 基因编码白细胞介素-2 受体的 γ-链，该基因突变出现在合并了免疫缺陷的 X 连锁患者中（X-SCID）。突变可能与 T-LBL/ALL 的发生有关。

54. IL7R 发生于 12.5% Ph 样 ALL。在前 B-ALL 和 T-ALL 中发生率为 6%~10%。

55. IRF4 突变见于 21% 的 ABC 型 DLBCL。

56. IRF8 突变见于 GCB-DLBCL（<20%）和 FL（<6%），此外还见于树突状细胞免疫缺陷。

57. ITPKB 在 GCB 型 DLBCL 中高表达。

58. JAK1 突变见于 18%~35% 的唐氏综合征相关的 ALL（DS-ALL），发生于 1.6% 儿童 ALL，发生于 4.9% 成人 T-ALL，与不良预后相关。

59. JAK3 见于 T-PLL、JMML、AML 等各类血液系统恶性肿瘤，FDA 批准的 JAK 抑制剂托法替布（Tofacitinib）对于 *JAK3* 突变阳性患者效果较好。

60. KDM6A 参与 DNA 的修复调控，在胚胎发育中发挥重要作用。见于 PTCL，预后较差。

61. KLF2 突变见于 40% 左右的 SMZL，可作为与其他 B 淋巴瘤鉴别诊断的依据。*KLF2* 突变使得下游 NF-κb 信号通路被激活，促进肿瘤的生成。

62. KMT2A 见于 GCB 相关的 B 系淋巴瘤，通过募集继发性因子作为融合的对象，促进疾病的进展。

63. KMT2C 见于 FL 和 GCB-DLBCL，为组蛋白甲基转移酶，与疾病的关系不详。

64. KMT2D 为表观遗传学调控因子，见于 40% 的 FL 和 25% 左右的 GCB-DLBCL，无明显的突变热点，对预后影响不明确。

65. KRAS 见于 6% 左右的 ALL，突变主要见于 12、13 密码子，与预后无关，突变的患者可采用 RTK/RAS 信号通路相关的靶向治疗，效果可能较好。

66. LRP1B 见于 FL，与 FL 的组织学转化，即向 DLBCL 转化有关。

67. LRRN3 见于 DLBCL，临床意义不详。

68. LYN 见于 DLBCL，预后不详。

69. MAP2K1 调控抑制凋亡的信号通路，多见于儿童结节性 FL（40% 左右），突变将激活下游 ERK 信号通路，对淋巴瘤细胞的生成起关键作用。见于 40% 以上的 vHCL，结合 BRAFV-600E 阴性，能够辅助诊断 vHCL，vHCL 患者采用 b-raf 靶向治疗效果不佳。

70. MEF2B 见于 10%～20% 的 GCB-DLBCL 中，预后不明。

71. MFHAS1 见于 B 淋巴瘤，主要见于 DLBCL，与 t（8；14）（p23.1；q21）染色体易位相关。

72. MGA 见于 10% 左右的 NK/T 淋巴瘤，可能与疾病的发生有关。

73. MPEG1 主要见于 DLBCL，难治复发 DLBCL 患者的突变比例较高，推测突变可能与疾病复发有关。

74. MYC 该基因是 Burkitt 淋巴瘤的标志性基因易位，可作为鉴别诊断的依据；该基因异常见于 5%～15% 的 DLBCL 及其他 B 系淋巴瘤，与不良预后相关。

75. MYD88L265P（794T＞C） 见于 90% 以上的 WM/LPL（不分泌型），29% 的 ABC-DLBCL（结合 *CD79B* 突变能够鉴别 ABC-DLBCL），9% 的黏膜相关淋巴瘤（MZL）和 3% 的 CLL，可作为鉴别诊断的依据。该突变是 NF-κB 和 BTK 信号通路的启动因子，维持细胞的生存，患者预后差。采用 I-RAK 1/4 抑制剂治疗有望改善疗效。

76. MYOM2 突变在 DLBCL 出现的比例低于 5%，主要见于 ABC-DLBCL。

77. NF1 见于 NHL 和其他血液系统恶性肿瘤，是疾病进展成为恶性的高危因子。

78. NFKBIE 编码 NF-κB 负反馈调控子 Ikbe，NFKBIE 中 4bp 的缺失广泛出现在多种淋巴系统恶性疾病的形成过程中，其中在 FL、SMZL、T-ALL 中出现比例较低（＜2%），在 DLBCL、MCL、PNBC 中有 3%～4% 的出现频率，在 CLL 中有 5% 左右的出现频率，但在 PMBC 和 HL 中，突变比例高达 22.7%，突变患者预后极差，易复发。

79. NOTCH1 突变于 50%～60%T-ALL 中。突变刺激 NOTCH1 信号通路持续活化，采用 NOTCHI1 抑制剂进行治疗有望改善疗效；突变见于 5%～10% 的新发病例，15%～20% 的进展病例，有较高的风险进展为 DLBCL，常与 P53、ZAP70、IGVH 不突变共存，利妥昔单抗和氟达拉滨耐药，用 NOTCHI1 抑制剂进行治疗有望改善疗效；突变见于 15% 的 CTCL，提示 *NOTCH1* 基因突变可能是 TCL 发生的一个重要因素。NOTCH 抑制剂对突变的淋巴瘤患者可能有效。*NOTCH1* 基因点突变可能影响外周 T 细胞淋巴瘤的生存时间。

80. NOTCH2 在 B 淋巴瘤中，只见于 20% 的 MZL，可不用 CLL、MCL、FL 和 HCL 的鉴别诊

断，突变预后不良，NOTCH 抑制剂对突变的淋巴瘤患者可能有效。

81. *NRXN3* 见于 DLBCL，预后不详。

82. *NT5C2* 发生于 19％复发 T-ALL 和 3％～10％复发前 B-ALL 中。

83. *P2RY8* 突变见于 11％的 DLBCL，预后不详。

84. *PAX5* 编码 B 细胞特异性激活蛋白（BSAP），是调控 B 细胞生长分化的转录因子。发生于 30％的 B-ALL 患者中。其中，儿童前 B-ALL 中的出现概率为 6.8％～31.7％。最新研究显示 *PAX5* 基因的胚系突变还是 B-ALL 的易感因素。

85. *PCLO* 突变见于 DLBCL，预后不详，可能为信号通路上的"乘客"基因（passengergene）。

86. *PDGFRB* 常见的异常为 EBF1-PDGFRB，主要出现在 T/B-ALL 中，阳性患者对 TKI 治疗敏感。

87. *PHF6* 见于 20％的成人 T-ALL，在 B-ALL 中几乎不出现（是因为 PHF6 的功能就是维持 B 系细胞的性质，这需要 PHF6 被激活，而突变使得 PHF6 的该功能缺失，从而使得 PRE-B-ALL 向 T-ALL 转变了）。

88. *PIM1* 见于原发中枢的 DLBCL（PCNSL），PIM1 和 MYD88 一起对 PCNSL 的发展起关键作用；突变还可能会降低依鲁替尼对 ABC-DLBCL 的敏感性，预后不良。BTK 抑制剂联合 PIM1 抑制剂治疗，有望改善预后。

89. *PLCG2 R665W* 主要见于 CLL，突变会导致患者对依鲁替尼耐药，预后不良。

90. *POSTN* 主要见于 CD5$^+$ 的 DLBCL，该型预后较差。

91. *POT1* 编码端粒复合体，突变导致端粒和染色体结构不稳定，见于 3.5％的 CLL，在 IGHV 未突变的患者中比例可达 9％，预后不良。

92. *PRDM1* 为抑癌基因，见于 ABC-DLBCL，突变和缺失会导致抑癌作用消失，预后不良。

93. *PTEN* 见于 8％～12％的成人 T-ALL 中，预后不良，使用 AKT 或 PI3K 抑制剂有望改善疗效。

94. *PTPN1* 为 JAK-STAT 信号通路的抑制基因，见于 20％的 HL 和 PMBCL，突变可增加信号下游基因表达，驱动淋巴瘤的发展。

95. *PTPRD* 为抑癌基因，通过对活化 P-STAT3 去磷酸化，抑制 JAK/STAT 信号通路的传导，突变使得抑制功能丧失。仅见于 20％的 NMZL（结节性边缘带淋巴瘤），在其他的成熟 B 细胞淋巴瘤中均不出现，可辅助鉴别诊断 NMZL。

96. *RHOA* 见于 68％的 AITL 及 AITL 相关的 PTCL，突变形式为 Gly 17 Val，常与 TET2 缺失共存，显示出对 AITL 致病的协同作用。

97. *ROBO2* 主要见于 10.4％的 MDS，突变与 MDS 进展有关，预后不良。见于 DLBCL，临床意义不详。

98. *RPS15* 见于 20％左右的难治复发 CLL（FCR），RPS15 可能是 CLL 早期的克隆事件，常合并预后不良因素（*TP53* 突变），患者预后极差。

99. *RRAGC* 突变可通过功能获得性机制激活 mTORC1 信号通路触发肿瘤发展，见于 17％的 FL，采用 mTOR 抑制剂有望改善疗效。

100. *SAMHD1* 主要见于 T 淋巴瘤，突变与疾病的发生有关。

101. *SF3B1* 突变见于 4％～12％的早期 CLL，见于 17％～24％的进展期 CLL；与 IGVH 不突变，CD38 高表达，11q23 缺失等不良因素常共存，氟达拉滨的化疗方案易复发。

102. *SGK1* 见于 NLPHL（节性淋巴细胞为主型霍奇金氏淋巴瘤），是 NLPHL 发生的关键因素，其中 10％的 NLPHL 会向 DLBCL 转化。见于 DLBCL，为 NOTCH 信号通路的负向调控因子，但通常不与 NOTCH2 共存。突变导致负向调控功能消失，加速 NOTCH 信号通路的信号传导，预后不良。

103. SLITRK3 见于 DLBCL，临床意义不详。

104. SOCS1 见于 25％的 PMBC、DLBCL、HL、FL、在 DLBCL 中，截断型（major）突变预后较好，非截断型（minor）突变预后不良。

105. SPEN 见于 DLBCL 等成熟 B 淋巴瘤，编码转录抑制子与 NOTCH 信号通路相关，临床意义不详。

106. STAT3 见于 75％的患者，无论 STAT3 是否突变，采用 STAT3 抑制剂治疗 T-LGL，都有明显的效果，突变主要用于区分恶性增殖和反应性增生。在 DLBCL 中，突变提示预后较好。

107. STAT5B 突变见于 31％的 HSTCL，而且在 HSTCL 的细胞生长信号通路中发挥很重要的作用。STAT5B 突变较少见，主要见于 γδT 细胞来源的肝脾 T 细胞淋巴瘤，临床多表现为侵袭性。约 36％的肠病相关 T 细胞淋巴瘤（EATL）Ⅱ型也可见 STAT5B 突变。

108. STAT6 突变见于白血病和淋巴瘤，多见于 FL（约 10％）和 PMBC（20％～40％），与肿瘤细胞的增殖和转化有关。

109. TBL1XR1 于 PCNSL（原发中枢的淋巴瘤）和 DLBCL，突变使得 TBL1XR1 成为抑制肿瘤进展的因素。见于 18％的 OMZL（结膜相关边缘带淋巴瘤），突变与疾病的发生有关。

110. TCF3 见于 BL，结合 ID3，TCF3，CCND3 可用于 BL 的鉴别诊断。

111. TET2 突变为血液系统发生的早期事件，出现在多系细胞中（髓系/淋系），引导克隆增加，触发疾病复发。T-Lymphoma：突变见于 10％成人 T 细胞白血病/淋巴瘤（ATLL），18％～83％的血管免疫母细胞性淋巴瘤（AITL），47％的 PTCL-NOS，33％的 ALK（-）ALCL。其突变可能与淋巴瘤的发病过程相关，有助于疾病的鉴别诊断。

112. TMSB4X 见于 DLBCL，临床意义不详。

113. TNFAIP3 突变见于多种淋巴瘤，其中 36％的 DLBCL，20％～60％的 HL，主要通过 NF-KB 的上游调节，促进淋巴瘤的发生。在 FL 中提示有向 DLBCL 转化的倾向。在自身免疫患者中，突变是继发淋巴瘤的高危因素。

114. TNFRSF14 见于 54％的儿童 FL，突变是疾病发生的重要因素，与预后不良有关。TNFRSF14 FL 是晚期事件，提示 DLBCL 转化风险提高。

115. TP53 见于 19％的 ALL，8％的 CLL，针对 P53 缺失的难治复发 CLL 患者，采用 BCL2 抑制剂治疗效果较好。

116. TRAF2 见于 10％的 DLBCL，参与调控 NF-KB 信号传导，与 DLBCL 发生有关。

117. TRAF3 突变见于多种 B 淋巴瘤，突变会触发非经典 NF-KB 信号通路，导致疾病的发生。TRC694 能够很好地抑制由非经典 NF-KB 驱动的 B 淋巴瘤进展。

118. UBE2A 见于 DLBCL，临床意义不详。

119. XPO1 见于 20％左右的 PMBC 和 HL，最主要的突变为 E571K，突变导致预后（PFS）不良。

120. ZAP70 突变见于 CLL/SLL，在 IGHV 突变的患者中为 17％，而在 IGHV 未突变的患者中高达 70％以上，常合并预后不良因素，患者预后差。

（吴三云）

附录 2　髓系肿瘤融合基因的临床意义

（一）髓系肿瘤融合基因

1. E2A-HLF　在儿童白血病中出现的概率小于 1%，预后不佳。

2. E2A-PBX1　在 5%～6% 的儿童 Pre-ALL 和 3% 的成人 Pre-ALL 中多见，患者具有高的白细胞计数，易发生 CNS，预后不佳。

3. KMT2A-AF4　在婴儿 ALL 中最多见，为 50%～70%，而在儿童和成人中较低，分别为 2% 和 3%～6%。患者病情凶险，预后差。

4. KMT2A-AF9　在 ALL 儿童患者较成人多见，见于 2%～5% 的 ANLL，M5a 型中可高达 25%，预后较差。

5. SIL-TAL1　可见于 26% 的儿童 T-ALL 病例和 16% 的成人（主要是年轻成人）T-ALL 病例，预后不佳。

6. TEL-AML1　见于 25% B-ALL 的儿童和 3% 成人中，预后较好。

7. TEL-JAK2　主要发生在儿童 T 细胞白血病，在前 B-ALL 及不典型 CML 中也表达。呈高侵入性的克隆性疾病。

8. AML1-ETO　在原发性 AML 中阳性率为 6%～8%，在 M2 中阳性率为 20%～40%，M2b 中阳性率约为 90%，少见于 M4 和 M1。5 年长期无病生存可达 50%～70%，预后较其他 AML 亚型好（M3 除外）。可作为诊断 AML-M2 的依据；作为 TKI 治疗的依据；作为 MRD 的跟踪指标。

9. CBFB-MYH11　主要见于 AML-M4Eo 亚型，10% 不伴异常嗜酸细胞 M4，其中 50% 发生在 AML-M4Eo 中，患者对化疗敏感，预后较好。

10. KMT2A-AF10　主要见于 AML-M5 型患者，儿童多见，预后差。

11. KMT2A-AF17　MLL-AF17 融合基因发现于 AML 中，缺乏预后的相关资料。

12. KMT2A-AF1q　多发于 AML，MLL/AF1q 的预后存在争议。

13. KMT2A-AF6　常发生于 AML，特别是 M4、M5，预后相当差，几乎无缓解。

14. KMT2A-ELL　为 AML 特征性异常，成年患者预后不佳，儿童患者预后中等。

15. KMT2A-SEPT6　目前只发现于 AML 中，与白血病发生有关。

16. NPM-MLF1　常有涉及三系的病态造血，巨核细胞数常增高；见于除 M3 以外的各 FAB 亚型白血病，以 M6 和 M2 居多，预后非常差。

17. NUP98-HoxA13　目前仅发现于 AML（M2）患者。

18. NUP98-HoxC11　目前仅在 AML（M1、M2a、M5b、M2）中有报道。

19. TLS-ERG　见于除 M3 以外的各型急性白血病，与不良预后相关。

20. KMT2A-AF1p　在 ALL、AML、MDS 和双表型急性白血病均有发现。缺乏关于预后的相关文献。

21. KMT2A-AFX　可发生于 AML 或 ALL，与疾病的发生有关，增强造血干细胞的自我更新并阻滞成熟。

22. KMT2A-ENL　常见于 ALL 患者，也见于 AML-M4. M5. M1. M2，提示预后不佳，常见小于 1 岁婴儿。

23. SET-CAN　仅见于 1 例急性未分化白血病，1 例急性髓系白血病 M4 型和 3 例儿童 T 淋巴细胞白血病。患者预后较差，对化疗不敏感，尤其对大剂量糖皮质激素耐药。

24. *AML1-MTG16* 可发生于 MDS 和 ANLL（M1 或 M2 型）。

25. *DEK-CAN* 主要见于 AML 和 MDS 中，患者多见于年轻人，预后不良。

26. *NUP98-HoxD13* 常见于 AML（M4）、MDS、CML 中。MDS 伴有 NUP98-HoxD13 与转化 AML 有关，预后不佳。

27. *NUP98-PMX1* 常见于 t-MDS/AML、AML（M2）和加速期的 CML，具有恶性转化能力。

28. *NUP98-HoxA9* 与 AML 发生有关，主要见于 M2、M4，也见于 MDS、CML、CMML，常伴有 K-RAS 和 WT1 突变，预后不良。

29. *NPM-RARA* 仅见于 ANLL（M3）。经 ATRA 治疗可获完全缓解。

30. *NUMA1-RARA* 仅见于非经典的 M3 型 ANLL 中。经 ATRA 治疗可获完全缓解。

31. *PLZF-RARA* 多见于 APL，也可见于介于 M2 和 M3 之间的 AML。对 ATRA 治疗不敏感。

32. *PML-RARA* 见于 $10\%\sim15\%$ 的 ANLL 以及 90% 以上的 APL 中，是 APL 的一个特异标志。可作为 APL 的诊断依据；作为维 A 酸＋砷剂治疗的依据；作为 MRD 跟踪指标。

33. *PRKAR1A-RARA* 见于 APL，经 ATRA 治疗可获完全缓解。

34. *STAT5b-RARA* 见于 APL，对 ATRA 敏感性有限。

35. *AML1-MDS1/EVI1 t（3；21）* 其中 21 号染色体上的 AML1 基因在 runt 区和转录激活区之间断裂并分别与 MDS1 和 EVI1 形成 AML1-MDS1/EVI1。首先发现于 CML 急变的患者，在 CML 慢性期、少数治疗相关性 AML 以及 post-MDS/AML，在原发性 AML 或 MDS 也均已发现，预后差。

36. *TEL-ABL* 少见，预后不佳。

37. *BCR-ABL1* 见于超过 95% 的 CML，$20\%\sim50\%$ 的成人 ALL 和 $2\%\sim10\%$ 的儿童 ALL 中，以及小于 2% 的 AML 中。可作为诊断 CML 的依据；作为 TKI 治疗的依据；作为 MRD 的跟踪指标。

38. *NUP98-HoxA11* 见于费城染色体阴性的 CML（短期内进展为 AML-M2）、幼年型粒一单核细胞白血病（JMML）、AML（M4）和 MDS 中。

39. *TEL-PDGFRB* 见于慢性粒单核细胞白血病（CMML）和非典型慢性粒细胞白血病（aCML）。能激活 PDGFRB 激酶依赖的信号转导途径，诱发白血病。

40. *FIP1L1-RARA* 见于 JMML 和 APL，经 ATRA 治疗可获完全缓解。

41. *ETV6-PDGFRA* 见于 MPN，也可发现于慢性嗜酸性粒细胞白血病（CEL），MPN 中对伊马替尼较敏感，CEL 中对伊马替尼不敏感。

42. *NPM-ALK* 有 $70\%\sim80\%$ 间变性大细胞淋巴瘤（ALCL）患者表达此基因，阳性患者 5 年总生存率明显优于 ALK 阴性的患者，可以成为 ALCL 的诊断、鉴别诊断和判断预后的一个独立重要指标。

43. *FIP1L1-PDGFRA* 是高嗜酸性粒细胞综合征（HES）诊断的分子标志和格列卫治疗的分子靶标，口服伊马替尼可大大增强疗效并降低死亡率。

（二）髓系肿瘤突变基因临床意义

1. *CBL* 编码 E3 泛素蛋白连接酶，在多个受体蛋白激酶（RTK）信号通路中起负性调节因子的作用，是一种肿瘤抑制蛋白。该基因突变常见于 CMML（$10\%\sim20\%$）和 JMML（15%）；MDS 中发生率<5%，可能与预后不良相关联；见于 4% 的 PMF 患者，与疾病进展相关。

2. *ETV6* 编码 ETS 家族转录因子，是一种肿瘤抑制基因。参与造血及发育中血管网络的维护，ETV6 基因可与多种伙伴基因易位或因基因突变/缺失导致功能失活，参与白血病的发生。该基因突变在 MDS 中发生率<5%，突变与预后不良独立相关。

3. *U2AF1* 编码一种 SR 家族的 RNA 剪接因子蛋白。U2AF1 突变导致 RNA 的紊乱剪接，突变可见于 $5\%\sim16\%$ 的 MDS、$10\%\sim15\%$ 的 PMF 患者。该基因突变与预后不良相关联。

4. ASXL1 编码一种染色质结合蛋白，属于多梳蛋白家族。ASXL1 蛋白通过和染色质结合，增强部分基因的表达，而抑制另外一些基因的表达。该基因突变见于 5.3%～17.2% 的 AML、10%～29% 的 MDS 患者、25% 的 PMF，1%～3% 的 ET/PV，与疾病快速进展有关，与预后不良相关联。

5. KIT 编码蛋白属于受体酪氨酸激酶，参与包括造血干细胞在内的多种细胞的发育过程。与核心结合因子白血病相关，在核心结合因子相关性白血病患者中与预后不良相关联。KIT D816 突变对伊马替尼耐药，达沙替尼对伊马替尼耐药的活化突变（D816Y/F/V 等）可能有效。

6. TET2（TET 甲基胞嘧啶双加氧酶 2 型） 编码一种催化甲基胞嘧啶为 5-羟甲基胞嘧啶的酶，在 DNA 的甲基化表观修饰调控过程中起重要作用。TET2 蛋白参与髓系造血过程的调控，该基因突变可见于 15%～34% 的 AML、12%～25% 的 MDS、10%～20% 的 MPN（ET，PV 和 PMF）患者，与疾病发生和进展有关。TET2 基因突变，与预后不良相关联。应用去甲基化药物可能有效。

7. DNMT3A 编码一种 DNA 甲基转移酶。突变见于 18%～22% 的 AML、29%～34% 的 CN-AML 和 3%～18% 的 MDS 患者。与预后不良相关联。该基因突变应用去甲基化药物可能有效。

8. NPM1 编码一种核-浆穿梭蛋白，在多种组织器官中广泛表达。NPM1 突变在 AML 中常见，NPM1 突变阳性但无 FLT3-ITD 突变并且染色体核型正常的 AML 患者预后较好；但大于 65 岁的老年患者 NPM1 阳性时其 OS 和 RFS 未见延长。

9. NRAS 基因编码一种具有 GTP 酶活性的 GTP 结合蛋白。NRAS 基因突变常见于 CMML 和 JMML（约 15%）、可见于 3%～10%MDS 患者、8% 的 AML 患者。基因突变与预后不良相关联，尤其是低危 MDS 患者。AML 中 RAS 突变的患者对高剂量阿糖胞苷治疗反应好。低剂量阿糖胞苷治疗的 AML 中，伴 RAS 突变的患者更易复发。

10. CEBPA 编码 CCAAT/增强子结合蛋白 alpha。CEBPα 蛋白是一种含有亮氨酸拉链结构域（bZIP）的转录因子蛋白，通过自身形成同源二聚体或与 CEBPB、CEBPG 形成异源二聚体，与目标基因启动子区的 CCAAT 基序结合并调控其表达。CEBPα 在造血细胞分化过程中起重要的调控作用。FLT3-ITD 或 TET2 等预后差基因阴性时，一般认为 CEBPα 突变是染色体核型正常的 AML（CN-AML）患者预后好的指标。CEBPA 双突变相比单突变是更明确的预后好指标，单突变预后意义有争议。

11. IDH2 是 IDH1 的同源基因，编码线粒体异柠檬酸脱氢酶（NADP＋），其突变导致酶失活及 2-羟基戊二（2-HG）非正常积累，进而引起组蛋白和 DNA 甲基化的变化，促进肿瘤发生。IDH2 基因突变常见于 AML。低危 NK-AML 患者中 IDH2 突变阳性者预后相对较差；单独伴 IDH2 和 NPM1 突变阳性者预后较好。MDS 中发生率＜5%。与预后不良相关。见于 1%～3% 的 PMF，与疾病发生和进展有关。IDH2 突变抑制剂可逆转 IDH2 突变的 AML 患者的基因组甲基化异常，可延缓肿瘤细胞增殖并促进其分化。

12. FLT3 编码的细胞因子受体属于受体酪氨酸激酶 III 类，在造血干细胞和祖细胞的正常发育中起重要作用，是 AML 中最常见的突变基因之一，与预后不良相关联。

13. RUNX1（AML1） 编码的转录因子调节造血干细胞分化成成熟的血液细胞。Runx1 基因突变见于 5.2%～15% 的 AML、9%～20% 的 MDS 患者。是年轻患者的一个独立不良预后因素；核型中危患者中 RUNX1（AML1）突变阳性者为高危，与预后不良相关联。

14. SRSF2 编码蛋白丝氨酸/精氨酸丰富的剪接因子 2。突变常见于 CMML（40%～50%）及 10%～15% 的 MDS 患者、＜2% 的 ET、10%～15% 的 PMF（合并 IDH 突变），该基因突变的 MPN 患者更易进展为 AML。该基因突变，与预后不良相关联。

15. TP53 是重要的抑癌基因，也是人类癌症中最常见的突变基因。其突变与多种癌症的形成及发展有关，并与预后不良独立相关联。TP53 基因突变常见于复杂核型（50%）和 del（5q）（15%～20%）。可见于 2%～8% 的 AML、2%～21% 的 MDS 患者，是一个独立的与预后不良相关联的因素，可能提示对来那度胺耐药或复发。

16. SF3B1　编码剪接因子 3b 蛋白复合体亚单位 1。突变见于 20%～30% 的 MDS 患者。与环形铁幼粒细胞密切相关，频发于 MDS-RS（80%）。是一个较好的预后因素。

17. SETBP1　是一个致癌基因，编码 SET 结合蛋白 1，参与 DNA 复制。该基因突变在 CMML（5%～10%）及 JMML（7%）发生频率较高，MDS 中发生率<5%；与疾病进展相关。

18. EZH2　编码组蛋白赖氨酸 N-甲基酶，是转录因子复合物 PRC2 的功能酶组分，负责健康的胚胎发育。其突变在 CMML 中常见（12%），可见于 5% 的 AML、5%～8% 的 MDS、5%～10% 的 PMF，是一个独立的预后不良的因素。

19. U2AF1　编码一种 SR 家族的 RNA 剪接因子蛋白。*U2AF1* 突变导致 RNA 的紊乱剪接，突变可见于 5%～16% 的 MDS、10%～15% 的 PMF 患者。该基因突变与预后不良相关联。

20. JAK2　编码一种含有自我抑制结构域的酪氨酸激酶，在 JAK-STAT 信号通路中发挥作用。JAK2V617F 是 MPN 典型特征性突变，见于 95% 的 PV 和 50%～60% 的 PMF 和 ET。*JAK2* 突变的患者使用激酶抑制剂鲁索替尼（ruxolitinib）治疗可能有效。

21. PHF6　编码一种有两个 PHD 样锌指结构域的蛋白，具有转录调控作用，定位于核仁。是 X 染色体连锁的肿瘤抑制基因。突变发生于 5.4%～16% 的儿童和 18.6%～38% 的成人 T-ALL、15% 的 AML。该基因突变与预后不良相关联。

22. BCOR　基因编码与 BCL6 相互作用的辅助抑制因子，而 POZ/锌指转录抑制因子 BCL6 是生发中心的形成所必需，且可能会影响细胞凋亡。*BCOR* 基因突变，见于 8%～10% 的 AML、<5%MDS，MDS、AML 患者中，与预后不良相关联，与继发 AML 相关。*BCOR* 基因突变是 AA 中最常见的突变基因，阳性者对免疫抑制治疗有良好反应，可辅助诊断再障。检测到的位点在 COSMIC 和相关文献未见与血液淋巴相关报道。

23. SH2B3　基因编码的 LNK 是一种能与 TPO 激活的 JAK2 紧密结合从而抑制下游 STAT 信号通路激活的衔接蛋白。突变见于约 5% 的 ET 和 5% 的 PMF 患者，在急变期和慢性期的 MPN 患者均有发现，与 JAK2V617F 协同促进疾病进展。JAK 抑制剂、JAK2 抑制剂可能有效。

24. MPL　是位于细胞膜上的一种血小板生成素（TPO）受体。突变可见于 2%～3% 的 ET 和 3%～5% 的 PMF 患者，表现为以巨核系增生为主的骨髓增殖。在 PMF 患者中，*MPL* 基因突变更多见于女性、高龄、低血红蛋白水平、病情严重和依赖红细胞输注的患者。*MPL* 突变阳性的 PMF 患者比 *JAK2 V617F* 突变阳性有更严重的贫血症状，与预后不良相关联。

25. CALR　编码一种钙网蛋白，*CALR* 突变特异性地见于 *JAK2* 和 *MPL* 突变阴性的 MPN 患者。最常见的突变类型为 1 型（L367fsX46，del 52bp）和 2 型（K385fsX47，ins 5bp）。*CALR* 突变的肿瘤细胞 JAK-STST 通路活化，JAK 抑制剂治疗可能有效。

26. CSF3R　编码集落刺激因子 3 受体蛋白。CSF3R 是一种穿膜型受体蛋白，具有调节粒细胞的生长、分化和功能的作用。*CSF3R* 突变常见于慢性中性粒细胞白血病（CNL）患者。*T618* 突变活化 JAK-STAT 信号通路，对 JAK 激酶抑制剂 Jakafi（ruxolitinib）等敏感。

（吴三云）

附录 3 荧光原位杂交技术

一、概述

荧光原位杂交（fluorescence in situ hybridization，FISH）技术是弥补传统细胞遗传学方法中的染色体核型分析技术和分子生物学方法中的聚合酶链反应（polymerase chain reaction，PCR）技术之间的差距的一种方法。

常规染色体核型分析主要采用经典的染色体显带技术，其最明显的优势是可以在一次实验中获得全面的细胞遗传学信息，尤其是鉴定明显的染色体缺失和易位。然而核型分析方法因受限于分裂活跃细胞，临床标本的采集、转运和培养、分裂中期细胞阻滞、收获、滴片和显带等手工环节复杂，无法均一化可能导致无分裂象、可供分析分裂象不足、染色体形态差或显带不清晰。该方法分辨率为 3～5 Mbp（1 Mbp=1×10⁶ bp）的染色体畸变，敏感性低；染色体制备耗时耗力，核型分析报告需要丰富的经验，尽管目前自动化扫描及核型分析系统已经可用，人工复核核型结果仍十分耗时。

分子生物学方法中的 PCR 技术具有更高灵敏度的优点，并且可筛选特定的染色体畸变而无须分裂能力细胞。然而，这种分子分析仅限于已知的遗传变化，可以检测由染色体易位产生的融合基因的表达强度，但不能提供其他类型染色体变化的信息，如染色体数目改变及染色体部分区段缺失或扩增的变化。

FISH 克服了常规染色体分析的局限性，为细胞遗传学分析提供了分子水平的方法，且发展了新的 FISH 技术，如间期 FISH，比较基因组杂交（CGH）和多色 FISH 等。临床上常用的间期 FISH 分辨率可达 1kbp。FISH 技术提供更高的分辨率，用于阐明染色体结构异常，这是通过常规的细胞遗传学分析无法解决的，包括亚显微镜缺失，隐匿型的易位和重复，复杂易位等。FISH 技术可以用于标记 DNA 和 RNA，已被广泛用于鉴定染色体异常。临床通常运用常规染色体核型分析结合 FISH 技术来鉴定血液系统疾病的遗传学异常。

血液系统疾病的 FISH 检测通常使用三种主要类型的探针：①计数探针；②融合探针；③分离/断裂探针。

1. 计数探针

可用于计算细胞内染色体或特定基因座的数量，包括着丝粒探针和位点特异性探针，用于检测整条或部分染色体的数目异常，如 MDS 中的 7 号染色体相关探针（附录图 1），或参与疾病的基因的缺失和重复，如 *TP53* 基因探针，1q21 区段的 *CKS1B* 基因探针，这些探针含有目的基因。计数探针也可用于检测传统染色体核型分析可能无法检测到或识别出的隐性缺失或臂内基因扩增，可以通过中期 FISH 分析来检测（附录图 2）。

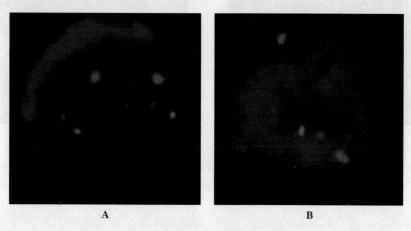

A   B

附录图 1 7 号染色体计数探针

绿色信号标记 7q22 区段 *KMT2E* 基因、红色信号标记 7q31 区段 *D7S486* 基因、青色信号标记 7 号染色体着丝粒位置（CEP7：7p11.1－7q11.1），正常人细胞红绿青色均为两个信号（A），如有 7q22 和 7q31 缺失可以看到一红一绿信号缺失（B）。

237

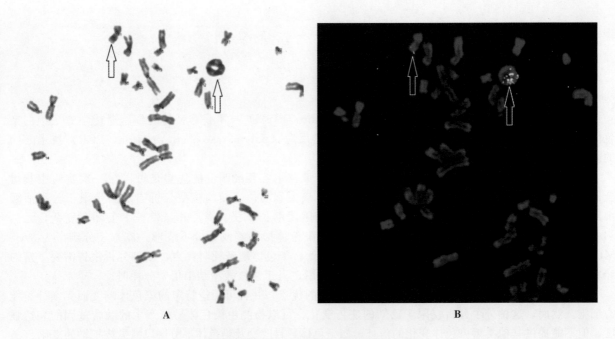

A   B

附录图 2 *MLL* 基因的中期染色体 FISH

  MLL 基因探针在染色体中期分裂象中识别出环状染色体上 *MLL* 基因扩增拷贝数达 10 个，A 为 G 显带染色体分析可见箭头所示一条正常 11 号染色体和一条未知环状染色体；B 为 MLL 探针标记该分裂象可见箭头所示正常 *MLL* 基因和环状染色体上十个拷贝信号的 *MLL* 基因。

2. 融合探针

  融合探针是用于检测特定的染色体间相互易位或染色体内倒位，如 CML 中的 t（9；22）和 APL 中的 t（15；17）（附录图-3）。

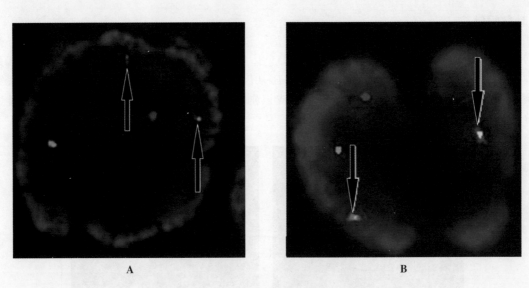

A   B

附录图 3 PML-RARα 双色双融合探针 FISH

  PML 和 *RARα* 基因分别由红色、绿色荧光标记，箭头所示为 t（15；17）（q24；q21）相互易位后产生的 PML-RARα 红绿融合信号。

  正常细胞核有两个红色和两个绿色信号，而具有染色体易位重排的将具有一个或多个融合信号。*FISH* 融合探针的应用进一步提高了染色体易位检查的灵敏度，因为在通过传统遗传学分析难以检测隐匿性易位，如 1995 年第一次证实了染色体隐藏的易位，发现了 t（12；21）（p13；q22），导致 *ETV6/*

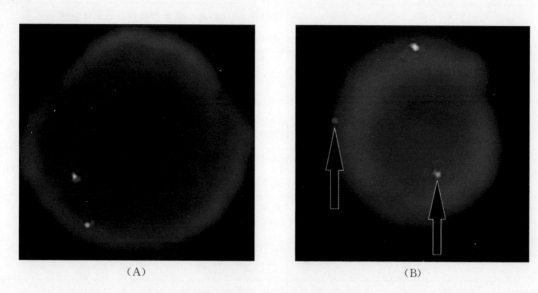（此处之前）

RUNX1 基因融合，看起来核型正常，具有该基因融合的分子遗传学研究提示这种易位存在于25%的儿童 B-ALL 中，并且提示良好的预后。

3. 分离探针

分离探针是融合探针的一种初筛的办法，可以识别出染色体上某一基因位点是否发生断裂重排，如多发性骨髓瘤初筛探针中的 *IGH* 基因分离探针（附录图4），分离探针对比融合探针筛出阳性信号的机会更大。

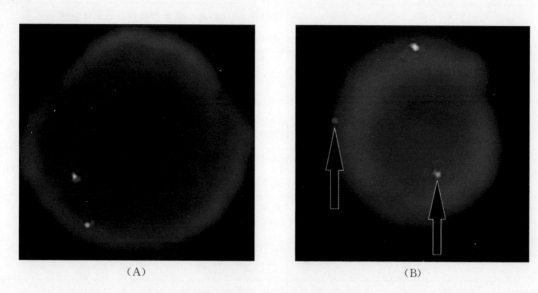

（A）　　　　　　　　　　　　　　　　　（B）

附录图4　*IGH* 基因分离探针

（A）为正常细胞的两个融合信号；（B）箭头所示为一个 *IGH* 基因分离成一红一绿阳性信号。

二、原理

FISH 技术是利用 DNA 变性后双链解开变成单链，在适宜的温度和离子强度下退火后可和互补 DNA 链形成稳定的异源双链的原理。采用荧光素标记的已知核酸序列作为探针，与靶 DNA 进行杂交，在荧光显微镜下观察杂交信号，从而对标本中待测核酸进行定性，定位和定量分析。

三、标本要求

血液病的 FISH 检查通常以采用骨髓为宜。慢性淋巴细胞白血病（CLL）患者可采用外周静脉血。当患者骨髓抽取困难时，如外周血白细胞总数>10×10^9/L 且原始、幼稚细胞百分比>10%时也可采用外周血检查。新鲜的骨髓或外周血涂片、瑞氏染色后的骨髓涂片、石蜡包埋组织切片、脑脊液、胸腹腔积液及淋巴结处理成单细胞悬液均可检测。

标本保存通常选用肝素抗凝剂，EDTA 会影响细胞活性，导致间期细胞核死亡崩解，影响 FISH 探针信号判读。

骨髓抽取建议用 0.2 mL 无菌的 2 g/L 浓度肝素抗凝剂湿润注射器内壁，避免出现凝块。

四、临床应用

血液系统疾病常用 FISH 探针如附录表5。

附录表 5　血液系统疾病常用 FISH 探针

FISH 探针	探针种类	基因/染色体区段	临床意义	探针应用
5q	计数	5q31/5q33/5p15	检测－5/5q－，5q－综合征对来那度胺治疗有反应	MDS，AML
7q	计数	7q22/7q31/CEP7	－7/7q－作为预后明显较差的提示	MDS，AML
8/20	计数	20q12/20qter/CEP 8	单纯 20q－的 MDS 患者预后较好，8 号染色体三体	MDS，AML
TP53	计数	17p13/CEP 17	17p 上 TP53 基因缺失或－17 提示预后极差	所有恶性疾病
MECOM（原为 EVI1）	分离	3q26	inv（3）.（q21q26）和 t（3；3）（q21；q26）会出现 MECOM 分离，预后不良标志	AML，MDS
PML-RARA	融合	t（15；17）（q24；q21）	全反式维 A 酸（ATRA）和传统的蒽环霉素和半胱氨酸的化疗方案改善预后	AML
RARA	分离	涉及 17q21 的 RARA 基因断裂重排	多数阳性患者对 ATRA 和三氧化二砷（ATO）的治疗有反应。ZBTB16-RARA 或 STAT5B-RARA 融合的患者对 ATRA 和 ATO 具有耐药性	AML
KMT2A（原名 MLL）	分离	11q23	已经确定有 80 余个 KMT2A 的易位伙伴，该基因断裂重排提示预后差	ALL，AML
RUNX1	分离	21q22	已经确定有 40 余个不同的易位伙伴，最常见为 RUNX1T1-RUNX1 和在 ALL 的 t（12；21）ETV6-RUNX1	AML，ALL
RUNX1T1（原名 ETO）-RUNX1（原名 AML1）	融合	t（8；21）（q22；q22）	阳性患者经强化疗后预后要比大多数其他 AML 患者好	AML
ETV6（原名 TEL）-RUNX1（原名 AML1）	融合	t（12；21）（p13；q22）	儿童 B 细胞 ALL 最常见的畸变是 t（12；21）（p13；q22），其发生率约为 25％，而在成人则为 5％	ALL
CBFB	分离	16q22	inv（16）（p13q22）和 t（16；16）（p13；q22）会出现 CBFB 分离，和预后好有关	AML
BCR-ABL1	融合	t（9；22）（9q34；22q11）	阳性患者应用酪氨酸激酶抑制剂（TKI）靶向治疗有效	CML，ALL，极少数 AML
ASS1	计数	9q34	5％有 t（9；22）的 CML 患者中，t（9；22）断点区域的 ASS1 缺失与接受 TKI 治疗的患者的耐药性有关	CML

FISH 探针	探针种类	基因/染色体区段	临床意义	探针应用
CDKN2A	计数	9p21	60％的儿童和 50％的成人 T-ALL 病例中可以检测到 CDKN2A/2B 缺失	ALL
FGFR1	分离	8p11	伊马替尼在伴随 PDGFRA 和 PDGFRB 阳性的 MPN 中诱导持久反应，在伴 FGFR1 阳性的患者无作用	CML/MPN
PDGFRA	分离	4q12	PDGFRA 重组通常与慢性嗜酸细胞白血病（CEL）有关	CEL，AML，ALL
PDGFRB	分离	5q32	与 PDGFRB 重组有关的 MPNs 对伊马替尼敏感	CML/MPN
CDKN2C/CKS1B	计数	1p32/1q21	1q21 上的 CKS1B 基因扩增与侵袭性临床病程有关；少数 MM 有 1p 缺失	MM
RB1/DLEU/LAMP	计数	13q14/13q14/13q34	通常被视为是良好预后的指标；13q14 的缺失如果包含有 RB1 基因，可能会导致患者预后的改变	MM，CLL
IGH	分离	14q32	传统细胞遗传学检查容易忽略涉及 14q32 的易位，FISH 成为诊断影响 IGH 位点易位的重要工具	MM，NHL，ALL
FGFR3-IGH	融合	t (4；14) (p16；q32)	基于 FISH 对 MM 患者检测，t (14；16) 和 t (14；20) 被认为是高危险，t (4；14) 为中等危险，t (6；14) 和 t (11；14) 为标准危险。继发的畸变也影响到结果	MM 患者初筛 IGH 分离阳性
MYEOV（原为 CCND1）-IGH	融合	t (11；14) (q13；q32)		
IGH-MAF	融合	t (14；16) (q32；q23)		
IGH-MAFB	融合	t (14；20) (q32；q12)		
MYC	分离	8q24	最常见的 MY 易位伙伴基因为 IGH，还有其他许多易位伙伴	NHL
BCL2	分离	18q21	分离导致抗凋亡蛋白 BCL2 的过度表达，恶性转化的初始	NHL
BCL6	分离	3q27	在弥漫性大 B 细胞淋巴瘤中，BCL6 易位率高达 40％	NHL
IRF4	分离	6p25	约 85％的成人滤泡性淋巴瘤患者的 IG/IRF4 阳性淋巴瘤没有 t (14；18)，并且通常与年龄小和良好的病程有关	NHL
IGH-BCL2	融合	t (14；18) (q32；q21)	增加了 B 细胞肿瘤转化所需的附加染色体改变的机会	NHL

FISH 探针	探针种类	基因/染色体区段	临床意义	探针应用
MYC-IGH	融合	t（8；14）（q24；q32）	80％的伯基特淋巴瘤患者为 *MYC-IGH* 融合，约 10％显示在 *MYC* 基因区域与 IGK 或 IGL 之间的易位	NHL
CCND1-IGH	融合	t（11；14）（q13；q32）	套细胞淋巴瘤的标志，在 14q32 易位的 MM 肿瘤中约占 30％。变异易位可为 CCND1 与 IGK 或 *IGL* 融合	NHL，MM
DLEU/CEP12/ATM	计数	13q14/CEP12/11q22	超过 80％的 CLL 患者可以通过使用 4 探针组合检测到 FISH 的异常，包括 12 三体，13q14.17p13 和 11q22—23 的缺失	CLL

（喻亚兰）

附录4　血液内科常见检查及其意义

一、血常规及凝血功能

（一）血常规常见检查项目及标准值

血常规是在临床中最常见、最易行的一个抽血常规检查，它主要通过观察血细胞的数量变化以及形态分布，从而判断血液的成分变化及疾病的筛查，血常规主要检查指标包括红细胞计数与血红蛋白含量、白细胞计数及分类、血小板计数等。血常规在临床的应用非常广泛，对于血液疾病的诊断来说更是不可忽视的重要检查。血常规检查项目及标准值见附录表6血常规检查项目及参考值。

附录表6　血常规检查项目及参考值

项目代码	项目名称	参考范围	单位
WBC	白细胞计数	4～10	$10^9/L$
RBC	红细胞计数	3.5～5.5	$10^{12}/L$
HGB	血红蛋白	110～160	g/L
HCT	血细胞比容	36～50	%
MCV	红细胞平均体积	82～100	fL
MCH	平均血红蛋白量	26～32	pg
MCHC	平均血红蛋白浓度	320～360	g/L
PLT	血小板计数	100～300	$10^9/L$
LYMPH%	淋巴细胞百分比	20～50	%
NEUT%	中性粒细胞百分比	40～75	%
MONO%	单核细胞百分比	3～10	%
EO%	嗜酸细胞百分比	0.4～8	%
BASO%	嗜碱性粒细胞百分比	0～1	%
LYMPH#	淋巴细胞绝对值	1.1～3.2	$10^9/L$
NEUT#	中性粒细胞绝对值	1.8～6.3	$10^9/L$
MONO#	单核细胞绝对值	0.1～0.6	$10^9/L$
EO#	嗜酸性粒细胞绝对值	0.02～0.52	$10^9/L$
BASO#	嗜碱性粒细胞绝对值	0～0.06	$10^9/L$
RDW-CV	红细胞分布宽度（CV）	10.9～15.4	%
RDW-SD	红细胞体积分布宽度（SD）	37～54	fL
PDW	血小板分布宽度	9～17	fL
MPV	平均血小板体积	9～13	fL
PCT	血小板压积	0.17～0.35	%

（二）血常规常用指标及其临床意义：

1. 红细胞计数 ①生理性减少（比正常人低 10％～20％）常见于妊娠中后期的孕妇、老年人、儿童。②病理性减少：红细胞生成不足，见于再生障碍性贫血；分化和成熟障碍，见于巨幼细胞贫血、缺铁性贫血；红细胞破坏过多，见于溶血性贫血。③相对增多：各种原因导致的血液浓缩。④绝对增多：继发性见于缺氧、肿瘤等；原发性见于真性红细胞增多症。

2. 中性粒细胞计数 ①反应性增多见于急性感染或炎症（细菌性感染）、广泛的组织损伤或坏死、急性溶血急性失血、急性中毒、恶性肿瘤等。②增生性增多见于：急性粒细胞白血病、骨髓增殖性疾病等。③中性粒减少主要见于血液系统疾病、物理、化学因素、单核－吞噬细胞系统功能亢进等疾病。

3. 淋巴细胞计数 ①生理性淋巴细胞增多常见于儿童期。②病理性增多常见于急性传染病（如风疹、流行性腮腺炎、传染性淋巴细胞增多症、传染性单核细胞增多症、百日咳等）、某些慢性感染（如结核病等）、肾移植术后（如发生排异反应）、白血病（如急慢性淋巴细胞白血病、白血病性淋巴肉瘤）、再生障碍性贫血、粒细胞缺乏症等。③淋巴细胞减少主要见于应用肾上腺皮质激素、免疫缺陷性疾病、丙种球蛋白缺乏症等。

4. 单核细胞计数 单核细胞增多见于某些感染，如感染性心内膜炎、黑热病、活动性肺结核等；还见于某些血液病，如急性单核细胞白血病、多发性骨髓瘤、淋巴瘤、慢性粒单核细胞白血病等。

5. 嗜酸性粒细胞 嗜酸性粒细胞增多见于：①过敏性疾病，支气管哮喘、药物过敏、荨麻疹等；②寄生虫病，血吸虫病、蛔虫病、钩虫病等；③皮肤病，如湿疹、剥脱性皮炎等；④血液系统疾病，如慢性粒细胞白血病、嗜酸性粒细胞白血病、嗜酸性粒细胞肉芽肿；⑤某些恶性肿瘤，某些上皮系肿瘤如肺癌等；⑥某些传染病，急性传染病时，嗜酸性粒细胞大都减少，但猩红热时可引起嗜酸性粒细胞增多；⑦其他：风湿性疾病、脑腺垂体功能减低症、肾上腺皮质功能减低症等。嗜酸性粒细胞减少见于伤寒、副伤寒初期，大手术、烧伤等应激状态，或长期使用肾上腺皮质激素后，其临床意义甚小。

6. 嗜碱性粒细胞 嗜碱性粒细胞增多常见于：①过敏性疾病，过敏性结肠炎、药物、食物、吸入物超敏反应、红斑及类风湿关节炎等；②血液系统疾病，慢性粒细胞白血病、嗜碱性粒细胞白血病等；③恶性肿瘤，特别是转移癌时嗜碱性粒细胞可增多；④其他，如糖尿病、水痘、结核等均可见嗜碱性粒细胞增多。

7. 血小板计数 ①血小板增多：原发性血小板增多常见于骨髓增殖性疾病，如原发性血小板增多症；继发性血小板增多常见于急、慢性炎症，缺铁性贫血及部分肿瘤患者，此类增多一般不超过 $500 \times 10^9/L$，经治疗后情况改善，血小板数目会很快下降至正常水平；脾切除术后血小板会有明显升高，常高于 $600 \times 10^9/L$，随后会缓慢下降到正常范围。②血小板减少：常见于血小板生成障碍，如再生障碍性贫血，急性白血病；若为血小板破坏增多，则可能为原发性免疫性血小板减少症、脾功能亢进、戈谢病；若是血小板消耗过度，则可能为弥散性血管内凝血，家族性血小板减少等。

（三）凝血功能

凝血功能是指人体的血液具有从流动状态转变为不流动凝胶状态的能力，实质就是血浆中的可溶性纤维蛋白原转变为不溶性的纤维蛋白的功能。凝血功能正常涉及血管因素、血小板因素、凝血因子以及抗凝系统多方面的相互影响。凝血功能正常是保证人体不发生出血性疾病的基础条件，若凝血功能出现障碍，则会诱发多种出血性疾病。在血液系统疾病中，白血病、血小板减少性紫癜、再生障碍性贫血等都是由于血小板数量异常导致的凝血功能障碍，血友病则是凝血因子缺乏导致的凝血功能障碍。临床上凝血功能检查主要是针对凝血因子功能、纤维蛋白原产物及抗凝系统所进行的凝血筛查。主要包括凝血酶原时间（PT）、活化部分凝血活酶时间（APTT）、血浆凝血酶时间（TT）、纤维蛋白原（FIB）、纤维蛋白（原）降解产物（FDP）、D-二聚体（D-Dimer）和抗凝血酶Ⅲ（AT-Ⅲ）。

PT 主要是反映外源性凝血系统功能。PT 延长主要见于先天性凝血因子Ⅱ、Ⅴ、Ⅶ、Ⅹ减少及纤维蛋白原缺乏、获得性凝血因子缺乏（DIC、原发性纤溶亢进、阻塞性黄疸、维生素 K 缺乏、血循环中抗凝物质增多等）；PT 缩短主要见于先天性凝血因子 Ⅴ 增多、DIC 早期、血栓性疾病、口服避孕药等；监测 PT 可作为临床口服抗凝药物的监护。

APTT 是内源性凝血因子缺乏最可靠的筛选试验。APTT 延长主要见于血友病、DIC、肝病、大量输入库存血等；APTT 缩短主要见于 DIC、血栓前状态及血栓性疾病；APTT 可作为肝素治疗的监护指标。

TT 是反映血浆内纤维蛋白原水平及血浆中肝素样物质的多少。前者增多和后者减少时 TT 缩短，否则延长。可用于肝素用量的检测。TT 延长见于低或无纤维蛋白原血症和异常纤维蛋白原血症、血中 FDP 增高（DIC）、血中有肝素和类肝素物质存在（如肝素治疗中、SLE、肝脏疾病等）。

纤维蛋白原（FIB）即凝血因子Ⅰ，是凝血过程中的主要蛋白质，FIB 增高除了生理情况下的应激反应和妊娠晚期外，主要出现在急性感染、烧伤、动脉粥样硬化、急性心肌梗死、自身免疫性疾病、多发性骨髓瘤、糖尿病、妊高征及急性肾炎、尿毒症等，FIB 减少主要见于 DIC、原发性先溶亢进、重症肝炎、肝硬化和溶栓治疗时。

在凝血过程中，纤维蛋白原在被凝血酶水解后，相继释放出纤维蛋白肽（FPA）A 和肽 B（FPB），剩余的可溶性纤维蛋白单体（SFM），形成可溶性纤维蛋白单体聚合物，经凝血因子 XIIIa 和钙离子的作用后，形成不溶性稳定的纤维蛋白，继而血液凝固。其过程是在经过一系列交联后完成，此后所形成的纤维蛋白性质稳定，一般不再溶解，即真正意义上的血栓。但可被纤维酶所降解，纤溶酶对纤维蛋白的降解产生多种复合物，这种多种复合物总和称为纤维蛋白（原）降解产物（FDP）。它是原发性纤溶亢进的标志物。

纤维蛋白（原）降解产物中有一种片段称为 D−二聚体，它是交联后纤维蛋白被纤溶酶降解的特异标志物之一，是确定体内有无血栓形成及继发性纤溶的指标。D−二聚体的含量变化可作为体内高凝状态和纤溶亢进的标志。

抗凝血酶Ⅲ（ATⅢ）是作为血液中活性凝血因子的最重要的阻碍因子，它控制着血液的凝固和纤维蛋白的溶解。其血液中 ATⅢ 的水平根据各种疾病、症状而变化，在弥散性血管内凝血（DIC）、肝疾患、肾病综合征等降低。

（李世毅　沈　辉）

二、骨髓穿刺术及骨髓相关检查

（一）骨髓穿刺术

是采集骨髓液的一种常用诊断技术操作之一，其目的通常为①评价骨髓增生程度、细胞组成及形态学变化；②为流式细胞学、融合基因检测、骨髓染色体分析采集骨髓液标本；③完善病原学检查。

骨穿适用于各种血液病的诊断、鉴别诊断及治疗随访，其适应证包括：①不明原因外周血细胞数量减少或形态异常；②不明原因肝、脾、淋巴结肿大及发热原因未明者；③血液病定期复查；④明确全身肿瘤性疾病是否有骨髓转移；⑤为流式细胞学、融合基因检测、骨髓染色体分析采集骨髓液标本；⑥骨髓细菌培养或涂片寻找病原体；⑦某些代谢性疾病的诊断，如戈谢病等。凝血功能障碍患者，尤其是严重血友病患者为其禁忌证。

1. 操作步骤

（1）确定穿刺部位：可穿刺的部位有①髂前上棘：髂前上棘后1~2 cm 处；②髂后上棘：取骶椎两侧、髂后上棘骨质突出处；③胸骨：取胸骨柄、胸骨体相当于2、3肋间隙处；④腰椎棘突：取腰椎棘突突出的部位。

（2）摆体位：若行髂前上棘及胸骨穿刺，则取仰卧位；若行髂后上棘穿刺，则取侧卧位或俯卧位；若行腰椎棘突穿刺，则取侧卧位或坐位。

（3）消毒铺巾：以穿刺点为中心，自内向外环形消毒，消毒范围直径约 15 cm，共三次，随后覆盖孔巾。

（4）局部麻醉：以注射器抽 2% 利多卡因 2 ml，在穿刺点作自皮肤到骨膜层的局部浸润麻醉。首先斜形进针，打一皮丘行皮肤麻醉，后垂直骨面进针，边进针边回抽，观察无血液后，再推注麻醉药，骨膜应充分麻醉（骨膜上应麻醉 3～4 个点）。

（5）穿刺：调整穿刺针长度（髂骨穿刺约 1.5cm，胸骨穿刺约 1cm），左手拇指及食指固定穿刺部位，右手持针垂直骨面刺入皮肤至骨膜，后左右旋转进针缓慢刺入骨质。当感阻力突然消失且穿刺针能固定在骨内时，表示已进入骨髓腔。若穿刺针未固定，应继续进针至固定或调整进针方位。拔出针芯，接无菌干燥注射器，共抽取 0.1～0.2mL 骨髓液滴于载玻片上，立即涂片，防止骨髓液凝固。若需抽取骨髓液行其他检查，则再次抽取适量骨髓液送检。抽吸完毕后，将针芯重新插入后拔针。

（6）操作后处理：拔针后再次消毒穿刺点，以无菌纱布按压至局部无渗血，后覆盖无菌纱布，胶布固定。并嘱患者保持伤口干燥 3 天，同时询问患者有无不适。

（二）骨髓穿刺术的意义

骨髓穿刺术在临床中具有重要作用，可用于各种血液疾病的诊断、分期、预后的评估。通过骨髓穿刺取得的骨髓标本可以进行后续的细胞涂片分析、免疫学分型、骨髓细胞遗传学分析，融合基因、基因涂片和基因测序的检查。

（三）骨髓相关检查

1. 骨髓涂片（骨髓形态学）　骨髓涂片是一种对骨髓进行细胞学检查的方法。其主要目的是通过细胞学检查诊断造血系统疾病。骨髓检查对白血病、贫血、多发性骨髓瘤、原发性血小板减少性紫癜等的诊断及病情观察都有重要的甚至决定性意义。骨髓细胞检查结果是否正确与穿刺部位、取材、涂片制备、染色等有关。

具体做法：由骨髓穿刺取得骨髓液，涂于玻片上做成薄膜，用瑞氏染色法做显微镜检查。首先在低倍镜下观察取得的骨髓标本是否满意，判断骨髓细胞增生程度，计数巨核细胞并分类，观察有无体积较大或成堆的异常细胞，如骨髓转移癌细胞、恶性淋巴细胞等。再转用油镜进行有核细胞分类。选择有核细胞分布丰富、均匀之处，一般选择体尾交界处，至少要数 200 个有核细胞，分别观察并记录粒细胞、红细胞各阶段百分比及淋巴细胞、单核细胞等的百分比及细胞形态特点。最后进行结果的计算，内容主要包括：

（1）计算各系统细胞总百分比及各阶段细胞百分比。

（2）计算粒细胞与红细胞之比值。正常的粒、红细胞比值为（2～4）∶1。

（3）写出全片所见巨核细胞数和各阶段巨核细胞百分比或计数情况。

（4）记录有无寄生虫、特殊细胞及其他特殊情况。

另外，在做骨髓涂片检查时应同时做血涂片检查，综合二者结果提出确定性诊断、支持性诊断或排除某些疾病的意见。

骨髓细胞形态学是急性白血病 FAB 分型的依据，也是 MICM 分型的重要组成部分，所需费用较低，是最简单易行的骨髓检查项目，对各类血液系统的快速诊断和初步分型有至关重要的意义，是血液系统疾病检验的基础。但是由于各类原始细胞形态比较相似，结果受观察者经验影响较大等原因，容易出现偏差。

常见的骨髓象分析需要注意如下问题。

（1）骨髓增生程度：骨髓增生程度分为极度活跃、明显活跃、活跃、减低、重度减低五个分度。①极度活跃反映骨髓造血功能亢进，多见于各种急慢性白血病。②明显活跃反映骨髓造血功能旺盛，常见于各种反应性增生改变，如溶血性贫血、原发性免疫性血小板减少症、脾功能亢进、类白反应，也可见于部分骨髓增殖性疾病，如原发性血小板增多症，真性红细胞增多症等；③活跃反映骨髓造血功能基本正常，多见于正常骨髓象。④减低反映骨髓造血功能障碍，多见于再生障碍性贫血，骨髓受抑或血稀。⑤中毒减低反映骨髓造血功能衰竭，多见于再生障碍性贫血，化疗后骨髓受抑等。

（2）粒红比：粒红比是反映粒系、红系在骨髓综合状态的指标。①粒红比增高，表示粒系增多或红系减少，常见于粒细胞白血病、类白反应或红系受抑；②粒红比正常，常见于正常人，多发性骨髓瘤，淋巴瘤、原发性免疫性血小板减少症等；③粒红比减低，表示粒系减少或红系增多，常见于粒细胞缺乏症、各类贫血。

（3）粒细胞系统的数量改变：①原始粒细胞增高：见于急性粒细胞白血病、骨髓增生异常综合征、慢性髓系白血病加速期或急变期。②早幼粒细胞增高：见于急性早幼粒细胞白血病、类白反应、成熟障碍型粒细胞缺乏症。③中、晚幼粒细胞增高：多见于慢性髓系白血病、类白反应。④杆状、分叶核粒细胞增高。⑤嗜酸性粒细胞增高。⑥嗜碱性粒细胞增高。⑦中性粒细胞减少。

（4）红细胞系统的数量改变：①原始、早幼红细胞增多：见于急性红血病。②中、晚幼红细胞增多：各种反应性的贫血，如缺铁性贫血、溶血性贫血等。③巨幼样变红细胞增多：多见于巨幼细胞贫血、骨髓增生异常综合征。④铁粒幼红细胞增多：多见于骨髓增生异常综合征；铁幼红细胞性贫血。

（5）巨核细胞的数量改变：①巨核细胞数量增多：见于骨髓增殖性疾病，原发性免疫性血小板减少症，脾功能亢进等。②巨核细胞数量减少：多见于再生障碍性贫血，急性白血病，化疗后骨髓抑制等。

（6）淋巴细胞数量改变：①原始、幼稚淋巴细胞增高：见于急性淋巴细胞白血病、淋巴瘤白血病、慢粒急淋变、幼稚淋巴细胞白血病。②成熟淋巴细胞增高：见于慢性淋巴细胞白血病、淋巴瘤白血病、再生障碍性贫血、病毒感染等。

（7）单核细胞数量改变：①原始、幼稚单核细胞增高：见于急性单核细胞白血病、慢粒急单变、急性粒单核细胞白血病。②成熟单核细胞比例增高：见于慢性粒单核细胞白血病、感染等。

（8）浆细胞数量增多：见于多发性骨髓瘤、浆细胞白血病，再生障碍性贫血，淋巴浆细胞淋巴瘤，结缔组织病。

2. 骨髓组织活检和免疫组化 骨髓组织活检即用骨髓活检针取一小块圆柱形骨髓组织来做病理学检查，取出的材料保持了完整的骨髓组织结构，不但能了解骨髓组织结构及非造血组织成分的变化，而且能了解骨髓造血组织的结构和细胞之间以及造血组织之间的相互关系，对血液系统疾病的诊断具有重要意义，尤其对再生障碍性贫血、骨髓异常增生症、骨髓增殖性疾病的诊断具有重要意义。另外对骨髓坏死、骨髓脂肪变也具诊断意义。

免疫组化是指用标记的特异性抗体对组织切片或细胞标本中某些化学成分的分布和含量进行组织和细胞原位定性、定位或定量研究的方法。血液科中常用来进行骨髓细胞免疫表型检测。在基因的调控下，骨髓细胞在分化、发育和成熟过程中，细胞的免疫表型出现规律性的变化，因此，可通过细胞表达的免疫表型分析细胞所属系列、分化程度和功能状态。当正常的免疫标志表达出现异常，即可能导致骨髓与血细胞的功能减低、亢进或功能缺陷，甚至发生肿瘤性改变。

3. 流式细胞学 骨髓流式细胞学检查是诊断血液疾病的一种非常重要的检查方法。其原理是依靠标记不同荧光素的单克隆抗体，与骨髓细胞上的不同表面抗原结合形成带有荧光色素的抗原抗体复合物，经激光激发后发出特定的波长的荧光，荧光强度与被测定抗原分子含量呈比例关系，然后利用流式细胞仪得到光散射参数，荧光参数，通过参数的分析计算对骨髓细胞的含量、表面抗原表达等信息，从而区分不同细胞类别、抗原表达特点、恶性细胞与否，可与细胞形态学进行优势互补。其广泛应用于血液系统疾病，特别是对急性髓系白血病、急性淋巴细胞白血病和慢性淋巴增殖性疾病的鉴别诊断，淋巴瘤骨髓侵犯的微量检测，微小残留病（MRD）的监测具有不可替代的价值。

流式细胞学临床应用包括髓系肿瘤免疫表型分析、淋巴系肿瘤表型分析、不明系列白血病表型分析、浆细胞、组织细胞表型分析、造血干细胞计数、血小板自身抗体检测等。

4. 细胞遗传学 染色体核型分析就是利用染色体显带技术对骨髓、血液的样本进行骨髓细胞培养、显带、核型分析的临床应用技术，是血液系统疾病，特别是恶性血液病的研究不可缺少的方法。染色体的异常包括染色体数目异常和染色体结构异常两大方面，在肿瘤的发生、发展中有着重要的生物学价值。特异性的染色体异常与骨髓形态学、肿瘤的预后及疗效判断有着密切的联系。在血液系统疾病的诊断、分型、治疗方案的选择及预后判断和 MRD 检测中发挥重要作用，也可以用来评价移植后嵌合状态情况。

传统的细胞遗传学显带核型分析费时费力，只能分析中期染色体，对间期细胞、复杂核型细胞和染色体微缺失无法进行诊断。DNA 荧光原位杂交（FISH）是一种应用非放射性荧光物质依靠核酸探针杂交原理在细胞核中或染色体上显示 DNA 序列位置的方法。FISH 可用于血液肿瘤相关的基因融合、断裂、缺失、扩增以及染色体整体数量异常的检测，不仅可以帮助我们诊断，还有助于用药的选择。例如，对 M3 患者检测是否伴有 *PML-RARA* 或 *PL2F-RARA* 融合基因，如有 *PML-RARA* 融合基因用全反式维 A 酸治疗预后好，而伴有 *PL2F-RARA* 融合基因则需要选择其他治疗方案。经典 FISH 敏感度和特异度较高，但是一次只能检测一个或几个已知位点，不能检测未知位点。在 FISH 的基础上逐步演变出多种新技术，如彩色涂染 FISH、多色 FISH（包括 SKY-FISH、M-FISH、种间杂交彩色带型 RX-FISH）、比较基因组杂交（CGH），以及在此基础上发展的 *array-CGH* 基因芯片技术。

染色体核型分析、荧光原位杂交技术都是临床常用的细胞遗传学检测方法，核型分析价格低廉，适用性广，在白血病、淋巴瘤、骨髓增生异常综合征等恶性血液系统疾病中应用广泛，FISH 技术速度快，针对性强，对于疾病的快速诊断和预后判断有重要价值，受限于探针位点的设计、数量少、价格昂贵等诸多因素的影响，无法完全取代核型分析技术。二者相辅相成，相互印证，更有利于对血液系统疾病的诊断与治疗。

5. 分子生物学 肿瘤的发生发展离不开基因的改变，分子生物学检查检测基因改变，常采用的技术包括聚合酶链反应、基因测序、微阵列、二代测序、基因芯片等，在血液病的诊断分型、危险分层、评估预后、微小残留病（MRD）监测、预后判断及个体化治疗等多个方面均发挥了重要作用，尤其针对骨髓形态学检查不典型的血液病，通过对疾病特征性基因的高检出率，提高疾病的诊断率，还有助于靶向用药的选择、疾病的监测的等。

血液系统疾病离不开骨髓相关检查的发展，从 FAB 分型只考虑血液形态学变化的单一检测手段发展到 WHO 分型的 MICM 分型诊断体系。离不开血液学检测技术的发展，而血液学检测技术的发展又推动了血液学诊疗体系的不断进步。

（刘　悦　何　丽　沈　辉）

三、血液内科常用其他检查

血液系统疾病常规检查除了骨髓形态学、流式、基因、染色体外，还包括其他一些重要检查，如常应用于淋巴瘤和骨髓瘤的 PET-CT 和骨髓瘤的免疫固定电泳等。

（一）PET-CT

氟代脱氧葡萄糖正电子发射断层显像融合计算机断层扫描（^{18}F-fluoro deoxy glucose positron emission tomography-computed tomography，^{18}F-FDG PET/CT）是以 ^{18}F-FDG 为示踪剂，将功能显像（positron emission tomography，PET）与解剖显像（computed tomography，CT）相互结合的分子影像手段，能提供病变代谢活性及解剖位置的双重信息，具有高敏感性、高特异性的优势，在多种恶性肿瘤的分期、疗效评价和预后评估等方面发挥重要的作用。

1. 淋巴瘤　淋巴瘤是一种系统性疾病，传统做法是各个部位的局部 CT 或 MRI 检查，从头到盆腔，较为烦琐。PET-CT 作为全身检查，可一次性覆盖所有系统，这也是为什么近年来 PET-CT 检查在淋巴瘤诊断中被越来越广泛推荐使用的原因之一。

淋巴瘤的初诊分期和预后及后续诊疗方案密切相关，不同亚型淋巴瘤的局限期和广泛期病变，诊疗模式完全不同。而 PET-CT 除了覆盖面广，还可提示穿刺部位、骨髓是否受侵等，对淋巴瘤的初诊分期评估具有十分重要的临床意义。除此之外，PET-CT 对多种淋巴瘤亚型疗效评估和预后评估也已证实具有重要应用价值。

2. 多发性骨髓瘤　浆细胞在骨髓内多呈局灶性浸润的特点，单次骨髓穿刺有时不能准确反映髓内病灶肿瘤负荷。PET-CT 检查不仅能对软组织病灶的部位及代谢程度进行全面评估，也能对患者骨及髓内病灶进行形态学与功能学的评价，在检测髓内和髓外克隆性浆细胞病灶具有较高的敏感性和特异性。因此，PET-CT 可能成为多发性骨髓瘤患者初始检查及预后评估的有效手段，特别是对可疑孤立性浆细胞瘤与不适合进行全身 MRI 患者。另外，由于 PET-CT 相较于其他影像学检查手段最突出的优势在于能够区分活动性与非活动病灶，区别坏死或纤维化组织，其在评估疾病缓解程度及病程监测方面具有重要价值，可以较 MRI 更早的反映疾病早期变化，预测疾病预后。

（二）免疫固定电泳

免疫固定电泳是将区带电泳和沉淀反应相结合的免疫化学分析技术。先对蛋白质混合样品做区带电泳，将蛋白质分成不同的区带。然后将抗血清直接加在蛋白区带表面或者将带有抗血清的滤纸贴在蛋白区带表面。抗原和抗体发生免疫反应，形成免疫复合物，镶嵌于固定支持物上。洗去游离的抗原抗体，则出现被结合固定的某种蛋白质。

多发性骨髓瘤的异常浆细胞浸润骨髓和软组织并分泌出大量异常的单克隆免疫球蛋白（M 蛋白），M 蛋白由于抗原抗体反应形成窄而致密的沉淀带，从而在诊断和分型中起到重要作用。相对于血清蛋白电泳和免疫球蛋白定量，免疫固定电泳诊断多发性骨髓瘤的敏感性较高，对少见型多发性骨髓瘤也有较敏感的诊断作用。另外，免疫固定蛋白的分型和定性检测结果对评估预后和指导治疗方案也已证实具有十分重要的意义。

（三）病理组织活检

活检是"活体组织检查"简称，亦称外科病理学检查，是指应诊断、治疗的需要，从患者体内切取、钳取或穿刺等取出病变组织，进行病理学检查的技术。

1. 淋巴瘤　淋巴瘤临床上主要以无痛性淋巴结肿大为主要表现，节外病变可侵犯胃肠道、骨、骨髓、皮肤、唾液腺、甲状腺、神经系统等多种器官和组织。其分型分类诊断必须依赖活检病理。因此可疑淋巴结完整切除或切取活检或侵犯部位活检是十分重要的诊断步骤。

2. 组织细胞和树突状细胞肿瘤　组织细胞和树突状细胞肿瘤淋巴结肿大及节外侵犯为主，其分型分类诊断必须依赖活检病理，因此肿瘤组织的获取极为重要。

（四）骨髓显像

放射性核素骨髓显像可以显示红髓的总容量、分布范围以及局部骨髓的功能状态，为骨髓的组织活检提供准确的定位。按放射性药物的不同作用原理，放射性核素骨髓显像包括：

1. 单核吞噬细胞系统骨髓显像　骨髓间质中的单核吞噬细胞具有吞噬和清除注入血液内的放射性胶体的功能而使骨髓显像。正常人和多数血液病患者，骨髓单核细胞的吞噬活性与骨髓造血功能相一致。因此，骨髓显像不仅能直接显示全身骨髓的分布和造血组织的总容量，而且还能显示身体各部位骨髓造血功能的变化。

2. 粒细胞系统骨髓显像　静脉注射的 9 mc 标记的抗粒细胞单克隆抗体（抗 NCA-95），能够与非特异性的交叉反应抗原 95（NGA95）结合，主要分布于骨髓腔，使骨髓显像。

3. 红细胞生成骨髓显像　某些放射性药物静脉注射后，可与转铁蛋白结合参与红细胞生成代谢，聚集于骨髓的红细胞生成细胞中，通过显像反映骨髓内红细胞生成细胞的功能和分布。

适应证包括：①再生障碍性贫血（再障）的诊断和鉴别诊断。②检测白血病患者全身骨髓的分布和活性，观察化疗后骨髓缓解过程和外周骨髓有无残余病灶。③急、慢性溶血性贫血的鉴别诊断和疗效观察。④真性红细胞增多症的辅助诊断和疗效观察。⑤提示骨髓穿刺和活检的有效部位。⑥骨髓梗死、多发性骨髓瘤和骨髓肿瘤转移灶的定位诊断。⑦其他造血功能障碍疾病。

（五）其他

不同疾病发病机理不同，且呈动态发展过程。针对不同疾病及不同发展阶段选择合适的检查十分重要。

（李　怡）

附录 5　中英文专业名词对照表

英文缩写	英文全称	中文全称
AML	acute myeloid leukemia	急性髓系白血病
aCML	chronic myeloid leukemia，atypical	非典型慢性粒细胞白血病
AIHA	autoimmune hemolytic anemia	自身免疫性溶血性贫血
AL	amyloid light-chain amyloidosis	轻链型淀粉样变
ALL	acute lymphoblastic leukemia	急性淋巴细胞白血病
AP	accelerated phase	加速期
APL	acute promyelocytic leukemia	急性早幼粒细胞白血病
APS	antiphospholipid syndrome	原发性抗磷脂综合征
APTT	activated partial thromboplastin time	活化的部分凝血活酶时间
ASCT	autologous stem cell transplantation	自体干细胞移植
ATG	anti-thymocyte globulin	抗胸腺细胞球蛋白
BL	Burkitt lymphoma	伯基特淋巴瘤
BP/BC	blastic phase/ blastic crisis	急变期
B-PLL	B-cell prolymphocytic leukemia	B 细胞幼淋巴细胞白血病
CBF	core binding factor	核心结合因子
CCUS	clonal cytopenia of uncertain（undetermined）significance	意义未明的克隆性血细胞减少症
CEL	chronic eosinophilia leukemia	慢性嗜酸性粒细胞白血病
CHIP	clonal hematopoiesis of indeterminate potential	潜质未定的克隆性造血
CLL	chronic lymphocytic leukemia	慢性淋巴细胞白血病
CML	chronic myeloid leukemia	慢性髓性白血病
CMML	chronic myelomonocytic leukemia	慢性粒单核细胞白血病
CMV	cytomegalovirus	巨细胞病毒
CNL	chronic neutrophilic granulocytosis	慢性中性粒细胞增多症
CNSL	central nervous system leukemia	中枢神经系统白血病
CP	chronic phase	慢性期
CR	complete remission	完全缓解
DHL/THL	double hit lymphoma / triple hit lymphoma	双打击/三打击淋巴瘤
DIC	disseminated intravascular coagulation	弥漫性血管内凝血
DLBCL	diffuse largeB-cell lymphoma	弥漫性大 B 细胞淋巴瘤
ECD	Erdheim-Chesterdisease	Erdheim-Chester 病
EEC	endogenous erythrocyte colony	内源性红细胞集落
ENKTL	extranodal NK/T cell lymphoma	结外 NK/T 细胞淋巴瘤

英文缩写	英文全称	中文全称
ESR	erythrocyte sedimentation rate	血沉
ET	essential thrombocythemia	原发性血小板增多症
FDCS	follicular dendritic cell sarcoma	滤泡树突状细胞肉瘤
FDP	fibrin degradation product	纤维蛋白降解产物
FFP	fresh frozen plasma	新鲜冰冻血浆
FL	follicular lymphoma	滤泡性淋巴瘤
GVHD	graft versus-host disease	移植物抗宿主病
HBV	hepatitis B virus	乙型肝炎病毒
HC	hemorrhagic cystitis	出血性膀胱炎
HCL	hairy cell leukemia	毛细胞白血病
HGBL	high grade B-cell lymphoma	高级别 B 细胞淋巴瘤
HL	Hodgkin lymphoma	霍奇金淋巴瘤
HPS	hemophagocytic syndrome	噬血细胞综合征
HS	histiocytic sarcoma	组织细胞肉瘤
HSCT	hematopoietic stem cell transplantation	造血干细胞移植
HUS	hemolytic uremic syndrome	溶血性尿毒症综合征
ICUS	idiopathic cytopenia of uncertain (undetermined) significance	意义未明的特发性血细胞减少症
IDCS	interdigitating dendritic cell sarcoma	指突状树突细胞肉瘤
IDCT	indeterminate dendritic cell tumor	不确定的树突细胞肿瘤
IG	immunoglobulin	克隆性免疫球蛋白
IL	interleukin	白介素
ITP	idiopathic thrombocytopenic purpura	血小板减少性紫癜
JMML	juvenile myelomonocytic leukemia	幼年型粒单核细胞白血病
JXG	juvenile xanthogranuloma	幼年性黄色肉芽肿
LBL	lymphoblastic lymphoma	淋巴母细胞性淋巴瘤
LCS	Langerhans cell sarcoma	朗格汉斯细胞肉瘤
LDH	lactate dehydrogenase	乳酸脱氢酶
LPL	lymphoplasmacytic lymphoma	淋巴浆细胞淋巴瘤
MALT	mucosa associated lymphoid tissue lymphoma	结外黏膜相关淋巴组织
MAS	macrophage activation syndrome	巨噬细胞活化综合征
MCL	mantle cell lymphoma	套细胞淋巴瘤
MDR	multidrug resistance	多重耐药性
MDS	myelodysplastic syndromes	骨髓增生异常综合征
MF	myelofibrosis	骨髓纤维化
MGUS	monoclonal gammopathyof undetermined significance	意义未明的单克隆丙种球蛋白病

英文缩写	英文全称	中文全称
MM	multiple myeloma	多发性骨髓瘤
MPN	myeloproliferative diseases	骨髓增殖性肿瘤
MPO	myeloperoxidase	髓过氧化物酶
MRD	minimal residual disease	微小残留病灶
MZLs	marginal zone lymphoma	边缘区淋巴瘤
NEC	non erythroid cell	非红系细胞
NHL	non-Hodgkin lymphoma	非霍奇金淋巴瘤
NMZL	nodal marginal zone lymphoma	淋巴结边缘区淋巴瘤
NSE/NEC	non specific esterase	非特异性酯酶
PAS	periodic acid-schiff stain	糖原染色
PD	progression of disease	疾病进展
PLT	platelet	血小板
PMF	primary myelofibrosis	原发性骨髓纤维化
PNH	paroxysmal nocturnal hemoglobinuria	阵发性睡眠性血红蛋白尿
PR	partial remission	部分缓解
PRCA	pure red cell aplasia	纯红细胞再生障碍性贫血
PT	prothrombin time	凝血酶原时间
PTCL	peripheral T-cell lymphoma	外周T细胞淋巴瘤
PTLD	posttransplant lymphoproliferative disorders	移植后淋巴增殖性疾病
PV	polycythemia vera	真性红细胞增多症
SLL	small lymphocytic lymphoma	小淋巴细胞淋巴瘤
SMM	smoldering myeloma	冒烟型骨髓瘤
SMZL	splenic marginal zone lymphoma	脾边缘区淋巴瘤
TCR	T cell receptor	T细胞受体
TF	tissue factor	组织因子
TM	thrombomodulin	血栓调节蛋白
TNF	tumor necrosis factor	肿瘤坏死因子
TRM	treatment-related mortality	治疗相关死亡率
TTP	thrombotic thrombocytopenic purpura	血栓性血小板减少性紫癜
VEGF	vascular endothelial growth factor	血管内皮生长因子
VOD	hepatic veno-occlusive disease	肝静脉闭塞病
WBC	white blood cell	白细胞
WM	Waldenstrom macroglobulinemia	原发性巨球蛋白血症

（于佳宁）

参考文献

[1] 中华医学会血液学分会实验诊断血液学学组.血液病细胞-分子遗传学检测中国专家共识(2013年版)[J].中华血液学杂志,34(8):733-736.

[2] Shurtleff SA,Buijs A,Behm FG,et al.TEL/AML1 fusion resulting from a cryptic t(12;21)is the most common genetic lesion in pediatric ALL and defines a subgroup of patients with an excellent prognosis[J].Leukemia,9(12):1985-1989.

[3] Arber DA,Orazi A,Hasserjian R,et al.The 2016 revision to the World Health Organization classification of myeloid neoplasms and acute leukemia[J].Blood,2016,127(20):2391-2405.

[4] Adams J,Nassiri M.Acute promyelocytic leukemia:a review and discussion of variant translocations[J].Archives of pathology & laboratory medicine,2015,139(10):1308-1313.

[5] Zhang Y,Strissel P,Strick R,et al.Genomic DNA breakpoints in AML1/RUNX1 and ETO cluster with topoisomerase Ⅱ DNA cleavage and DNase I hypersensitive sites in t(8;21)leukemia[J].Proceedings of the National Academy of Sciences,2003,99(5),3070-3075.

[6] Luatti S,Castagnetti F,Marzocchi G,et al.Additional chromosomal abnormalities in Philadelphia-positive clone:adverse prognostic influence on frontline imatinib therapy:a GIMEMA Working Party on CML analysis[J].Blood,120(4),761-767.